世界卫生组织技术报告丛书
986

世界卫生组织药品标准专家委员会

第**48**次技术报告

世界卫生组织　编

金少鸿　宁保明　洪利娅　主译

报告汇集了国际专家组的观点
并不代表世界卫生组织的决定和主张的政策

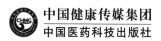
中国健康传媒集团
中国医药科技出版社

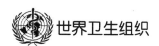
世界卫生组织

图书在版编目（CIP）数据

世界卫生组织药品标准专家委员会第 48 次技术报告／金少鸿，宁保明，洪利娅译
. —北京：中国医药科技出版社，2022.7
（世界卫生组织技术报告丛书）
ISBN 978 - 7 - 5214 - 3155 - 1

Ⅰ.①世…　Ⅱ.①金…　②宁…　③洪…　Ⅲ.①世界卫生组织 - 药品管理 - 质量
管理 - 技术报告　Ⅳ.①R954

中国版本图书馆 CIP 数据核字（2022）第 069821 号

美术编辑　陈君杞
版式设计　友全图文

出版　**中国健康传媒集团**｜中国医药科技出版社
地址　北京市海淀区文慧园北路甲 22 号
邮编　100082
电话　发行：010 - 62227427　邮购：010 - 62236938
网址　www. cmstp. com
规格　710 × 1000mm $^1/_{16}$
印张　20 $^3/_4$
字数　334 千字
版次　2022 年 7 月第 1 版
印次　2022 年 7 月第 1 次印刷
印刷　三河市万龙印装有限公司
经销　全国各地新华书店
书号　ISBN 978 - 7 - 5214 - 3155 - 1
定价　**95.00 元**

主译　金少鸿　宁保明　洪利娅

译者　（以姓氏笔画为序）

王琰	王宇	王洋	王立新
王亚琼	王知坚	王铁杰	田冶俐
冯艳春	邢以文	吕昭云	朱研
朱培曦	刘阳	刘凯双	闫逍
江坤	许明哲	阮昊	孙婕
孙小溪	李军	李进	李振喜
李煜	吴珊珊	但晓梦	余振胜
闵春艳	张娜	张才煜	张斗航
张承志	张培培	陈沫	陈鹏
陈悦	陈安东	陈晓颞	邵颖
李雪	金一宝	周茜	周颖静
周建良	郑金琪	胡帆	姚颖
姚尚辰	袁松	袁媛	耿果
顾倩	钱建钦	倪维芳	殷淑叶
郭宁子	黄巧巧	黄逸文	戚辉
庾莉菊	彭涛	程巧	鲁靖
强淑萍	楼永军	蔡丹宁	熊

序

　　1948 年第一次世界卫生大会批准建立了统一药典的专家委员会 (Expert Committee on the Unification of Pharmacopoeias)，1951 年更名为国际药典专家委员会 (Expert Committee on the International Pharmacopoeia)，1959 年再次更名为药品标准专家委员会 (Expert Committee on Specifications for Pharmaceutical Preparations)，该委员会最初的作用是起草和编纂《国际药典》。随着世界卫生组织 (WHO) 在全球疾病控制和预防方面的协调能力和影响力的不断增强，尤其是在艾滋病、SARS、禽流感、结核病、疟疾等严重威胁人类健康和安全的全球性疾病方面，更是发挥了不可替代的作用。作为成立最早的委员会之一，药品标准专家委员会的工作范围也不断扩大，涉及药品生产质量管理规范 (GMP)、药品管理方面的法规性指导文件、假药和劣药的处理。另外，该专家委员会还制定了药品检验实验室质量管理规范 (WHOGPCL) 等大量的有关质量控制和质量保证体系方面的专门指导原则。

　　本人于 1996 年当选为 WHO 药品标准专家委员会委员，参加了 2001~2017 年历次专家委员会会议，从 2003 年起 WHO 药品标准专家委员会每年举行一次会议并出版相应的技术报告。从 2003 年起，我们分别翻译出版了第 36 次、第 39~46 次等 9 部 WHO 药品标准专家委员会技术报告。

　　2010 年 6 月 21~24 日，由世界卫生组织和国际药学联合会 (FIP) 联合主办，原中国药品生物制品检定所 (NICPBP)（现中国食品药品检查研究院）承办的儿童用药研发培训班在京举行。参加培训的 50 名代表分别来自于中国、印度尼西亚、泰国、韩国、越南、中国香港等 6 个国家和地区的药品监管部门、制药厂商和临床研究机构。WHO 的技术报告作为培训的教材之一，受到与会代表的肯定。

　　2015 年，药品标准专家委员会成立 50 周年，集结成册的 WHO 药品标准专家委员会技术报告受到 WHO 的高度评价。

　　感谢 WHO 授权翻译出版本技术报告的中文版。

　　感谢中国食品药品检定研究院李波院长、张志军副院长及化药所张庆生所长、许明哲研究员等对技术报告翻译工作的大力支持。

　　衷心感谢给予支持和帮助的有关药品检验部门的领导和同行们。

　　本报告供国内药品研发、质量控制和质量保证、药品检验、药品注册和监督人员参考。

金少鸿

2019 年 3 月

专家委员会委员

Professor S. A. Bawazir [1] , Head of Drug Sector and Vice – President, Saudi Food and Drug Authority, Riyadh, Saudi Arabia (Chairperson)

Professor T. G. Dekker, Research Institute for Industrial Pharmacy, North – West University, Potchefstroom, South Africa

Ms N. M. Guerrero Rivas [2] , Instituto Especializado de Análisis, Ciudad Universitaria Octavio Méndez Pereira, Panamá, Republic of Panama

Ms M. Hirschhorn [3] , Head, Quality and Chemistry Sector, Comisión para el. Control de Calidad de Medicamentos (Drug Quality Control Commission), Montevideo, Uruguay (Co – Chairperson)

Professor J. Hoogmartens, Professor Emeritus, Laboratorium voor Farmaceutische Analyse, Leuven, Belgium

Professor S. Jin, Senior Professor, National Institutes for Food and Drug Control, Beijing, People's Republic of China

Professor H. G. Kristensen, Vedbaek, Denmark

Ms G. N. Mahlangu, Director – General, Medicines Control Authority of Zimbabwe, Harare, Zimbabwe

Dr S. Parra, Manager, Generic Drug Quality Division 1, Bureau of Pharmaceutical Sciences, Therapeutic Products Directorate, Health Canada, Ottawa, Ontario, Canada (Rapporteur)

Ms L. Slamet, Technical Adviser, National Agency of Drug and Food Control, Jakarta, Indonesia

Mr R. Tribe [2] , Holder, ACT, Australia

Dr A. J. van Zyl, Sea Point, South Africa (Rapporteur)

1　S. Bawazir 教授因紧急事务于 10 月 15 日离会。M. Hirschhorn 女士作为共同主席履行主席职责。

2　缺席。

3　M. Hirschhorn 女士作为共同主席，从 S. Bawazir 教授 10 月 15 日离会起，行使主席职责。

临时顾问

Dr M. da Luz Carvalho Soares[2], Brazilian Pharmacopoeia Coordinator, Brazilian Health Surveillance Agency (ANVISA), Brasília, Brazil

Dr L. Cargill, Director, Caribbean Regional Drug Testing Laboratory, Kingston, Jamaica

Professor J. B. Dressman, Director, Institute of Pharmaceutical Technology, Johann Wolfgang Goethe – University, Frankfurt am Main, Germany

Dr X. Ge, Senior Analytical Scientist, Pharmaceutical Laboratory, Pharmaceutical Division, Applied Sciences Group, Health Sciences Authority, Singapore

Dr B. Li, Deputy Director General, National Institutes for Food and Drug Control, Ministry of Public Health, Beijing, People's Republic of China

Dr J. A. Molzon[4], Associate Director for International Programs, Center for Drug Evaluation and Research, US Food and Drug Administration, Silver Spring, MD, USA

Dr A. Nasiri Kapour Chali, Chemical and Pharmaceutical Assessor, Medical Products Agency, Uppsala, Sweden

Mrs L. Paleshnuik, Arnprior, Ontario, Canada

Dr J. Prakash, Principal Scientific Officer, Indian Pharmacopoeia Commission, Ministry of Health and Family Welfare, Raj Nagar, Ghaziabad, India

Dr J. – L. Robert[4], Head of Department, Service du Contrôle des Médicaments, Laboratoire National de Santé, Luxembourg

Dr M. Studer[4], Basel, Switzerland

Dr J. Welink, Medicines Evaluation Board, Utrecht, Netherlands

---

4　缺席。

来自联合国机构的代表[5]

United Nations Children's Fund (UNICEF)

Dr P. S. Jakobsen, Quality Assurance Specialist, UNICEF Supply Division, Copenhagen, Denmark

来自专门机构和有关组织的代表[6]

The Global Fund to Fight AIDS, Tuberculosis and Malaria

Dr J. Daviaud, Quality Assurance Specialist, Grant Management Support, Geneva, Switzerland

International Atomic Energy Agency (IAEA)

Dr U. Bhonsle, Radiopharmaceutical Scientist, Radioisotope Products and Radiation Technology Section, Division of Physical and Chemical Sciences, Department of Nuclear Sciences and Applications, Vienna, Austria

World Trade Organization (WTO)

Ms M. McCann, Research Associate, Intellectual Property Division, Geneva, Switzerland

and

Ms N. Sandepeen, Research Associate, Intellectual Property Division, Geneva, Switzerland

来自政府间组织的代表[7]

European Medicines Agency (EMA)[8]

Dr E. Cooke, Head of International Affairs, London, England

and

Dr D. Cockburn, Head of Compliance, London, England

Council of Europe

5　缺席: United Nations Development Programme, New York, NY, USA。

6　缺席: United Nations Industrial Development Organization, Vienna, Austria; World Intellectual property Organization, Geneva, Switzerland, World Bark, Washington, DC, USA; Wrod Customs Organization, Brussels, Belgium。

7　缺席: European Commission, Brussels, Belgium。

8　通过语音系统参与有关议题讨论。

Dr A. Lodi, European Directorate for the Quality of Medicines & HealthCare, Strasbourg, France

来自非政府组织的代表 [9]

European Chemical Industry Council (CEFIC) /APIC

Ms P. Berger, Brussels, Belgium

International Federation of Pharmaceutical Manufacturers and Associations (IFPMA)

Ms C. Mendy, Manager, Regulatory Policy, Geneva, Switzerland

and

Ms L. Girard, Head, Global Pharmacopoeial Affairs, Novartis Group Quality, Quality Systems and Standards, Basel, Switzerland

International Pharmaceutical Excipients Council (IPEC)

Dr F. Milek, Chair, IPEC Europe, Brussels, Belgium

International Pharmaceutical Federation (FIP)

Dr L. Besançon, The Hague, Netherlands

World Self – Medication Industry (WSMI)

Dr G. Dziekan, Director General Designate, CIB – Immeuble A "Keynes", Ferney – Voltaire, France

and

Dr R. Torano, GlaxoSmithKline, England

观察员 [10]

药典委员会 [11]

British Pharmacopoeia Commission

Mrs M. Vallender, Editor – in – Chief, BP and Laboratory Services, London, England

---

9 缺席: Commonwealth Pharmacists Association, London, England; International Generic Pharmaceutical Alliance, Brussels, Belgium; International Society for Pharmaceutical Engineering, Tampa, FL, USA。

10 缺席: Pharmaceutical Inspection Co – operation Scheme, Geneva, Switzerland。

11 缺席: Farmacopea Argentina; Farmacopéia Brasileira; Pharmacopoeia of the People's Republic of China; Indian Pharmacopoeia Commission; Indonesian Pharmacopoeia Commission; Committee of the Japanese Pharmacopoeia; Pharmacopoeia of the Republic of Korea。

and

Ms H. Corns, Higher Pharmacopoeial Scientist

State Pharmacopoeia of the Russian Federation

Dr E. I. Sakanjan, Director, Centre of Pharmacopoeia and International Cooperation, Federal State Budgetary Institution, "Scientific Centre for Expert Evaluation of Medicinal Products" (FSBI "SCEMP") , Ministry of Health of the Russian Federation

and

Dr K. Bichenova, Research Associate, FSBI "SCEMP", Ministry of Health of the Russian Federation

United States Pharmacopeia

Ms A. Long, Senior Vice President, Global Alliances, and Executive Secretariat, Council of Experts, Rockville, MD, USA

and

Dr E. Gonikberg, Director, Chemical Medicines, Rockville, MD, USA

WHO 秘书处

Health Systems and Innovation (HIS)

Dr M. – P. Kieny, Assistant Director – General

Essential Medicines and Health Products (HIS/EMP)

Mr C. de Joncheere, Director, Essential Medicines and Health Products (EMP)

Dr D. J. Wood, Coordinator, Technologies, Standards and Norms (EMP/TSN)

Quality Assurance and Safety: Medicines (EMP/QSM)

Dr S. Kopp, Manager, Medicines Quality Assurance Programme, QSM (Secretary)

Dr H. Schmidt, QSM

Mr. F. J. Hagelstein

Ms T. Burkard (Intern)

Dr L. Rägo, Head of Regulation of Medicines and Other Health Technologies (EMP/RHT)

Dr S. Azatyan, Regulatory Systems Strengthening (RSS/RHT)

Dr R. G. Balocco Mattavelli, Manager, International Nonproprietary

Names (INN) Programme, QSM

    Dr A. Fake, Prequalification of Medicines Programme, QSM

    Dr D. Mubangizi, Prequalification of Medicines Programme, QSM

    Dr J. Sabartova, Prequalification of Medicines Programme, QSM

    Dr K. Weerasuriya, Policy Access and Rational Use (EMP/PAU)

    Traditional Medicine (Health Policy, Development and Services (HDS) /TRM)[12]

    Blood Products and Related Biologicals, QSM[12]

    Medicines Regulatory Support Programme (MRS), QSM[12]

    Mr D. Bramley (report writer)

利益声明

Members and temporary advisers of the WHO Expert Committee on Specifications for Pharmaceutical Preparations reported the following:

Professor S. Bawazir, Dr L. Cargill, Dr A. Nasiri Kapour Chali, Professor T. G. Dekker, Dr X. Ge, Ms M. Hirschhorn, Professor J. Hoogmartens, Professor S. Jin, Dr B. Li, Dr L. Paleshnuik, Dr S. Parra, Dr J. Prakash, Ms I. Slamet and Dr J. Welink reported no conflict of interest.

Professor J. B. Dressman reported that she was involved in a European Union (EU) research project partially related to biowaiver, under a grant issued to the University of Frankfurt, with no personal value. She also reported that she was a member of the European Medicines Agency (EMA) Guidance Drafting Committee 2012 – 2013 and has been a member of the International Pharmaceutical Federation (FIP) Focus Group on "BCS/Biowaiver" since 2005, an unpaid position.

Professor H. G. Kristensen reported that he has provided testimonies as an independent expert on questions on validity and for infringement of patients at courts in Denmark, Norway and Sweden. In all cases testimony is related to drug formulations. No items conflicted with the subjects of the meeting.

Ms G. N. Mahlangu reported that she would receive an out – of –

12　缺席。

pocket allowance from her current employer, the Medicines Control Authority of Zimbabwe, in accordance with the travel allowances schedule for sponsored travel.

Dr A. J. van Zyl reported that he has acted as a consultant for: the United States Pharmacopeia; the Global Fund to Fight AIDS, Tuberculosis and Malaria, and the pharmaceutical industry; he further declared that he has prepared documentation and presented it for consideration by the Global Fund.

The declarations of interest were presented to the Expert Committee for information.

There were no comments from Committee members or advisers.

目录

1 前言

2013 年 10 月 14 ~ 18 日，世界卫生组织药品标准专家委员会（The WHO Expert Committee on Specifications for Pharmaceutical Preparations）在日内瓦召开会议。健康体系与改革部（Health Systems and Innovation）助理总干事 M. P. Kieny 博士代表世界卫生组织总干事欢迎各位与会代表们的到来。Kieny 博士对各位专家在 WHO 工作中所作出的宝贵贡献表示感谢，并指出药品标准制定工作将继续是 WHO 工作的重点，而专家委员会则是 WHO 标准制定过程的支柱。她强调专家委员会作出了大量实际性的工作，这些工作成果已发展成为国际化的指导原则并准备实施，这可推动各国向全民医疗保障的目标前进，其中包括为本国居民提供质量安全的药品。

关于 WHO 的持续改革进程，Kieny 博士指出，健康体系（包括基本药物和全民医疗保障）是 WHO 的 6 个优先类别之一。除此之外，进一步提供高品质和价格可承受的基本药品是 WHO 的优先事务之一。她指出，专家委员会已通过多种形式协助各国家和地区的官方机构，包括对质检实验室的发展和指导，对常规质量保证及打击假药技术的开发。

关于假/冒/伪/劣药（SSFFC）方面，Kieny 博士强调，WHO 成员国在 2012 年 11 月的会议上建立了工作范围并制定了新的成员国机制工作计划、组织架构及管理方法，以此来解决该问题。新的机制建立了一个不限成员名额的特设工作组，并于 2013 年年中开展假/冒/伪/劣药（SSFFC）行动、活动和行为。她指出许多成员国机制工作计划的重点活动与专家委员会的工作议程相关，包括检测技术、原料药及制剂配送的操作规范和专家委员会使用的术语。

会议提醒参会各方以代表个人能力的专家身份而不是代表其所雇佣组织身份参会。

会议选举了 S. A. Bawazir 教授作为主席，M. Hirschhorn 夫人作为共同主席，S. Parra 博士和 A. J. van Zyl 博士作为大会报告起草人。

专家委员会秘书处概述了专家委员会的历史以及其对 WHO 总干事提供 WHO 工作未来发展建议方面所担任的角色。专家委员会体系遵守 WHO 章程，会议解释了指导方针的发展过程。

公开会议

大会的公开会议于 2013 年 10 月 14 日（星期一）上午举行，

基本药物与药物政策部（EMP）干事 C. de Joncheere 先生对来自常驻联合国办公室、其他驻日内瓦的国际组织以及来自巴西、保加利亚和意大利的各方代表表示欢迎。

他指出公开会议的召开是为了回应世界卫生大会和执行委员会召开期间各成员国所表达的诉求，特别是有关药品质量和集中打击假/冒/伪/劣（SFFSC）药品方面的诉求。他阐述了公开会议的目标是以开放和透明的方式提供更多关于本届专家委员会工作的信息。所有专家委员会的相关材料，包括以前和正在进行的工作，均在各自网站上发表。

de Joncheere 先生指出 WHO 从 1948 年开始参与药品质量保证和质量控制工作。专家委员会成立于第一届世界卫生大会，是 WHO 历史最悠久的咨询部门之一。除此之外，近年来专家委员会的工作也为联合国药品认证项目（PQP）提供了很大的支持，此项目和其他项目的反馈也促使了新标准的更新和发展。他强调基本药物和其他医疗技术作为 WHO 的领导优先级，对实现 WHO 其他领域的工作目标至关重要。

他指出专家委员会在药品质量保证方面已经制定了 75 项指南、质量管理规范以及指导性文件，以上内容均可在光盘或互联网上在线查阅。《国际药典》第四版第三增补本已于 2013 年出版，内容包括 439 项原料药品标准、161 项制剂药品标准、9 项制剂通则、60 项分析方法以及 27 项放射性药品标准。此外，还建立了 236 个标准物质（如国际化学对照品 ICRS）。

de Joncheere 先生阐述了基本药物与药物政策部（EMP）的三个核心工作：公共卫生、创新和知识产权；政策、执行和使用；药品和其他医疗技术的管理。在药品和其他医疗技术管理中形成了 4 个小组：技术、标准和规范；监管系统的加强；安全和警戒；认证。他指出 EMP 涵盖了 WHO 4 个专家委员会以及国际非专利药名（INN）计划和 4 个咨询委员会。

2　一般政策

2.1　全局性药品质量保证问题

2.1.1　专家委员会关于基本药物遴选和使用的更新

药品标准专家委员会接到来自基本药物遴选和使用专家委员

会的更新信息。基本药物遴选和使用专家委员会第 19 次会议于 2013 年 4 月举行。在会议期间，专家委员会回顾并更新了第 17 版《WHO 基本药物标准目录（EML)》和第 3 版《WHO 儿童用基本药物标准目录》。

专家委员会研究了 50 余份申请和 15 份总结，并讨论了建议加入目录或删除的药品。除此之外，委员会批准在 EML 目录中新增 17 种药品并删除 1 个原有品种；批准增加目录中原有 3 个品种的新适应证以及目录中原有 4 个品种的新剂型和新规格；并批准 2 个新生儿护理用药。新增项目包括了一些新品种药物，一些原有品种药物以及若干新剂型。委员会指出，WHO 目录作为一份标准目录，各国应该仔细研究以确定哪种药物可以适合其自身需要。

专家委员会对报告表示欢迎。

2.1.2 专家委员会关于生物制品标准化的更新

在接下来一周的会议中，药品标准专家委员会同时接到来自生物制品标准化专家委员会的更新要求。在 2013 年生物标准化专家委员会会议上，在其他议题讨论前，委员会首先研究佐剂疫苗非临床评价，来源于重组 DNA 技术（rDNA）的生物制品、伤寒结合疫苗以及血液和血液制品长远性规划。从长远来看，2014 年议程项目可能倾向于包括灭活脊髓灰质炎疫苗，生产方式改变和监管风险评估。在生物制品标准专家委员会的主持下组织实施了研讨会，议题包括疫苗的稳定性评价、生物治疗药物的标准化、疫苗批签发、白喉－破伤风－百日咳（DTP）组合疫苗以及监管风险评估。

药品标准专家委员会获知，1992 年出版的《药品生产质量管理规范》（GMP）的附件中，关于生物制品的 GMP 正在进行修订。早在 2008 年，一个工作组即开始修订工作，对 WHO 的 GMP 与其他实际生产中的 GMP 进行了差距分析，并形成了一个修订起草小组。2013 年 10 月起草小组召开会议并制定了 2014 年的讨论计划。预计生物标准化专家委员会将于 2015 年总结并采用新版生物制品 GMP。

药品标准专家委员会对报告进行了记录。

2.1.3 储存区的温度分布测试

关于储存和运输时间敏感和温度敏感药物的标准化指导性文

件由 WHO 药品冷链管理特别监督工作组研究撰写，并作为药品标准专家委员会第 45 次报告附录 9 于 2011 年出版。该工作的目的是与发达国家一样，将指南在欠发达国家直接应用，因为疫苗供应链评估的经验表明，在许多欠发达国家中列为强制性标准才能够实现。当然，不同国家也可根据实际现状选择适用的要求。

秘书处与若干专家合作建立了 18 个技术补充的说明，每个补充说明均采用相同的格式（首字母缩写词、专业术语、要求和目标、程序、相关文件和参考文献）。技术补充说明将由专家审核，并在电子版发表前最终确定。以上材料将分发给所有监管机构、卫生部门、国际组织、公有和私营制药企业以及供应链专业人员。

专家委员会建议文件应经过通常的协商过程，同时应在 2014 年提交至生物制品标准专家委员会和药品标准专家委员会。

2.2 国际合作

2.2.1 与国际组织和机构的共同合作[1]

联合国儿童基金会（UNICEF）

联合国儿童基金会成立于 1946 年，主要为保护和促进儿童的权利。其核心宗旨为健康和营养，教育，供水和公共卫生，儿童保护，人类免疫缺陷病毒/获得性免疫缺陷综合征（HIV/AIDS）。联合国儿童基金会总部位于纽约，在全世界拥有约 10000 名员工。位于丹麦的联合国儿童基金会供应司为 UNICEF 及其合作伙伴提供采购和质量保证服务，其中最大的商品类别是疫苗和药品。抗逆转录病毒药物目前占药品的最大份额。对于供应商进行的检查应符合 WHO 的 GMP。

专家委员会对 2012 年的报告进行了记录，并感谢 UNICEF 的持续支持以确保采购和供应过程在高质量的标准下进行。

抗艾滋病、结核病和疟疾全球基金会

抗艾滋病、结核病和疟疾全球基金会向专家委员会成员总结汇报了其工作。该全球基金会是一个国际性金融机构，但是由各国实施计划。全球基金会资助基于业绩，资助计划的选择过程包括对资金价值的考虑和重大影响的项目。

全球基金会到目前为止已经资助了 520 万人次抗逆转录病毒

---

1 UNICEF 代表由于延误，在公开会议开始后才参会。

治疗，110 万新增肺结核感染人群的治疗，以及分发了 3.4 亿顶经杀虫剂处理过的蚊帐。平均下来，39% 的基金被用于采购药品和其他医疗产品。全球基金会质量保证政策不仅包括临床标准，还包括质量标准（如所有药物必须经过认证）以及供应链的质量监测。由 WHO/EMP/质量保证与药物安全（QSM）主导的全球基金专家审评小组（ERP）审核产品的档案。审评小组的推荐最长具有 9 个月的有效性。

采购的完成依据标准质量保证体系（MQAS）准则和国家及国际法律。全球基金会对生产、采购、分销和监控等各环节的质量控制过程的概述已递交至药品标准专家委员会。

专家委员会指出，WHO/QSM 支持全球基金会对药品进行认证，同时对质量控制实验室，QSM 专业技术人员，《国际药典》药品标准（涉及抗逆转录病毒，青蒿素联合治疗，抗结核和抗感染药物），以及丌发和更新指南方面也给予支持。

专家委员会对全球基金会的报告及全球基金会在采购和供应过程的高质量标准承诺表示感谢。

国际原子能机构

国际原子能机构（IAEA）为专家委员会提供了一份有关放射性药品发展的更新报告。自上届药品标准专家委员会会议起，国际原子能机构于 2012 年 12 月至 2013 年 5 月期间，在其总部奥地利维也纳举行研讨会，讨论《国际药典》中关于放射性药品标准的更新问题。报告就放射性药品标准应该尽快更新问题达成共识，因为某些放射性药品标准已经公开了很长时间，与此同时，IAEA 已经开发了新的放射性药品，发布了新的文件。报告提出应该尝试整合不同国家药典收载的放射性药品材料，包括某些药典尚未收载的放射性药品材料。每年举办一次放射性药品的更新会议，2014 年 2 月召开的下一届会议已被列上了日程。

目前全部有关锝^{99m}的药品标准初审已经完成。此外，3 个品种的药品标准已经提交专家委员会讨论，9 个品种的药品标准已在最后的审核阶段，其余品种药品标准的审核预计在 2013 年 12 月前完成（见 3.3.4）。

药品标准专家委员会就与 IAEA 的合作及其报告发布表示感谢。

2.2.2 药典协调组织

药品标准专家委员会收到来自药典协调组织（PDG）的一份近期会议报告，该会议2013年6月在法国斯特拉斯堡由欧洲药品质量管理局（EDQM）主持召开。

专家委员会获悉在现行工作计划中，35个通则的28个，62个辅料药品标准中的45个已经协调完成。PDG会议同时批准了2个新的辅料品种药品标准（异麦芽酮糖醇和羟丙基纤维素），2个品种修订版（糖精和羟基乙酸淀粉钠）。关于工作计划中18个补充项目已经讨论以解决过去搁置的问题。PDG同时讨论扩大其工作范围，涵盖了它的组成和工作计划，包括进一步反馈与贸易协会的互动。下一届PDG会议由日本药典会承办，于2013年11月在日本东京举行。

专家委员会对报告进行了记录。

2.2.3 人用药品注册技术要求国际协调会（ICH）

自上次专家委员会会议召开以来，ICH指导委员会及其专家工作组会面了2次（分别在2012年11月和2013年6月）。ICH指导委员会完成了执行新管理原则的程序变更，更好地对ICH内部监管者和企业社会团体的角色进行定义。从现在起，ICH指导委员会会议的日程和报告以及现有的专家工作组的工作计划都将发布在ICH官网上。新的ICH组织结构将被采纳，并且对管理、决策和成员框架设定新条例。针对科技的不断发展，两个新的工作小组已经成立，其中一个是关于非临床药品发展。

2013年6月，Q3D"元素杂质"工作小组已经推进至2a/2b步骤，指南草案已经发布供公众探讨。指南的三个基本元素为评价潜在元素杂质的毒性数据，对每个具有毒性的元素杂质建立允许日暴露量值（PDE）以及制剂成品中为达到或降低PDE值而设计的元素杂质控制手段的发展情况。另外，Q7"原料药药品生产质量管理规范"非正式工作组进行了第二次会晤，目标是为了建立提问回答型文档来针对Q7指南应用后带来的议题。这项工作将与药品监管会议和国际药品监察合作计划合作执行。[共同被称为国际药品监察合作计划（PIC/S）]。ICH下次会议于2013年11月在日本大阪召开。

委员会备注，元素杂质新指南将应用到新产品，并且对现存产品也进行修正，一旦通过最后步骤4，将对本身的工作，特别是《国际药典》的领域造成影响。在 ICH 和 PIC/S 探讨内容中，也涉及 WHO。这个非常重要，因为 WHO 原料药 GMP 是基于 ICH 文本为基础的。

专家委员会对报告进行备注，并且对 WHO 涉及 ICH 的工作表示支持。在原料药 GMP 方面，专家建议，与 WHO 的 GMP 一起发布的"一般性附注：附加说明和解释"文本可能需要根据当前讨论的结果进行修改。

2.2.4 药品管理机构国际会议

专家委员会接收到了药品管理机构国际会议（ICDRA）的一份报告，这个会议是一个论坛，由 WHO 成员国药品管理机构进行会面，对感兴趣的议题和增强合作的方法进行讨论。通常这个会议由来自 90~120 个国家的监管者参与。2012 年 10 月，第十五届药品管理机构国际会议在爱沙尼亚塔林召开，由爱沙尼亚国家药品机构主办（EDQM 对预备会议提供了支持）。4 天的 ICDRA 会议只面向管理者。然而，自从 2004 年以来，医药企业和其他一些感兴趣的社会团体也有机会参加两天的会议，并且每次都会有不同的主题（塔林的主题是药物活性成分质量）。专家委员会接收到了关于第 15 届药品管理机构国际会议的项目，建议和主要事件的通告。（更多的信息请查看网址 http：//www.icdra.ee/，建议在网址 http：// who.int/medicines/areas/quality＿safety/regulation＿legislation/ icdra/en/）。

第 15 届药品管理机构国际会议（ICDRA）首次将医疗装置包括在项目中，并且首次在会议后为期一天介绍主办机构的工作（在塔尔图国家药品局）。ICDRA 会议两年举办一次，下次于 2014 年 8 月在巴西里约热内卢由巴西管理机构巴西卫生监督局（ANVISA）主办。会议对所有有兴趣的社会团体公开；两天的会议将关注生物类似物相关的实际管理和授权的议题。

专家委员会对 WHO 秘书充分重视报告表示感谢。

亚太经合组织（APEC）监管协调指导委员会（RHSC）

专家委员会接到通知，APEC 监管协调指导委员会和 WHO 进行了合作，为了形成比较成熟的 WHO 审评质量管理规范（GRevP）草案。这一系列将首次成为国际性的指南，可以解决 2012 ICDRA 会议上一个重要的问题。尽管 RHSC 没有直接产生指南，为 WHO 指南做出贡献同样符合 RHSC 与合适的伙伴合作达到共同目标的原则。2013 年 6 月，RHSC 召集了一个专家工作组，与 WHO 代表一起形成 GRevP 文本草案，涵盖药品和医疗器械，将于 2014 年上半年递交给 WHO。草案将通过 WHO 商讨形成 WHO 指南，并依照程序提供给药品标准专家委员会和生物标准化专家委员会进行讨论通过。

专家委员会对 RHSC 的创新性工作表示支持。

3 质量控制——质量标准和检测

3.1 《国际药典》

3.1.1 正在讨论的药品标准

专家委员会列举了所有正在讨论和正在修订的各种剂型的药品标准、通则和其他文本，这些标准最终将被专家委员会采纳，并在《国际药典》出版。

3.1.2 递交讨论或建议撤销的《国际药典》标准

作为补充，专家委员会接收建议递交《国际药典》讨论和建议从《国际药典》撤销的质量标准文档。文档对《国际药典》已经收录的品种和已经在清单的品种进行了比对，比对涉及品种如下：

EML 涵盖的品种；

WHO PQP 向制药企业征求兴趣意向（EQI）的邀请函中涉及的品种；

在联合国/WHO 文档中推荐应用在特殊疾病和（或）治疗项目的药物的品种。

这三种类别涉及 8 个组别的药品标准。通过上述比较，相当一部分各论准备进一步开展或撤销，涉及的药物有：

（1）母亲和新生儿健康药物；

（2）儿童和青少年健康药物；

（3）抗疟疾药物；

（4）抗病毒药物；

（5）抗结核药物；

（6）被忽视的热带疾病用药；

（7）非传染性疾病和精神类药物；

（8）其他抗感染药物。

如果这些品种在上述的公开发表中提及的，并且《国际药典》还没有收录，建议《国际药典》收录。如果没有被其他主要药典收录，他们将具有优先权。而在 EML 中被撤销的，或者没有包含在 WHO PQP 向制药企业征求兴趣意向（EQI）的邀请函中涉及的品种，则建议在《国际药典》中撤销。

专家委员会对《国际药典》撤销部分品种持保留意见。对《国际药典》撤销品种的评价标准，专家委员会要求秘书处准备，供下次会议讨论。

3.2 药品质量标准（包括儿童药物）

3.2.1 孕产妇、新生儿、儿童和青少年药物

醋酸甲羟孕酮

在 2011 年，第 46 次会议同意收录醋酸甲羟孕酮注射液质量标准的基础上，决定对醋酸甲羟孕酮质量标准进行修改。2013 年 6 月，修改的草案已经在新药、质量控制和实验室标准非正式会议进行探讨。在这之后，征求并接收到了进一步的修改意见。质量标准仍然在协商。修改后的草案已经提供给专家委员会。

专家委员会采纳了这个品种，并将进一步通过小组专家的审阅和修订。

醋酸甲羟孕酮注射液

醋酸甲羟孕酮注射液标准在 2011 年由专家委员会采纳，但是为了与修改后醋酸甲羟孕酮质量标准草案中的命名保持一致，对其进行了新的修改。2013 年 6 月，修改的草案已经在新药、质量控制和实验室标准非正式会议进行探讨。在这之后，已经提交给专家委员会供进一步讨论。

专家委员会通过了协商修改后的质量标准。

3.2.2 抗疟疾药品

氯喹

通过对一个《国际药典》用户的调查，专家委员会建议对磷酸氯喹片、硫酸氯喹片和硫酸氯喹口服溶液含量测定项目进行修改。通过 2013 年 6 月的讨论，目前已经提供给专家委员会。

专家委员会通过了协商修改后的质量标准。

3.2.3 抗病毒药品

阿昔洛韦原料药

阿昔洛韦原料药的药品标准草案由 WHO 合作中心最初起草，2013 年 6 月在新药、质量控制和实验室标准非正式会议中进行商讨。之后修改后的文本进行传阅征集意见，并进行了整理，初稿和意见都提供到专家委员会进行讨论。

专家委员会通过了协商修改后的质量标准。

阿昔洛韦片

阿昔洛韦片的药品标准草案由 WHO 合作中心最初起草，2013 年 6 月在新药、质量控制和实验室标准非正式会议中进行商讨。之后修改后的文本进行传阅征集意见，并进行了整理，初稿和意见都提供到专家委员会进行讨论。

专家委员会通过了协商修改后的质量标准。

注射用阿昔洛韦

注射用阿昔洛韦的药品标准草案由 WHO 合作中心最初起草，2013 年 6 月在新药、质量控制和实验室标准非正式会议中进行商讨。之后修改后的文本进行传阅并征求意见，并进行了整理，初稿和意见都提供到专家委员会进行讨论。

专家委员会通过了协商修改后的质量标准。

3.2.4 抗结核药品

注射用链霉素

建议将《国际药典》的注射用链霉素中比色鉴别项目与《英国药典》统一，颜色溶液的相关要求删除。修改后质量标准的初稿在 2013 年 6 月新药、质量控制和实验室标准非正式研讨会中进行了探讨。在这之后，文档进行了传阅征集意见，并进行了整理。修改后的文档，包括编辑上的修改意见都提供到专家委员会。注射用链霉素的实验报告也对探讨提供了帮助。

专家委员会通过了协商修改后的质量标准。效价含量测定的替代方法也将在后续修改的质量标准中进行考虑。

3.2.5 被忽视的热带疾病用药

阿苯达唑咀嚼片

阿苯达唑咀嚼片的药品标准草案于 2011 年由 WHO 合作中心最初起草，于当年进行了审核并提交给了专家委员会。该草案在

2012 年会议提交给委员会之前进行了进一步审查。2012 年 4 月进行了该各论的第二次修订并在进一步审查之前在新药、质量控制和实验室标准非正式会议上进行了讨论。审核后的草案被提交给了专家委员会。

专家委员会采用了同意修订后的各论，包括会议中讨论的增加的溶出度试验。

氯硝柳胺和氯硝柳胺片

WHO 合作中心通过对氯硝柳胺片的假多晶型和多晶型的晶型和转晶形式的研究，提出了对氯硝柳胺和氯硝柳胺片的修订。修订草案第一稿是在 2013 年 9 月编制和征求意见，并已整理。这次修订有一个实验室报告提供支持。专家委员会审议了修订后的各论。

专家委员会采用了同意修订后的药品标准。

依西酸喷他脒和注射用喷他脒

通过对依西酸喷他脒多晶型现象的研究，提出了对依西酸喷他脒和注射用喷他脒的修订。2013 年 6 月在关于新药、质量控制和实验室标准非正式会议上讨论，随后进行了意见征求，并已整理。一个关于依西酸喷他脒的实验室报告已经提交给专业委员会。

专家委员会采用了同意修订后的药品标准。

磺胺甲噁唑和甲氧苄啶静脉注射液和口服混悬液

2012 年 10 月当一些修改意见被提出以后，专家委员会对磺胺甲噁唑和甲氧苄啶静脉注射液和口服混悬液的药品标准草案进行了讨论。在 2013 年 6 月，这两份文件随后接受了进一步的修订和审查，包括在关于新药、质量控制和实验室标准非正式会议上的讨论。这两份文件的修订草案被发出进行意见征求，收到的意见由秘书处收集整合。

专家委员会采用了同意修订后的药品标准。

3.2.6　其他抗感染药物

氟康唑、氟康唑胶囊和注射用氟康唑

2012 年专家委员会对氟康唑、氟康唑胶囊和注射用氟康唑的药品标准草案进行了审议，注意到药品标准的发展过程，并提出了进一步的修订。在 2013 年 6 月的关于新药、质量控制和实验室标准非正式会议期间，修订的草案被分发以征求意见。收到的意见由秘书处收集整合。

氟康唑原料药

关于氟康唑原料药品标准收到的意见已进行了讨论。专家委员会采用了同意修订后的药品标准。

氟康唑胶囊

关于氟康唑胶囊药品标准收到的意见已进行了讨论。专家委员会注意到了此药品标准的发展并且要求在其下一次的会议中进行进一步的审议。

注射用氟康唑

关于注射用氟康唑药品标准收到的意见已进行了讨论。专家委员会注意到了此药品标准的发展并且要求在其下一次的会议中进行进一步的审议。

3.2.7　其他药物

庚酸睾酮

继一个建议庚酸睾酮药品标准修订的提议后，为了使用户在进行含量测定时不使用对照品，2013 年 6 月，一个规范药品和质量控制实验室标准的修订草案被提交给委员会。该草案按照收到的意见进行修订并由专家委员会讨论。

专家委员会采用了同意修订后的药品标准。

3.3　制剂通则及检查方法文本

熔点和熔点范围

已有提议要求在《国际药典》通则 1.2.1 燃点和熔点范围中列出用来校正熔点仪器的国际化学对照品。2013 年 6 月，秘书处起草了草案，文字由关于新药、质量控制和实验室标准非正式会议审议。它随后被分发进行进一步审议，意见在提交给专家委员会之前已收集。评论中特别要求对之前的含汞温度计采用替代品。

专家委员会采用了同意修订后的药品标准。

细菌内毒素检测限度

在 2012 年 10 月第 47 次专家委员会会议中，对非口服制剂的通则的修订获得通过。其中各论一个主要的变动是所有非口服制剂的细菌内毒素检测需要符合规定。因此，对《国际药典》中注射剂剂型的每个药品标准都进行了调查，对现行没有此规定的每个各论中增加细菌内毒素限度。一个关于药品标准新限度的介绍文件在 2013 年早期已起草，并在 2013 年 6 月在关于新药、质量控制和实验室标准非正式会议上审议。修订好的文件被分发进行进一步审议，意见由秘书处收集整理。

专家委员会审议了收到的意见。专家委员会要求各论应该根据其讨论期间商定的修订稿予以修正并随后需要为进一步审议流转。

药品规格信息的调整

继 EML 第 18 版出版以来，为了符合现行 EML 的各自信息，提出了修改《国际药典》附加信息部分中的药品规格信息。为此准备了一个供专家委员会讨论的文件。

专家委员会注意到药品规格信息的修改建议和 EML 中一些产品名称的改变，表达了对一些案例中的规格准确度的担心。秘书处被要求调查此事。

专家委员会通过了修改后的信息并同意修订和秘书处的进一步澄清。

3.3.1 补充信息

片剂与胶囊剂的溶出度试验

在 2012 年第 47 次会议中，专家委员会同意了修订通则 5.5，口服固体制剂的溶出度测定。修订是基于 PDG 开发的国际协调文本进行的。因为此修订不适用于回顾性调查，所以在最后一次会议中专家委员会已要求进一步澄清。为此，在 2012 年 12 月已经准备了一份文件列入《国际药典》的补充信息部分。该文件已经在 2013 年关于新药、质量控制和实验室标准非正式会议上审议。随后，被更广泛地分发并审查，反馈的意见已整理。该文件已经提交专家委员会审议和讨论。

专家委员会通过了列入《国际药典》补充信息部分的文件，修订达成一致。

3.3.2 试剂、供试品溶液和滴定液

秘书处通知专家委员会，关于试剂，供试品溶液和滴定液的章节正在修订。这样做的目的是确认药品标准中提及的所有的试剂、供试品溶液和滴定液，进一步的信息会在上述章节中给出。一个合作中心已经开展了调查，编辑上的修改将在下一增补中补充纳入。其他的变化将在下一次会议中提交专家委员会进行审查。

3.3.3　一般政策

秘书处要求专家委员会提出《国际药典》通则的建议。专家委员会要求秘书处准备一份通用文稿。专家委员会同时要求秘书处制定一个药品品种的命名政策。

3.3.4　放射性药物

更新《国际药典》放射性药品标准

在 2013 年 5 月 6～10 日举行的由国际原子能机构组织的顾问会议上，讨论了《国际药典》中放射性药品标准的修订。回顾了之前国际原子能机构与世界卫生组织的合作及 2012 年 12 月 3～7 日在国际原子能机构总部奥地利维也纳举行的顾问会议。

5 月会议的成果是制定了关于更新《国际药典》放射性药品标准的详细工作计划。

与会者一致认为这些放射性药物需要尽快更新，因为其中的一些各论已经出版了很长一段时间，而放射性药物已经有了新发展，关于放射性药物的新文档也已经由国际原子能机构发布。

一份需要紧急关注的放射性药物的优先列表已经起草，作为总体工作计划的一部分，一个更新机制也被制定和提出。

有人认为《国际药典》的更新可以没有重大变化，世界卫生组织也没有重大的行政负担。提出了一种定期更新机制的实施，以确保最新的《国际药典》可以解决当前的问题。

另外，需要提交《国际药典》的新的放射性药品标准已经确定：

— 5 个锝 99m 放射性药物；

— 12 个 PET 放射性药物；

— 5 个含有其他放射性核素的放射性药物；

— 7 个化学前体和辅助药品。

放射性药物各论模板的准备

2013 年 5 月在国际原子能机构总部举行的会议上讨论了关于制修订《国际药典》的过程和工作计划。在这种背景下，IAEA 工作人员详细拟定和讨论了一个模板。这个模板拟用于当前各论以及用于那些为了保持一致而制定的新版本。关于所提出的模板的反馈正在通过正常的协商进程，在此背景下，专家委员会的委员已经被邀请来提出意见，这些意见会被提交给 IAEA。

专家委员会指出，这个模板会用于各论的进一步审查。

《国际药典》更新放射性药物部分的机制

2012 年 5 月 6 ~ 10 日，在 IAEA 总部奥地利维也纳召开的会议上，讨论了关于起草《国际药典》各论的官方过程，列入 WHO 技术报告丛书（附录 1）。阐述了一个关于制定对涉及放射性药品标准的修订的提议。

秘书处提交给专家委员会一个涵盖 12 阶段的过程，用来更新《国际药典》中放射性药物的部分，并且应遵循这个程序以保证药品标准将接受一次彻底的审查和协商程序，比如出现在《国际药典》的其他部分。

专家委员会批准了上述过程和程序，并表达了对 IAEA 的感谢，感谢其愿意承担管理的主要任务，并在关于放射性药品标准的修订过程中提供了宝贵的专业知识（附录 1）。

放射性药物通则

WHO 和 IAEA 的两次联席会议召开，主导了放射性药物通则的修订。该通则旨在与放射性药物制剂的药品标准结合阅读。该文本的第一版是由 IAEA 修订，然后在 2013 年 6 月在关于新药、质量控制和实验室标准的非正式会议上进行了讨论。该草案随后进行了修订并征求意见，并由秘书处收集。

专家委员会一致认为，根据对放射性药品标准修订的批准程序，放射性药物通则的意见将被送至 IAEA 进行进一步审查。以下各论和补充信息收到的意见也会以相同的程序进行：

— 放射性药品标准碘化钠溶液；

— 放射性药品标准锝依沙美肟复合物；

— 放射性药品标准氯化亚铊注射液；

— 放射性药品标准，补充信息，分析方法：R3，生物方法；

— 各论与放射性药物，补充信息，检验——其他指导；

— 放射性药物，补充信息，安全考虑；

— 放射性药物，补充信息，保质期。

4 质量控制——国际标准物质（国际化学对照品和红外对照图谱）

4.1 关于国际化学对照品的更新

4.1.1 概况

国际化学对照品（ICRS）作为《国际药典》中规定的物理

与化学检验的一级对照品，也可用于标定官方二级对照品。国际化学对照品用于原料药与制剂的鉴别与纯度检测、含量测定或检测方法的确认。对照品由专家委员会正式批准。

4.1.2 国际化学对照品发放程序

专家委员会获悉国际化学对照品实施的新发放程序于 2012 年批准。

4.1.3 国际化学对照品委员会的报告

专家委员会在 47 次会议上成立了国际化学对照品委员会并即刻开展了工作。专家委员会 48 次会议上，国际化学对照品委员会审核了 19 项国际化学对照品的建立或监测报告。国际化学对照品委员会决定采纳以下对照品：

—— 盐酸比哌立登 ICRS1；

—— 氯法齐明 ICRS1；

—— 阿糖胞苷 ICRS1；

—— 氢溴酸右美沙芬 ICRS1；

—— 三碘季铵酚（戈拉碘铵）ICRS1；

—— 格列本脲 ICRS1；

—— 硫酸奎尼丁 ICRS1；

—— 硫酸沙丁胺醇 ICRS1；

—— 马来酸噻吗洛尔 ICRS1；

—— 丙戊酸 ICRS1；

—— 盐酸维拉帕米 ICRS1。

国际化学对照品委员会采纳上述国际化学对照品（ICRS）后，欧洲药品质量管理局（EDQM）作为国际化学对照品的托管中心立即开始发放。对照品报告可根据秘书处要求提供。

专家委员会采纳上述国际化学对照品。

专家委员会在会议前收到了碘泛酸 ICRS1、盐酸甲氧氯普胺 ICRS1、那可丁 ICRS1、沙丁胺醇 ICRS1 的建立报告，目前仍在审阅中。

秘书处计划发布噻苯达唑的国际红外对照图谱。会议期间决定推迟噻苯达唑国际化学对照品的发放直至实验得到合适的光谱图。

国际化学对照品委员会审阅了欧洲药品质量管理局针对盐酸阿米洛利 ICRS1 的报告后决定对其各论进行第一次修改并重新评

估特征候选物的适用性。

国际化学对照品委员会审查了欧洲药品质量管理局有关庚酸睾酮国际化学对照品的监测报告，报告中描述了一种未发现的新杂质。《国际药典》中采用的标准被评估仍然适用。补充信息部分中的国际化学对照品章节明确了国际化学对照品也可用于《国际药典》中未收录的检测与含量测定。但对照品适用性的评估取决于使用者或药典会或其他已有使用说明的机构。由于无法排除不按预期用途使用的可能性，国际化学对照品委员会决定停止分发庚酸睾酮国际化学对照品并销毁剩余对照品。庚酸睾酮药品标准需要进行修改以避免需要对照品（详见3.2.7 其他药物）。

根据氯硝柳胺的假多晶、多晶型与晶型转变的研究结果，国际化学委员会提议修改氯硝柳胺及氯硝柳胺片剂药品标准（详见3.2.5 被忽视的热带疾病用药）。对氯硝柳胺国际化学标准品候选物的评估因此被推迟至修改通过。

专家委员会感谢国际化学对照品委员会成员在国际化学对照品审批过程中的重要贡献。

4.1.4 《国际药典》关于标准物质与对照图谱附录的草案

提交给专家委员会的草案中阐述了国际化学对照品建立与使用的原则，该原则保证了对照品满足预期用途。草案章节在2012年传阅征求意见并在第47次专家委员会会议上进行讨论，在2013年修改并再次征求意见。2013年6月在新药、质量控制与实验室标准非正式协商会上讨论了草案。提交给专家委员会的文案包括了专家同意的各项修改。草案章节将加入到《国际药典》补充信息部分为使用者提供指导意见与信息，而不作为标准中的内容。

专家委员会采纳了修改的章节。

4.1.5 国际化学对照品——其他事项

《国际药典》不再负责国际化学对照品的发放

专家委员会被告知，《国际药典》发放了部分未被收载药品的国际化学对照品。因此，提议召回上述国际化学对照品并停止发放。这些存在问题的国际化学对照品为：羧苄青霉素钠 ICRS、醋酸可的松 ICRS、醋酸去氧皮质酮 ICRS、苯甲酸雌二醇 ICRS、炔孕酮 ICRS、毛花苷 C ICRS、甲氧西林钠 ICRS、萘夫西林钠 ICRS、乌本苷 ICRS、苯唑西林钠 ICRS、泼尼松 ICRS、醋酸泼尼松 ICRS 和托萘酯 ICRS。

专家委员会同意了上述国际化学对照品召回的提议并终止了对照品的发放。

国际化学对照品预期用途的新增及补充

鉴于近期各论的修改，部分国际化学对照品的预期用途扩大。早期含量测定采用无须对照品的绝对方法。然而，由于含量测定或有关物质检测中引入了新的分离技术，多种仅用于鉴定的对照品需要通过复杂的分析研究来重新认证以证明适用或预期之外的用途。

由于实验研究花费时间较长，修改后的各论发布通常早于各论中国际化学对照品的重新证明。各论中描述的国际化学对照品使用目的信息可在其对应的对照品说明书中查找。

针对这种情况，建议在 WHO 与 EDQM 的网站上发布国际化学对照品相关说明以引起使用者的注意。

专家委员会赞成该提议并同意将以下说明发布在 WHO 与 EDQM 的网站上：

"《国际药典》秘书处关于国际化学对照品使用的特别提醒：

《国际药典》持续发布新各论、修改现行各论以保持与分析科学及法规事务发展同步。已建立的国际化学对照品随着预期用途的修改通常需要进行调整，例如某个国际化学对照品前期仅用于鉴定目前新增了定量检测的用途。

《国际药典》的用户可以在国际化学对照品数据库网站（http：//www.edqm.eu/en/who–icrs–reference–standards–products–1384.html）上找到已建立的国际化学对照品预期使用用途信息，说明书同时附有对照品发放时间与状态说明。现行说明书上提供的信息对所有对照品各自批号均有效。"

委员会注意到类似的说法已出现在《国际药典》补充信息部分对照品与对照图谱章节。

优先建立的国际化学对照品

鉴于需要优先建立某些国际化学对照品，专家委员会讨论了拟定的优先列表。

2011 年在第 47 次会议上，专家委员会决定修改青蒿素各论使之与其质量标准一致，并作为专家委员会在 46 次会议上采纳的文件青蒿素作为起始原料用于生产抗疟药物活性成分的质量要求建议的起始材料。在第 48 次会议上，专家委员会被告知修改的各论将发布在《国际药典》的下期增补本中。青蒿素国际化学对照品在 2 份质量标准中均适用，2 份质量标准检验方法相同，限度要求有差异。

专家委员会审阅了优先列表，同意将国际化学对照品硫酸卷曲霉素、富马酸替诺福韦酯、恩曲他滨和青蒿素定为优先级。专家委员会也注意到国际化学对照品青蒿素涉及的其他信息。

4.2　国际化学对照品合作中心报告

4.2.1　年度报告

专家委员会收到了欧洲药品质量管理局（EDQM）2012 年度《国际药典》中涉及的 ICRS 建立、贮存、发放以及监测的报告。欧洲药品质量管理局与 WHO 秘书处进行了常规电话会议，一年中有 17 份新采纳的国际化学对照品或提议采纳的国际化学对照品的报告。一共发放了 1087 份国际化学对照品，其中 43% 发放给 WHO 欧洲区域，21% 给非洲区域，14% 给美洲区域，9% 给西太平洋区域，9% 给东南亚区域，5% 给东地中海区域。国际化学对照品委员会新的审批系统加快了审批过程。

专家委员会非常感谢欧洲药品质量管理局编制年度报告并建立了国际化学对照品以及在主要参考标准方面提供的大量技术专长及经验。

4.2.2　年度报告的更新

2013 年度报告的更新中，欧洲药品质量管理局注意到国际化学对照品委员会已经采纳并签署了氢溴酸右美沙芬的建立报告，5 份国际化学对照品报告已经被签署，2 份建立研究处于待采纳状态，4 份国际化学对照品被延迟。另外，2013 年已完成了 9 份监测研究，总数共计 15 份。虽然仍存在困难，系统状况已大幅改善，欧洲药品质量管理局与 WHO 沟通良好。当年欧洲药品质量管理局获得了 ISO – 17025 的国际奖。

专家委员会感谢欧洲药品质量管理局的更新，赞赏了双方间的良好沟通。

5　质量控制——国家实验室

5.1　外部质量保证评估计划

外部质量保证评估计划（EQAAS），是 2000 年应国际基金要求建立的一项化学实验室质量控制保证体系外部评估计划，由欧洲药品质量管理局管理。利用实验室间比对，计划考察参与实验室特定实验或检测的能力。通过外部检验实验室的检测能力，外部质量保证评估计划补充了实验室内部质量保证过程。大约 60 家实验室参与了第五期的 EQAAS。

5.1.1 EQAAS 第 5 期——过程 6 的最终报告

专家委员会收到了 EQAAS 第 5 期过程 6（溶出度实验）的最终报告。52 家参与机构递交了本次计划的结果，每家参与实验室收到了待测样品（利福平胶囊 10 粒标示量为 150mg）与一瓶利福平化学对照品（100mg）。要求实验室根据《国际药典》利福平胶囊各论中描述的分析方法测定 30 分钟后胶囊中利福平释放的百分比。

欧洲药品质量管理局实验室实行的可行性研究表明方法与样品均无问题。然而，实验室报告的个别值未达到预期并显示高度离散，表明可能的问题是在溶出度实验过程中产生了特定产物。由于上述原因，决定不对实验室结果进行评估。实验室能力比对组织方将提供比对材料，以方便参与机构结合其他实验室结果分析自身数据，根据校正行为获得最终合适的结论。

专家委员会对报告进行了记录。

5.1.2 EQAAS 第 5 期——过程 7 的初步报告

第 5 期过程 7（滴定法测定含量）的初步报告提交给专家委员会。48 家参与机构递交了本次研究的结果，每家实验室收到了待测样品（100mL 的硫酸氯喹口服溶液 1 瓶，标示量为 50mg 氯喹/5mL）及作业指导书。要求实验室根据《国际药典》硫酸氯喹口服液药品标准中描述的滴定方法测定样品中氯喹含量，但要求采用二氯甲烷替代三氯甲烷作为提取溶剂。48 家参与机构中的40 家（83%）报告了满意结果，3 家报告了可疑结果。5 家实验室被判定需要调查实验步骤及着手提高实验能力。

专家委员会对报告进行了记录。

5.1.3 EQAAS 第 6 期的提议

第 6 期 EQAAS 计划从 2014 年持续至 2016 年。专家委员会记录并同意在 6 期执行的原计划测试类型。

专家委员会注意到有许多对 EQAAS 修改的提议，例如介绍参与者费用。专家委员会同意秘书处应该着手必要的修改以保证这项重要计划得以持续。

5.2 网络

秘书处目前使用邮件与 EQAAS 参与机构联系，鉴于目前通信技术的发展，其他方式可能更为高效。专家委员会被要求提供有关与合作伙伴有效电子通讯的建议。《英国药典》、泛美卫生组织、东南亚国家联盟（ASEAN）以及非洲国家药品检验官方实验室（NOMCoL）使用的联络工具被提及，作为实验室间交流工具可行的模板，供秘书处参考。

5.3 质量控制实验室与微生物实验室的培训材料

该问题在 6.4 章节进行了讨论。

专家委员会对此更新表示感谢。

6 质量保证——药品生产质量管理规范（GMP）

6.1 WHO 关于 GMP 的更新

WHO 关于药物制剂 GMP 的更新提案文本：主要原则

在 2012 年第 47 次会议中，专家委员会就注意到许多欧盟国家和美国食品药品管理局（FDA）GMP 的指导原则已经更新。专家委员会要求秘书处根据其他新的指导原则就如何修改 WHO 的 GMP 的指导原则作出议案。工作文件于 2012 年下半年进行起草，2013 年上半年传阅征求意见，在非正式磋商期间与来自国家检查机构的检查员及认证检查组成员进行了讨论。专家检查员小组汇总新草案并进行再次传阅征集意见。在文件提交给专家委员会之前，认证检查组对收到的反馈意见进行评估。递交文件除原有文本外，还应包含 WHO GMP 的指导原则修订意见的表格，该文件将在专家委员会第 48 次会议前提交。被提议的变更由委员会成员进行解释和讨论。

专家委员会认为这些被提议的变更和被批准的文档要经过修订批准（附录 2）。

生物制品 GMP

生物制品 GMP 于 1992 年首次发布，WHO 团队已对文档进行过更新。该文档于 2013 年开始起草，2014 年举行讨论会，并将于 2015 年递交药品标准专家委员会和生物标准化专家委员会讨论，以决定是否被采纳。

辅料 GMP

WHO 对于更新辅料 GMP 一直在国际上保持持续努力，但至今仍无具体提议。基于此，专家委员会鼓励秘书处调查此文本修订的需求，并在下一次会议中报告调查结果。

6.2 WHO 关于 GMP——验证的更新

GMP 增补指南——验证　附录 7：非无菌工艺验证的修订建议

关于 GMP 验证已出版指南的修订需求已由 PQP 确定。GMP 增补指南：验证[2] 的修订意见主要涉及内容与附录 7（非无菌工艺验证）相关。文件初稿已在 2013 年初广泛发布以征求意见，反馈意见在 2013 年 7 月举办的关于质量保证指导原则的非正式磋商会上进行讨论。检查员意见由秘书处进行整理和审核。文件修订本将会在适当的时间发布以征求意见。

在修订指南中描述的允许在工艺验证中使用不同方法的原则，适用于非无菌制成的药物剂型。关于产品和工艺开发研究的全面认识、以往的生产经验和质量风险管理原则对工艺验证所有方法来说是必不可少的，其中的焦点在于生命周期验证，它连接了产品和工艺开发、商业化制造工艺验证和常规商业化生产的工艺保持。修订指南推荐了一个基于风险控制的验证方法，对生产进行在线的控制和监控，以确保在日常生产过程中工艺的可控。

附录 3（清洁验证）中关于健康暴露值的设定（用于共用设备在不同药物产品生产中的风险识别）是否应该进行修订也被提及。

专家委员会要求秘书处处理意见以及传阅文件。

6.3 检查员关于"保存期限"研究的一般指南

由于在所有生产阶段都需要确保起始物料、中间产物、散装产品的质量和稳定性，GMP 要求建立最大允许"保存期限"以确保正在生产中和散装产品能够被保存，以待进行下一个生产步

2　现行的补充指导原则文本（WHO 技术报告 3 例，NO. 937，2006 年，附录 4），可从网址 http：//www. who. int/medicine/areas/quality - safety/quality - assurance/supplementaryGMPValidation TRS 937 Annex4. pdf 下载。

骤，对物料的质量无任何不利影响。因此，一个为检查员提供指导的关于保存期限研究的文件在 2012 年底被起草，该文件提出，通过确认在保存期限内产品质量的稳定，建立处于生产不同阶段的物料保存时限。2013 年初发布征集意见后，在认证检查组和来自国家检查机构的检查员参加的联合非正式磋商期间，文件被检查员与 WHO/PQP 合作进一步审核。随后，专家检查员对于发布文档提出新的草案，并向药品认证检查组进一步反馈。保存时间通常应在销售产品之前，过程、设备、起始和包装材料出现任何显著变化之前决定。

专家委员会审议了该文件所收到的意见，并建立了一个工作小组审查收到的所有意见，为修订文件的发布做准备。

6.4 培训教材

一系列 WHO 的 GMP 培训教程呈现给专家委员会以供参阅。针对 GMP 基本原则的培训教材包括 10 个教程，其中包含关于无菌药品、验证和水等主题的附加教程。此外，还有关于质量控制的三个培训教程，以及关于药品微生物实验室的质量管理规范和技术转移的两部分教程。所有培训教程都是 CD - ROM 可用的，并将在 WHO 网站上可获得。

专家委员会对报告表示欢迎。

7 质量保证——新举措

7.1 世界药典国际性会议

自世界药典第一次会议以来，秘书处已对不同药典的信息进行了整理。工作文件草案"世界药典的评论"已提交给专家委员会。对国际会议上世界药典代表关于"药典问题"提出的意见，以及其他无法参加此次会议代表的意见，该文件进行了汇总。

专家委员会认为世界药典的评论文档是非常有用的，并要求秘书处定期审核和维护文档以确保其反映当前信息。

7.2 药典质量管理规范

2012 年的几次会议——包括世界药典首次国际会议，FIP 百年大会期间的 FIP - WHO 会议，第 15 届 ICDRA 国际会议，以及专家委员会第 47 次会议——支持在建立的药典标准中，建立药典质量管理规范以统一方法和方针。许多药典同意参加最初的起草小组。统一的药典质量管理规范将会在专家委员会的支持下得到发展，得益于其完善的国际标准制定流程和程序。最终的指导意见随后将提交给 WHO 194 个成员国和药典当局。

专家委员会收到了一个概念文件指出：WHO 药典质量管理规范（GPhP）指导原则的主要目标是为建立药典标准统一方法和方针，这有助于监管当局对药物组分、成品和其他辅助材料进行质量控制，也为使用者或采购人员提供一个能够独立判断质量的工具。国家和地区药物监管机构对 GPhP 的实施是自愿的，推荐和鼓励的，因为高参与度将会为利益相关者带来更大的好处，并最终让患者受益。

GPhP 目录和概念文件由全体药典代表进行审核，由于世界药典代表的积极贡献，产生了新结构的 GPhP 初稿。GPhP 初稿向所有药典发布以征求意见。收到的反馈在第二次世界药典国际会议（由印度药典委员会和 WHO 举办、FIP 赞助，新德里，2013年4月）期间进行进一步审核。6月，概念文件也会在非正式磋商期间进行审核，讨论新的药品、质量控制和实验室标准。

已经收到了关于这一新举措的鼓舞人心的正面反馈，不仅来自药典，而且来自工业、非政府机构和其他机构。

后续从世界药典收到的 GPhP 更新章节，其文本将与所有世界药典共享以获得进一步反馈意见，并将在第三次世界药典国际会议中讨论。药典代表希望准备一份他们能够达成共识的草案，这份草案随后将在 WHO 常规审查过程进行讨论。

专家委员会感谢秘书处的进度报告。

7.3　FIP – WHO 技术指导原则

2011年3月，基本药物选择和使用专家委员会（包含一个儿童用药下属委员会）受 WHO 委托，审议了关于为儿童临时调制药物草案的指导原则。专家委员会认为为儿童临时调制药物在某些情况下是必要的，但是不恰当的调制存在着风险。委员会还考虑到了转移的风险，努力为儿童开发适合年龄的剂型，并指出 WHO 对临时使用的支持不应当被看作是认为市售儿科剂型缺乏。

2011年5月，在 WHO 专家委员会主办下举行了关于药物制剂规格的非正式磋商，这期间委员会就儿科和仿制药指导原则发展的意见进行讨论。专家们同意准备一个限时版本，用于广泛发布以征求意见，并向专家委员会报告关于药物制剂规格的结果。

修订后的文档在专家委员会第 46 次和 47 次会议中审核。2013 年初，FIP 专家组秘书处和 WHO 药品标准专家委员会就收到的意见进行了一次深入讨论。接下来要准备新的文件以发布征求意见，并由专家委员会就基本药物的选择和使用进行讨论。反馈意见由 WHO 和 FIP 收集和进一步讨论。

在第 48 次会议提交给药品标准专家委员会的文档被命名为 FIP - WHO 技术指南：非授权儿童专用制剂方面的医疗卫生专家提出的规定也在审核之列。这一变化是为了表明为儿童临时制备药物只在没有儿童专用制剂的情况下才能使用。该文件指出，儿童应获得经批准的、年龄适合的药物制剂，存在吞咽困难的儿童或由管子喂药的人群应当获得促进安全有效给药的剂型。该文档并没有损减这一目标，然而，人们认识到这类制剂不会一直可使用，必须寻找一种安全有效的替代。该文档定义了儿童以不受限于对狭小年龄段的适用范围。同时有人指出该文档将是在资源有限的环境中最适用的。

专家委员会审议了文档，回顾了接收的文件并酌情提出备选文本。委员会认为该文档还未准备好采用，并建议进行进一步磋商和复审。

7.4 "可疑" 药物的快检技术

在 2012 年举办的第 47 次会议上，专家委员会听取了快检技术报告，提请注意对快检技术的应用，有些技术是专门研发的以产生阳性结果。另外，据报道 WHO 越来越多地收到来自各国的援助处理可疑药品的请求。专家委员会对这个问题表示了关注，讨论了关于准备一份描述各种筛选技术的指导文件的可能性。在这方面，秘书处提交了一个关于快检技术可能指导文件的推荐内容大纲，这份大纲基于目前在大多数国家使用的技术，并附有快检技术在中国研究和使用的例子。同时指出，对于一些方法主要的费用是购买设备，但一旦该设备已经购买，运行成本就会很低。

在新加坡，一个巨大的物质和筛选材料数据库已经建成，并生成了一个关于筛选的口头报告。大部分被鉴定为伪药、标签作假药、篡改信息药、假药（SFFC）医疗产品也被叫作"西药"。

专家委员会支持发展关于快检技术的指导文件。该文件应当提供 一个概述，并描述不同的应用技术及其实现过程。

7.5 "假、冒、伪、劣"药品检测中的实验室功能调查

为了在预防和控制医疗产品质量下降，安全性和有效性方面（如 SFFC 医疗产品）支持 WHO，南非西北大学的 WHO 药品质量控制合作中心对药物质量控制实验室，用于 SFFC 产品检测的规范和名用程度进行了调查。来自 39 个国家的 39 个实验室公开了所有实验室的主要活动，包括药品和医疗器械质量保证和质量控制试验。其中 28 个实验室（72%）表示他们在各自国家正积极致力于 SFFC 产品的实验。39 个参与者中的 35 个（90%）表示在其国家均存在 SFFC 产品问题。

文献中报道的用于检测 SFFC 产品的各种技术中，大多数技术极其复杂并需要昂贵的设备。相关实验室使用的各种方法分为三类，即色谱分析、光谱分析和其他技术。97% 的相关实验室表示了对 SFFC 产品检测标准操作规程（SOPs）的需求，同时表明他们实验室将会从这些指导原则和培训课程中受益。在调查最终结果公布前需要获得相关实验室的允许。

专家委员会感谢秘书处指导该项调查，并提出了 SFFC 产品实验 SOP 的需求。专家委员会建议，秘书处应在下一次会议准备一份 SOP 草案以供参考。

8 质量保证——药物的分销与贸易

8.1 WHO 关于国际贸易中流通药品质量的认证方案

8.1.1 更新

WHO 关于国际贸易中流通的药品质量的认证方案是一个国际性自愿协议，为参加这个方案的国家提供关于国际贸易中流通的药品质量的信息。该方案于 1969 年被世界卫生大会首次认可，此后历经数次修订，每次的修订版本均获得世界卫生大会的认可。

2010 年，WHO 向各成员国征求该方案的使用情况。到目前为止，共收到 12 个成员国的反馈信息。不过，各成员国均提到了该方案的价值，并且报告说制药工业界认为 WHO 认证方案是一种重要工具。然而，成员国对把该方案推广到起始原料的兴趣有限。

专家委员会注意到了该报告。

8.1.2 给成员国的建议信函

该方案的主要文件是药品证书模板。WHO 建议给成员国发送药品证书使用情况的信函以及要求提供基本信息的调查问卷，如各成员国主管部门的联系地址。

专家委员会注意到了该信函，并且支持为该方案收集进一步信息的新举措。

8.2 国家供应链的监测与监督

8.2.1 项目更新

专家委员会收到了来自 WHO 关于国家药品供应链中针对疑似 SSFFCs 药品的快速预警系统的报告。WHO 已经为系统性报告疑似 SSFFCs 药品引起的不良事件，制定了一套在线报告格式，使监管机构对出现的问题状况作出快速反应。该系统的开发经历了与成员国的两次协商会议和一个为期四个月的试用研究。2013年，该系统推广到非洲和地中海东部地区，来自 57 个国家的成员参加了培训。约 133 名检查员、药物警戒专家和实验室专家参加了为期 3 天的区域研讨会。

WHO 收到预警报告后，如果没有不良反应报告，WHO 会在72 小时内与预警报告者联系；如果收到不良反应报告，则 WHO 会在 24 小时内与预警报告者联系，并对事件做进一步讨论。WHO 将以公共健康风险和地区风险为重点对每一个事件进行评估。预警系统会自动将当前事件与数据库中的事件进行比较，如果找到相匹配的事件，系统会发出通知。系统的分析结果能帮助确定供应链的常见缺陷、相关的风险最大的药品和区域。到目前为止，预警系统已经收到了来自 WHO 所有区域的超过 190 批不同批次药品的预警报告。所有的治疗类别药物都受到影响，从廉价的对乙酰氨基酚到昂贵的抗肿瘤药物，从仿制药到创新药，并包括了一系列药物剂型。这些预警报告来自于医院、诊所、手术室、药房、街头市场和网络。

该项目的短期目标是提供协调和技术支持，包括为实验室测试提供便利；长期目标是通过合理和可持续的措施来保护供应链，从而减少 SSFFCs 药品造成的公共健康危害。

专家委员会注意到了该报告。

8.2.2 关于抽样和市场监测程序的建议

在 2011 年第 46 次和 2012 年第 47 次会议专家委员会的提议下，根据多个国家针对秘书处有关抽样和市场监测程序反馈建议的实例和 2012 年发布的第一个方案，秘书处建立了抽样程序指导原则。第一个建议建立在 WHO 实验室认证项目调查方案的基础上，WHO 实验室认证项目已经被广泛用于抗疟药物和抗结核药物研究调查方案的建立。

2012 年专家委员会注意到该文件在药品监测和上市后监督方面显得特别重要，同意将该文件进一步制定为一个通用文件，为各类药品的抽样提供指导。专家委员会也注意到需要为 SSFFCs 药品建立独立的、特有的药品抽样指导原则。

一个综合性的工作文件草案已提交给专家委员会征求意见，将在适当的时候咨询公众意见。

专家委员会注意到了这些信息并感谢秘书处起草了工作文件草案。

8.3 修订起始物料的贸易和分销质量管理规范的提议

8.3.1 药品起始物料的贸易和分销质量管理规范

在 2012 年第 47 次会议上，专家委员会讨论了 WHO 关于药品起始物料的贸易和分销质量管理规范修订的可能性。由于新形势和新理念的出现，专家委员会认为有必要对 WHO 药用辅料指导原则和药用辅料的分销管理规范（GDP）做进一步的改进，GDP 由国际药用辅料协会（IPEC）发布并与 WHO 文件一致。IPEC 联盟提出了对 WHO 贸易和分销质量管理规范的修订和更新的建议，同时对其成员提出的建议表示支持。如果建议被采纳，IPEC 将按照审查和商讨的一般流程，对自己的指导原则进行更新并与 WHO 指导原则保持一致。报告已经收到了针对修订范围的各种意见，其中一些意见要求增加更多的内容而另外一些意见认为修订后的内容在许多情况下是不切实际的。在之前的商讨中，对重新包装和重新贴标签进行了广泛地讨论，并且已经做出决定，这些方面的内容将保留在修订后的文件中，因为这是供应链中的问题区域。

IPEC 对 WHO 指导原则的修订建议，包括修订版和原版文本的比对，已提交给专家委员会进行审议。专家委员会要求成立一个委员会小组来处理提出的这些问题。修订版将进行传阅以征求更多的意见。

8.4 采购机构

8.4.1 采购机构的质量保证体系规范

质量保证体系规范（MQAS）最初在 2005 年被专家委员会采纳，随后得到广泛应用。2011 年，WHO 和抗击艾滋病、结核病和疟疾的全球基金会一致同意有必要对 MQAS 进行修订，应建立采购机构的评估方法。按照商讨流程，修订了 MQAS，建立了评估方法。在 2012 年的第 47 次会议上，专家委员会采纳了对 MQAS 进行修订的提议，并且提议对草案增加若干修正内容。值得一提的是，MQAS 文件对全球基金的工作至关重要。

2013 年初，进一步修订了 MQAS，起草了提议中的采购机构评估方法。工作文件在全球基金会和 WHO 质量评估项目的非正式联合商讨会上进行了讨论。基于此次讨论起草了新的修订草案并进行传阅以征求意见。对 MQAS 的修订产生了若干文件，分别是：

— 新修订的 MQAS 文本；

— 修订后的产品调查问卷；

— 评估方法及审查报告模板；

— 审查辅助备忘录。

以上工作文件提交给了专家委员会以供审议。

8.4.2 采购机构的评估方法

一般原则

自从 MQAS 被采纳，一些机构已经根据 MQAS 的实施水平和符合程度制定了评估采购机构的方法。

2011 年，在考察了各种评估方法后，WHO 和全球基金会同意建立一个可以被所有机构采用的协调的评估方法。因此，组建了一个由人用药品委员会（CHMP）、英联邦采办处、全球药物基金（GDF）、红十字国际委员会（ICRC）、国际开发协会（IDA）、无国界医生组织（MSF）、卫生管理科学中心（MSH）、供应链管理合伙人（PFSCM）、全民优质药物（QUAMED）、国际结核病和肺病防治联合会（The Union）、联合国儿童基金会（UNICEF）、联合国项目事务厅（UNOPS）和美国国际开发署（USAID）代表组成的工作小组来建立一个协调的评估方法。全球基金秘书处负责协调工作，秘书处根据 MQAS、WHO 的药品存储质量管理规范

（GSP）指导原则、WHO 的药品分销质量管理规范（GDP）指导原则，通过竞争性的流程以顾问的形式制定统一的评估方法。工作小组全面考察了该评估方法。

评估方法按照 MQAS 的 6 个模块开展。主要关注受评估采购机构的质量体系和基础设施、机构如何执行认证和药品采购后的接收与储存。最后两个模块是关于订单接收和药品派送及再评估。该评估方法是一种典型的清单式范例，可用于采购机构的自查（附录 3）。

检查报告模板（MIR）

在 MQAS 的修订和评估方法的协调建立过程中，采用 MIR 保证调查结果规范性的需求已经显现。检查方法的草案已提交给专家委员会审议。

检查备忘录

提交给专家委员会审议的检查备忘录用于评估采购机构是否符合 MQAS。值得注意的是，当用来评估采购机构（包括批发商和经销商）时，用于评估采购机构（包括批发商和分销商）的方法，应该由具有一定资质和经验的人员使用（附录 4）。

8.4.3　产品调查问卷

跨部门药物制剂成品调查问卷

提交给专家委员会审议的跨部门药物制剂成品调查问卷，是在修订供采购机构使用的 MQAS 后建立的整套材料的一部分。

专家委员会审阅了产品调查问卷以及收到的意见。经讨论，同意由一个专家委员会小组开会讨论一系列具体技术问题并最终完成该文件。

专家委员会采纳了修订后的 MQAS 及其附录（评估方法、审查报告规范、辅助备忘录和产品调查问卷），包括由委员会小组进一步修订产品调查问卷。

9　优先基本药物的认证

9.1　WHO 认证项目的更新

9.1.1　进展报告

专家委员会收到通知，三个 WHO 认证项目（药品，疫苗和诊断试剂）在重组后归属同一个管理单位（认证小组）。然而，需要指出的是产品分类别认证将被保留。除了认证本身，项目也组织培训活动，还有一个在日内瓦的面向国家监管机构人员与认证小组一起工作的合作项目。

专家委员会收到了一份 WHO 认证项目的更新报告，认证项目属于联合国项目，是为了保证国际间采购的关键医药健康产品安全、合理并符合严格的质量标准。认证项目通过评估产品档案，审查生产和检测场所，组织开展疫苗和药品的质量控制检验，确认诊断试剂的性能并验证产品在目的地国家的合理使用。需要指出的是，疫苗和诊断试剂的认证项目已经实行了成本补偿机制，药品认证项目也正在引入收取象征性费用的机制。

从 2001 年认证项目开始到 2013 年 6 月，已经有 397 个药物制剂成品通过了认证，其中有 44 个在进行再认证审查。2012 年，约 150 个品种正在进行认证，同时收到了 82 个新的认证申请。需要指出的是，在中低收入国家有 970 万接受治疗的艾滋病患者，大多数患者使用的是经过认证的抗逆转录病毒药物。2011 年，超过 2.8 亿个通过认证的青蒿素联合疗法（ACT）的疗程被出售用于治疗疟疾。需要强调的是，专家委员会建立和批准的标准支撑了所有的认证项目活动。

专家委员会对报告表示赞赏，并对认证项目在保障药品、疫苗和诊断试剂的质量方面作出的持续努力向认证项目表示祝贺。

9.2 严格监管机构批准的药物制剂认证指导原则的修订

9.2.1 严格监管机构批准的药物制剂认证文件提交的指导原则

WHO 认识到药品监管机构对药物制剂进行科学评估时，采用了类似于 WHO 推荐的严格标准，涉及药品的质量、安全性和有效性。在申请人和严格监管机构同意与 WHO 共享药物制剂的某些特定信息，这些信息可以被 WHO 获取且申请人表达接受认证的意向时，WHO 会考虑将该药物制剂列入 WHO 认证目录。对此，指导原则中列出了所需的信息。

PQP 认为有必要对 WHO 发布的严格监管机构批准的创新药物制剂认证文件提交指导原则进行修订，2013 年 5 月，修订草案进行了传阅以征求意见。随后，在药品质量保证和涉及仿制药和认证指导原则的药品认证项目的非正式联合商讨会上，对修订草案进行了讨论。在提交给专家委员会之前，对指导原则草案做了进一步修订，传阅并征求更多的意见。值得一提的是，因为创新药物和仿制药的指导原则非常相似，修订后的创新药物指导原则已扩展至包含仿制药的指导原则部分。相应地，指导原则标题改为严格的监管机构批准的药物制剂认证文件提交指导原则。

专家委员会审议了修订后的指导原则和收到的意见，对指导原则做了进一步的修订，并采纳了该指导原则（附录5）。

10 活性药物成分的认证

10.1 活性药物成分认证的更新

活性药物成分（API）的认证程序始于 2010 年 10 月，旨在发布经 PQP 评估的符合质量和 GMP 要求的 APIs 目录。由 API 生产商提出申请，与药品的认证相互独立（类似于欧洲药典的认证）。然而，申请仅限于 EOI 现行版 API 目录中的 API。这个目录反映了生产认证药物制剂所需的 API 相关信息。

APIs 认证的数量以及收到的申请数量均持续超过预期。当前有 48 个 APIs 通过认证，52 个申请正在评估中。与此相比，在 2012 年的专家委员会会议报告中指出，有 23 个 APIs 通过认证，39 个申请正在评估中。此外，值得关注的是，在 2012 ~ 2013 年出现了第一个由中国生产的 API 通过认证，也是第一个用于生殖健康治疗领域的 API。

专家委员会对于此次报告感到满意。

11 质量控制实验室的认证

11.1 质量控制实验室认证的更新

质量控制实验室认证项目成立于 2004 年，当时是仅为非洲而成立的，现已扩展至全球。现在，质量控制实验室（无论公立还是私立）均可参与该项目。参与该项目属于自愿行为，从 2004 年至今已有 63 个实验室要求参与该项目（其中 75% 是国家质量控制实验室）。该项目主要关注药物检测（不包括疫苗及生物制品检测）。当前，已有 27 个实验室通过了认证，每个 WHO 地区至少有一个实验室通过认证。该项目还包括能力建设以及为发展中国家的国家质量控制实验室提供培训。到目前为止，已向 36

个实验室提供了技术支持（包括 2013 年的 13 个）。

质量控制实验室认证的优势包括：向联合国机构及其他组织提供检测服务的机会、作为 WHO 认证实验室地位的认可、提升实验室水准的学习机会、得到 WHO 专家咨询团指导的以及参加 WHO 组织的培训。

专家委员会对于此次报告感到满意。

11.2 WHO 质量监测项目的更新

PQP 组织药品质量监测项目是为了监测认证药品的质量，以及联合国机构采购药品的质量。因为这些项目与国家药品监管局（NMRAs）合作组织，因而有助于 WHO 成员国的药品质量控制及能力建设。专家委员会获悉已有两个项目正在进行中。

针对抗疟药物质量的投诉，对"可负担药品（AMF）疟疾项目" 1 期所供应的抗疟药品质量进行了调查，AMF 项目由全球基金管理。认证检查员对生产商进行随机检查后，根据样品和文件启动了投诉处理程序。所收集样品来自于加纳、尼日利亚和乌干达的药品发放点和药房。根据认证过程中批准的生产商提供的方法和技术规范进行检测，青蒿素的最低含量在 90% 附近。未发现明显的涉嫌生产劣质药品的情形，并且对《国际药典》中相关药品标准的有效性也未提出质疑。一份详细的调查报告正在起草中。

另一项针对联合国委员会关于妇女和儿童救生物资项目的质量调查也在开展，该调查的目的是确定救生物资是否具有良好质量或者能在短期内提升质量。战略建议（建议 4）之一是：至 2015 年，在 49 个"关注每个妇女儿童（EWEC）"的国家，每种药品至少有 3 家药厂能生产和销售质量可靠、价格低廉产品。

在上述背景下，正在开展一项确定质量可靠的产品或者能在短期内提升质量的调查。由专家委员会确定的 12 种药物样品正在非洲和亚洲的 10 个国家中收集，并将送到实验室进行检验。

专家委员会对于此次报告感到满意。

12　监管指导原则

12.1　药物警戒和"质量缺陷"报告

专家委员会收到了一份关于 WHO 药物警戒工作的报告。因 SSFFCs 产品在供应链中难以监测，故该报告建议开发药物警戒数据库以收集关于 SSFFCs 的数据。药事管理医学词典（MedDRA）作为一整套的医学术语集，用于向 WHO（全球的）和国家药物警戒数据库报告药物不良反应（ADRs）和事件。24 个 MedDRA 条目与产品"缺陷"相关，WHO 全球药物不良反应数据库中涉及一系列产品"缺陷"的报告，可能反映出相关的 SSFFCs 药品。当前，相关努力正在开展，以进一步确定与 SSFFCs 药品相关的报告条目。

WHO 合作中心［乌普萨拉监测中心（UMC）］和 EMP 已开发了一种运算方法，用以监测 WHO 全球数据库中收录的 800 万例药物不良反应报告中提示与 SSFFCs 有关的报告。该算法锁定大量意料之外的可以反映产品缺陷的高曝光的特定事件，如那些与无效和副作用相关联的事件。通过比较数据库中同一药品的相对报告率，该算法可以确定时间和地理上的偏差。

2012 年，WHO 和 UMC 以及几个国家药物警戒中心合作，该算法在一些已知的 SSFFCs 药品事件中成功进行了试验。下一步工作重点是，在 6 个国家药物警戒中心的协助下，进一步验证该算法的概念，证明其在药物警戒数据日常监测中发现 SSFFCs 的实际应用价值。该算法将被应用于 WHO 数据库中的所有数据，以发现在特定时期潜在的 SSFFCs 案例。参与的国家药物警戒中心将受邀共同研究 WHO 数据库中突显的事件，确定该事件是否与其国家发生的 SSFFCs 真实事件具有相关性。该算法还被主动用于创建产品的"观察目录"，该"观察目录"将作为潜在的 SSFFCs 事件进行监测。

专家委员会对该报告进行了关注。

12.2　多来源（仿制药）制剂文件提交的指导原则：质量部分

多来源（仿制药）制剂文件提交的指导原则：质量部分的文件已提交专家委员会审核。对递交至 NMRAs 用于支持产品的

APIs 和 FPPs 质量信息，该指导原则提供了建议，在技术上和结构上与仿制药的质量指导原则相关[3]。NMRAs 提议更广泛地应用该指导原则。该指导原则的目的是使申请人提高申报资料的质量并有助于 NMRAs 审评的效率和效果。该文件采纳了由 ICH 制定的通用技术文件——质量部分（M4Q）的模块化格式。

只要有充分的科学依据，也可用其他方式替代指导原则中的规范和原则。值得注意的是，NMRAs 可能要求申请人提供相关信息、材料或适用的条件，而这些内容在指导原则中并没有详细地描述。

2012 年，第 47 次专家委员会会议提出制定该指导原则的建议，2013 年初，文件草案公开征求意见。在仿制药互换性、药品质量保证认证指导原则及药品认证项目等非正式联合讨论会中对反馈意见进行了审议。修订草案随后再次进行传阅并进一步征求意见。

专家委员会采纳了在通过的修订案基础上制定的指导原则（附录 6）。

12.3 变更通用指导原则的建议

专家委员会注意到有关变更的通用指导原则正在制定中。

12.4 建立可替代性注册要求的指导原则（生物等效性）

2006 年，WHO 发布了多来源（仿制药）药品：建立可替代性注册要求的指导原则[4]。在准备修订 WHO 文件时，专家委员会收到了一份关于 WHO 可替代性指导原则，与欧洲药品管理局（EMA）和美国食品药品管理局（FDA）指导原则对比的报告。指导原则中需要修订的问题已重点标出。并指出，第一版修订稿将在适当的时候公布。同时，针对非生物制品的复杂药品（NB-CDs），要求委员会考虑 WHO 指导原则的适用范围。委员会认为如果此类药品包含在 EML 里，那么本指导原则可能是适用的，并要求秘书处予以研究。

专家委员会注意到了该进展报告。

3　WHO 药品认证项目用多来源（仿制药）制剂文件提交的 WHO 指导原则：质量部分。WHO 技术报告系列丛书，970 号（附录 4）。

4　WHO 技术报告丛书，附录 7，937 号。

12.5 基于 WHO 基本药物目录的生物等豁免清单的更新

2012 年第 47 次会议上，专家委员会鼓励更新 WHO 的生物等效豁免指导原则。在第 48 次会议上，委员会收到了关于 WHO 生物等效豁免指导原则与 EMA 和 FDA 指导原则比对的报告。该报告指出，当前的生物药剂学分类系统（BCS）目录仅包含了第 12 版 EML 中所列的药品。需要强调的是，BCS 目录应根据第 18 版 EML 所列的药品进行更新。同时，必须在附文中详尽描述 BCS 目录的应用条件，因为有报告指出，已经出现对该 BCS 目录误用的情况。生物等效豁免文件的修订工作将与建立可替代性注册要求指导原则的更新同步进行。

专家委员会注意到了该报告。

12.6 国际参比制剂目录及可替代多来源（仿制药）制剂 等效评价用参比制剂遴选指导原则的更新

选择合适的参比制剂对可替代多来源（仿制药）制剂的等效性进行评价至关重要。WHO 于 2002 年发布了第一个参比制剂的指导原则[5]。2012 年，第 47 次专家委员会会议指出，应对该指导原则以及 WHO 的国际参比制剂目录进行更新。在第 48 次会议上，委员会收到了一份关于其更新的进展报告。

正在修订参比制剂遴选指导原则以便与药品认证工作相协调，并给予国家管理机构更多、更清晰的选择。另外，对用于遴选参比制剂并计划作为国家管理机构和药品生产商信息工具的决策树，也建议进行修改。专家委员会评审了两种可能的决策树—— 一种用于国家药品管理机构，另一种用于 PQP。还有一种提议就是将参比制剂目录分成两组—— 口服制剂组和其他制剂组，但是应该注意到，合作中心只会根据 EML 的每次修订更新口服制剂的参比制剂。因此 WHO 需要成立一个工作组，从而保证非口服制剂的参比制剂也能够持续更新。

专家委员会注意到了该指导原则制定的进度。

---

5 WHO 技术报告丛书，附录 11，第 902 号。

13 命名法、术语和数据库

13.1 质量保证术语

2011 年 10 月，专家委员会成立了一个小组来审核目录的术语和定义，以此保证目录的标准化并减少对每个术语的多个定义。但是由于负责该部分的工作人员离职，该部分的工作进度比预期的要慢，这部分工作会在不久的将来重新启动。

13.2 国际非专利药物名称

正在制定中的用于细胞治疗药物的国际非专利名称的命名方案已提交专家委员会。该方案提出以"－cel"作为共同的词干，插入一个用以指明细胞类型的中缀，与美国药品通用名称（USAN）保持一致。该方案创建了各种中缀用以表示不同的细胞类型。该方案还提议使用两个词组成的合成词来表示基因修饰细胞，第一个词阐明插入基因的特性，第二个词阐明细胞。

专家委员会获悉，关于生物治疗类似药（SBPs）的国际非专利药物名称的提议，在第 56 届国际非专利名称（INN）大会上进行了讨论，还在 INN 专家委员会的生物专家和全球监管机构代表参加的 INN 专门会议上进行了讨论。SBPs 的国际非专利药品名称遵循通用命名规则，在国际非专利名称（INN）中并没有特别的提示表明该药品属于 SBPs。当前的命名情况是，非糖基化的 SBPs 拥有相同的 INN，而糖基化的 SBPs 由于糖型上的潜在差异，可能会与参比产品名称不同，可以采用一个希腊字母来加以区别，尽管在这两种情况下参比产品都不在 INN 体系内。经常需要开展 SBP 与其参比产品的比较研究；两种独立的 SBPs 可以与相同的参比产品比较，但通常不进行 SBP 间的相互比较。因此，从医学角度看，不希望在两种生物类似药之间进行替代，因而 INN 专家考虑通过命名 INNs 来区分不同的 SBPs 以及 SBP 与参比产品。WHO INN 项目的任务是确保清晰的识别药物，包括化学药和生物药。INN 专家认为最好的办法是，建立全球统一的 INN 命名体系，目的是尽量避免不统一的修饰语被各个监管机构分配给 SBPs。

专家委员会获悉，SBP 的名称建议由两部分组成，第一部分为参比产品的 INN，而第二部分为一个修饰语，该修饰语不仅可以提供材料。

Dr L. Rägo 感谢所有与会者后本次会议闭幕。

14 其他

14.1 策略

14.1.1 相关参考文献

药品质量保证光盘

专家委员会获悉，已经有一张包含所有当前 WHO 在质量保证方面的指导原则和相关材料的汇编光盘。该汇编是对 2010 年颁发的汇编的替换和更新。新汇编包括一个 WHO GMP 培训模块的学习包以及一套反映各种 GMP 文本的培训材料。这张光盘也制作了广告传单。

《国际药典》第四版，第一、第二和第三增补本

专家委员会进一步获悉，已经出版了一张包含《国际药典》第四版的第一、第二和第三增补本的光盘。该光盘包含了专家委员会采纳的所有的各论、修正案和附件。因为计划用电子版以一种用户友好的形式取代之前的所有版本，第四版的最新版本将不会出印刷版。这张光盘也制作了广告传单。

专家委员会第 47 次报告

据报道，WHO 药品标准专家委员会第 47 次技术报告已于 2013 年发表，现收载于 WHO 技术报告丛书 981 号。

专家委员会欢迎光盘和之前会议报告的出版，并感谢秘书处提供材料。

Dr L. Rägo 感谢所有与会者后本次会议闭幕。

15 总结和建议

WHO 制剂标准专家委员会就药品质量保证领域向世卫组织总干事提供建议。为确保药物在所有 WHO 成员国中具有质量、安全性和有效性方面相同的标准提供了建议和指导。

自 1947 年成立以来，随着全球化和新技术的出现，专家委员会的作用已从起草《国际药典》扩大到更多方面。目前，委员会提供独立的专家意见，建立了一个达成广泛共识的流程，涵盖从药品研发到药品分发至患者的有关药品质量保证的所有领域。专家委员会准备实施的规范和标准，使每个国家为公众向普遍获得安全、质量有保证的药品又前进了一步。

在 2013 年 10 月 14 日到 18 日期间召开的第 48 次会议上，专家委员会听取了来自 WHO 生物制品标准化专家委员会、基本药物遴选和使用专家委员会、合作网络的国际组织和标准制定机构的更新报告，对联合制定标准和指导原则的进展进行了审议，并对进一步合作的领域进行了讨论。会议关注到了来自抗击艾滋病、肺结核和疟疾的全球基金会、国际原子能机构（IAEA）和联合国儿童基金会（UNICEF）的报告，专家委员会欢迎相关国际组织在药品采购中履行采用 WHO 质量标准的承诺。

专家委员会审议了新增和修订的质量标准以及广泛用于药品质量控制检测的通则，委员会同意将多个通则和药品标准收载到《国际药典》中，赞同 ICRS 委员会对新增和删除相关国际化学对照品的建议。专家委员会注意到了外部质量保证评估计划（EQAAS）第 5 阶段的能力验证报告，支持这个重要项目持续进入第 6 阶段以及持续资金投入的建议。专家委员会欢迎各国药典合作的新举措，并注意到了来自工业界、非政府组织和从事这项工作的其他组织的积极反馈。

在质量保证相关领域，专家委员会审议通过了有关生产、监管、采购机构的 WHO 质量保证体系（MQAS）规范等修订后多个指导原则，包括一个由许多国际采购机构参与制定的统一评估工具。会议讨论了药品分销质量管理规范、抽样和国家药品质量控制实验室等相关指导原则，还讨论了打击假冒伪劣药品的策略。在这方面，委员会听取了一个关于 WHO 针对国家供应链中可疑药物的快速预警系统的项目进展报告，并听取了关于质量控制实验室检测可疑药物的调查结果。作为 WHO 在药物警戒方面工作报告的一部分，专家委员会获悉，来自 WHO 全球不良事件报告数据库对可能存在质量缺陷药品生成预警信号的一种建议算法。

专家委员会听取了来自 WHO 新成立的负责监督国际组织采购的疫苗、药品、诊断试剂和医疗器械认证部门的进展报告。在药品方面，这项工作建立在专家委员会的规范和标准基础之上，是改进指导原则的重要建议来源。

专家委员会欢迎在药物制剂、原料药（APIs）和质量控制实验室以及监控联合国机构采购药品质量措施方面的认证获得持续快速的发展。所有的认证工作是由世界各地的监管者密切合作的成果，因此监管能力建设将使 WHO 成员国监管当局实行统一的国际药品质量标准。

专家委员会第 48 次会议做出的决定和建议如下。

以下指导原则已被采纳并推荐使用：

▪《国际药典》——关于放射性药物的更新机制（附录1）。

▪ WHO 药品 GMP：主要原则（附录2）。

▪ 药品采购机构的质量保证体系规范（附录3）。

▪ 采购机构质量保障体系的评估工具：检查用备忘录（附录4）。

▪ 严格监管机构批准的药物制剂认证文件提交的指导原则（附录5）。

▪ 多来源（仿制药）制剂成品申报资料提交指南：质量部分（附录6）。

以下内容列入《国际药典》

专家委员会采纳了以下增修订的药品标准：

▪ 有关孕产妇、新生儿、儿童和青少年健康的药物

— 醋酸甲羟孕酮（修订）；

— 甲羟孕酮注射液（修订）。

▪ 抗疟疾药物

— 磷酸氯喹片（修订）；

— 硫酸氯喹片（修订）；

— 硫酸氯喹口服溶液（修订）。

▪ 抗病毒药物

— 阿昔洛韦原料药（新增）；

— 阿昔洛韦片（新增）；

— 注射用阿昔洛韦（新增）。

■ 抗结核药物

— 注射用链霉素（修订）。

■ 用于被忽略的热带疾病的药物

— 阿苯达唑咀嚼片（新增），包含会议期间讨论的增加的溶出度试验；

— 氯硝柳胺（修订）；

— 氯硝柳胺片（修订）；

— 喷他脒羟乙磺酸盐（修订）；

— 注射用喷他脒羟乙磺酸盐（修订）；

— 磺胺甲噁唑和甲氧苄啶静脉滴注液（新增）；

— 磺胺甲噁唑和甲氧苄啶口服混悬液（新增）。

■ 其他抗感染药物

— 氟康唑（新增）。

■ 其他药物

— 庚酸睾酮（修订）。

■ 制剂通则和相关方法文本

— 通则 1.2.1：熔点和熔距（修订）；

— 附加信息部分有关制剂规格的信息，有待秘书处进一步说明。

■ 列入增补本信息部分

— 片剂和胶囊剂的溶出度测定章节；

— 标准物质和标准光谱章节。

■ 专家委员会同意收录的经 ICRS 委员会批准的国际化学对照品（ICRS）

— 盐酸比哌立登 ICRS；

— 氯法齐明 ICRS；

— 阿糖胞苷 ICRS；

— 氢溴酸右美沙芬 ICRS；

— 三乙碘化加拉明 ICRS；

— 格列本脲 ICRS；

— 硫酸奎尼丁 ICRS；

— 硫酸沙丁胺醇 ICRS；

— 马来酸噻吗洛尔 ICRS；

— 丙戊酸 ICRS；

— 盐酸维拉帕米 ICRS。

■ 专家委员会批准撤销以下 ICRS，《国际药典》中不再有相关各论

— 羧苄西林钠 ICRS；

— 醋酸可的松 ICRS；

— 醋酸去氧皮质酮 ICRS；

— 苯甲酸雌二醇 ICRS；

— 炔孕酮 ICRS；

— 毛花苷 C　ICRS；

— 甲氧西林钠 ICRS；

— 萘夫西林钠 ICRS；

— 哇巴因 ICRS；

— 苯唑西林钠 ICRS；

— 泼尼松 ICRS；

— 醋酸泼尼松 ICRS；

— 托萘酯 ICRS。

■ 专家委员会还批准：

— 与 IAEA 密切合作，《国际药典》收载放射性药物的新程序及其的 13 个步骤（附录 1）；

— 关于会议上提议的 ICRS 预期用途的解释性说明，由 WHO 网站和欧洲药品质量局（EDQM）的 ICRS 协作中心发布。

建议

专家委员会提出了下列质量保证相关领域的建议。建议采取行动的进展应报告给第 49 次委员会。

药典协作和药典质量管理规范

■ 定期检查和维护发布在 WHO 网站世界药典回顾专栏中的有关不同药典的信息。

■ 在提交给 WHO 磋商审议之前，要求来自世界各国的药典机构按照药典质量管理规范对草案文本提出建议。

■ 通过 IAEA 召开的年度放射性药物药典更新会议，做好不同药典中放射性药物标准的协调工作。

《国际药典》

■ 根据工作计划和本次会议的决定，继续完善药品标准、通用方法、正文和普通增补信息，包括 IAEA 起草的放射性药品标准。

■ 制定关于药品命名的政策。

■ 建立撤销药品标准的政策。

■ 会议确定了优先制备的 ICRS。

外部质量保证评估计划（EQAAS）

■ 药品质量控制实验室继续实施第六阶段 EQAAS。

■ 对必要的更改进行调研，以确保项目资金等的可持续性。

审评质量管理规范

■ WHO 审评质量管理规范指导原则的起草，继续与亚太经济合作组织（APEC）监管协调指导委员会（RHSC）合作，该指导原则计划于 2014 年初提交给 WHO，药品标准专家委员会和生物制品标准化专家委员会将对文件进行审议。

生产

■ 继续修订药品生产质量管理规范（GMP）的增补指导原则：验证，检查员关于"保存期限"研究一般指导原则和生物制品 GMP。

■ 调研辅料 GMP 指导原则修订的必要性。

■ 根据目前 ICH 中原料药 GMP 的讨论结果，考虑修订通用注释：与 WHO GMP 文本同步发布的附加说明和解释。

专业医务人员 FIP – WHO 技术指导原则

■ 与国际药学联合会（FIP）一道，继续完善关于尚无合法来源的儿童用药临时制备考虑点的联合技术指导原则。

分销和储存质量管理规范

■ 继续由一个委员会小组进一步修订由国际药用辅料协会（IPEC）联合会提出的 WHO 起始物料贸易和分销质量管理规范。

■ 在 2014 年提交给生物制品标准化专家委员会和药品标准专家委员会之前，对时间、温度敏感药物的储存及运输指导规范的第 18 技术增补本进行公开征求意见。

上市后监管

■ 制定关于快检技术的指导原则文件。

■ 起草药品质量控制实验室对"可疑"药品进行检验的标准操作程序草案，供第 49 次专家委员会会议审议。

■ 制定各国按不同药品类型抽样的通用指导原则文件。

- 制定独立、专属的关于检测 SFFC 药品的抽样指导原则。
- 向 WHO 成员国发放调查函，调研药品证书的应用情况。

监管指导原则

- 继续更新关于变更的通用指导原则。
- 继续修订多来源（仿制药）药品：建立可替代性注册要求的指导原则和 WHO 生物豁免指导原则，以适应当前监管实际和第 18 版 WHO 基本药物目录。
- 继续修订关于参比制剂遴选的指导原则。

WHO 数据库

- 维护 INN 数据库，继续在 WHO 网站，确保化学药物和生物药物（包括生物治疗药物）有唯一名称。
- 继续进一步审核由药品标准专家委员会确定的术语和定义，并发布在 WHO 网站。

继续在 WHO 网站上发布 WHO 药品质量保证指导原则和相关资料，同时以光盘形式发布。

致谢

委员会特别感谢：WHO（瑞士，日内瓦）的药品质量保证部 W. Bonny 女士、T. Burkard 女士（实习生）、M. Gaspard 女士、S. Kopp 博士和 H. Schmidt 博士；技术标准和规范部协调员 D. J. Wood 博士；K. Zribi 女士（实习生）；药品及其他卫生技术法规主任 L. Rägo 博士；F. Hagelstein 先生（实习生）；基本药物和健康产品部主任 C. de Joncheere 先生和瑞士的 D. Bramley 先生，感谢他们为本次会议的准备和召开所做的努力。

本报告相关技术指导原则的出版工作得到了欧盟、比尔－梅琳达·盖茨基金会和 UNITAID 的财政支持。

委员会还要感谢为本次会议作出重要贡献的下列机构、组织、药典会、WHO 协作中心、WHO 项目部和人员：

Active Pharmaceutical Ingredients Committee, European Chemical Industry Council, Brussels, Belgium; Administracion Nacional de Medicamentos, Alimentos y Tecnologia Medica, Buenos Aires, Argentina; Ayurvedic Drug Manufacturers' Association, Mumbai, India; Brazilian Health Surveillance Agency, Brasília, Brazil; Commonwealth Pharmacists Association, London, England; Danish Medicines Agency, Copenhagen, Denmark; European Association of Pharmaceutical Full – line Wholesalers,

Groupement International de la Répartition Pharmaceutique, Brussels, Belgium; European Commission, Brussels, Belgium; European Directorate for the Quality of Medicines & HealthCare, Council of Europe, Strasbourg, France; European Federation of Pharmaceutical Industries and Associations, Brussels, Belgium; European Medicines Agency, London, England; German Pharmaceutical Industry Association, Berlin, Germany; The Global Fund to Fight AIDS, Tuberculosis and Malaria, Vernier, Switzerland; Healthcare Distribution Management Association, Arlington, VA, USA; Indian Drug Manufacturers' Association, Mumbai, India; International Atomic Energy Agency, Vienna, Austria; International Federation of Pharmaceutical Manufacturers and Associations, Geneva, Switzerland; International Generic Pharmaceutical Alliance, Brussels, Belgium; International Inspection Cooperation Unit, GMP Inspection Department, Main Pharmaceutical Inspectorate, Warsaw, Poland; International Pharmaceutical Excipients Council – Americas, Arlington, VA, USA; International Pharmaceutical Excipients Council Europe, Brussels, Belgium; International Pharmaceutical Federation, The Hague, Netherlands; International Society for Pharmaceutical Engineering, Tampa, Florida, USA; Irish Medicines Board, Dublin, Ireland; Medicines and Healthcare Products Regulatory Agency, In spection, Enforcement and Standards Division, London, England; Pharmaceutical Inspection Co – operation Scheme, Geneva, Switzerland; Pharmaceutical Research and Manufacturers of America, Washington, DC, USA; Swissmedic, Swiss Agency for Therapeutic Products, Berne, Switzerland; Therapeutic Goods Administration, Woden, ACT, Australia; United Nations Children's Fund, Supply Division, Copenhagen, Denmark; United Nations Children's Fund, New York, USA; United Nations Development Programme, New York, USA; The World Bank, Washington, DC, USA; World Intellectual Property Organization, Geneva, Switzerland; World Self – Medication Industry, Ferney – Voltaire, France; World Trade Organization, Geneva, Switzerland.

Laboratoire National de Contrôle des Produits Pharmaceutiques, Chéraga, Alger, Algeria; Instituto Nacional de Medicamentos, Buenos Aires, Argentina; Expert Analytic Laboratory, Centre of Drug and Medical Technology Expertise, Yerevan, Armenia; Laboratoire national de contrôle de qualité des médicaments et consommables médicaux, Cotonou, Benin;

Agency for Medicinal Products and Medical Devices, Control Laboratory, Sarajevo, Bosnia and Herzegovina; Instituto Nacional de Controle de Qualidade em Saúde, Rio de Janeiro, Brazil; Laboratoire National de Santé Publique, Ouagadougou, Burkina Faso; National Product Quality Control Centre, Ministry of Health, Phnom Penh, Cambodia; Laboratoire National de Contrôle de Qualité des Médicaments et d'Expertise, Yaoundé, Cameroon; Departamento de Control Nacional, Unidad de Control de Calidad de Medicamentos comercializados, Institutu de Salud Pública, Santiago de Chile, Chile; National Institutes for Food and Drug Control, Beijing, People's Republic of China; Medicamentos y Productos Biológicos del INVIMA, Bogotá, Colombia; Laboratorio de Análisis y Asesoría Farmacéutica, Facultad de Farmacia, Universidad de Costa Rica, San José, Costa Rica; Laboratorio de Normas y Calidad de Medicamentos, Caja Costarricense de Seguro Social, Universidad de Costa Rica, Alajuela, Costa Rica; Laboratoire National de la Santé Publique, Abidjan, Côte d'Ivoire; Oficina Sanitaria Panamericana, OPS/OMS, Havana, Cuba; National Organization for Drug Control and Research, Cairo, Egypt; Drug Quality Control and Toxicology Laboratory, Drug Administration and Control Authority, Addis Ababa, Ethiopia; Centrale Humanitaire MédicoPharmaceutique, Clermont – Ferrand, France; Food and Drugs Board, Quality Control Laboratory, Accra, Ghana; Laboratoire national de contrôle de qualité des medicaments, Conakry, Guinea; Laboratory for Quality Evaluation and Control, National Institute of Pharmacy, Budapest, Hungary; Central Drugs Laboratory, Kolkata, India; Provincial Drug and Food Quality Control Laboratory, Yogyakarta, Indonesia; Food and Drugs Control Laboratories, Ministry of Health and Medical Education, Tehran, Islamic Republic of Iran; Caribbean Regional Drug Testing Laboratory, Kingston, Jamaica; Mission for Essential Drugs and Supplies, Nairobi, Kenya; National Quality Control Laboratory for Drugs and Medical Devices, Nairobi, Kenya; Food and Drug Quality Control Center, Ministry of Health, Vientiane, Lao People's Democratic Republic; Laboratoire de Contrôle de Qualité des Médicaments, Agence du Médicament de Madagascar, Antananarivo, Madagascar; Centre for Quality Control, National Pharmaceutical Control Bureau, Petaling Jaya, Selangor, Malaysia; Laboratoire National de la Santé du Mali, Bamako, Mali; Laboratoire National de Contrôle des Médicaments, Rabat,

Morocco; Quality Surveillance Laboratory, Windhoek, Namibia; National Medicines Laboratory, Department of Drug Administration, Kathmandu, Nepal; Laboratoire National de Santé Publique et d'Expertise, Niamey, Niger; Central Quality Control Laboratory, Directorate General of Pharmaceut ical Affairs and Drug Control, Ministry of Health, Muscat, Oman; Drug Control and Traditional Medicine Division, National Institute of Health, Islamabad, Pakistan; Instituto Especializado de Análisis, Universidad de Panamá, Panama; Centro Nacional de Control de Calidad, Instituto Nacional de Salud, Lima, Peru; Bureau of Food and Drugs, Department of Health, Muntinlupa City, Philippines; Laboratory for Quality Control of Medicines, Medicines Agency, Ministry of Health, Chisinau, Republic of Moldova; National Drug and Cosmetic Control Laboratories, Drug Sector, Saudi Food and Drug Authority, Riyadh, Saudi Arabia; Laboratoire National de Contrôle des Médicaments, Dakar Etoile, Senegal; Pharmaceutical Division, Applied Sciences Group, Health Sciences Authority, Singapore; Centre for Quality Assurance of Medicines, Faculty of Pharmacy, North－West University, Potchefstroom, South Africa; Research Institute for Industrial Pharmacy, North－West University, Potchefstroom, South Africa; National Drug Quality Assurance Laboratory, Ministry of Health, Colombo, Sri Lanka; National Drug Quality Control Laboratory, Directorate General of Pharmacy, Federal Ministry of Health, Khartoum, Sudan; Pharmaceutical Analysis Laboratory, R&D, The School of Pharmacy, Muhimbili University of Health and Allied Sciences, Dares－Salaam, United Republic of Tanzania; Tanzania Food and Drug Authority, Dar－es－Salaam, United Republic of Tanzania; Bureau of Drug and Narcotic, Department of Medical Sciences, Ministry of Public Health, Nonthaburi, Thailand; Laboratoire National de Contrôle des Médicaments, Tunis, Tunisia; National Drug Quality Control Laboratory, National Drug Authority, Kampala, Uganda; Central Laboratory for Quality Control of Medicines of the Ministry of Health of Ukraine, Kiev, Ukraine; Laboratory of Pharmaceutical Analysis, State Pharmacological Centre, Ministry of Health of Ukraine, Kiev, Ukraine; Laboratorio Control de Productos MSP, Comisión Para El Control de Calidad de Medicamentos, Montevideo, Uruguay; Instituto Nacional de Higiene " Rafael Rangel ", Caracas, Venezuela; National Institute of Drug Quality Control, Hanoi, Viet Nam; Medicines Control Authority, Control Laboratory of Zimbabwe,

Harare, Zimbabwe.

Farmacopea Argentina, Instituto Nacional de Medicamentos, Ciudad Autónoma de Buenos Aires, Buenos Aires, Argentina; Farmacopeia Brasileira, Brasileira, Brazil; British Pharmacopoeia Commission, Medicines and Healthcare Products Regulatory Agency, London, England; Pharmacopoeia of the People's Republic of China, Beijing, People's Republic of China; Croatian Pharmacopoeia, Zagreb, Croatia; Czech Pharmacopoeia, Prague, Czech Republic; European Pharmacopoeia, European Directorate for the Quality of Medicines and HealthCare, Council of Europe, Strasbourg, France; Finnish Medicines Agency, Helsinki, Finland; Pharmacopée française, Agence nationale de sécurité du médicament et des produits de santé, Saint – Denis, France; German Pharmacopoeia, Bonn, Germany; Indian Pharmacopoeia Commission, Raj Nagar, Ghaziabad, India; Indonesian Pharmacopoeia Commission, Jakarta, Indonesia; Committee of the Japanese Pharmacopoeia, Tokyo, Japan; Kazakhstan Pharmacopoeia, Almaty, Kazakhstan; Pharmacopoeia of the Republic of Korea, Cheongwon – gun, Chungcheongbuk – do, Republic of Korea; Mexican Pharmacopoeia, México DF, Mexico; Portuguese Pharmacopoeia, Lisbon, Portugal; State Pharmacopoeia of the Russian Federation, Moscow, Russian Federation; Serbian Pharmacopoeia, Belgrade, Serbia; Spanish Pharmacopoeia, Madrid, Spain; Swedish Pharmacopoeia, Uppsala, Sweden; Swiss Pharmacopoeia, Berne, Switzerland; Ukrainian Pharmacopoeia, Kharkov, Ukraine; United States Pharmacopeia, Rockville, MD, USA.

WHO Centre Collaborateur pour la Conformité des Médicaments, Laboratoire national de Contrôle des Produits Pharmaceutiques, Alger, Algeria; WHO Collaborating Centre for Drug Quality Assurance, Therapeutic Goods Administration Laboratories, Woden, ACT, Australia; WHO Collaborating Centre for Drug Quality Assurance, National Institute for the Control of Pharmaceutical and Biological Products, Beijing, People's Republic of China; WHO Collaborating Centre for Research on Bioequivalence Testing of Medicines, Frankfurt am Main, Germany; WHO Collaborating Centre for Drug Information and Quality Assurance, National Institute of Pharmacy, Budapest, Hungary; WHO Collaborating Centre for Quality Assurance of Essential Drugs, Central Drugs Laboratory, Calcutta, India; WHO Collaborating Centre for Regulatory Control of Pharmaceuticals, National Pharmaceutical Control Bureau, Jalan University, Ministry of Health, Petaling Jaya, Malaysia; WHO Collaborating Centre for Drug Quality Assurance, Pharmaceutical Laboratory, Centre for Analytical Science, Health Sciences Authority, Singapore; WHO Collaborating Centre for Quality Assurance of Drugs, North – West University, Potchefstroom, South Africa; WHO Collaborating Centre for Quality Assurance of Essential Drugs, Bureau of Drug and Narcotic, Department of Medical Sciences, Ministry of Public Health, Nonthaburi, Thailand.

Anti – Counterfeiting Medicines Programme, WHO, Geneva, Switzerland; Blood Products and Related Biologicals Programme, WHO, Geneva, Switzerland; Department of Essential Medicines and Health Products, WHO, Geneva, Switzerland; Global Malaria Programme, WHO, Geneva, Switzerland; Health Systems and Innovation Cluster, WHO, Geneva, Switzerland; HIV/AIDS Programme, WHO, Geneva, Switzerland; International Medical Products Anti – Counterfeiting Taskforce (IMPACT), WHO, Geneva, Switzerland; International Nonproprietary Names Programme, WHO, Geneva, Switzerland; Office of the Legal Counsel, WHO, Geneva, Switzerland; Policy, Access and Rational Use, WHO, Geneva, Switzerland; Prequalification, WHO, Geneva, Switzerland; Regulation of Medicines and other Health Technologies, WHO, Geneva, Switzerland; Regulatory Systems Strengthening, WHO, Geneva, Switzerland; Safety and Vigilance, WHO, Geneva, Switzerland; Technologies, Standards and Norms, WHO, Geneva, Switzerland; Traditional and Complementary Medicine, WHO, Geneva, Switzerland; WHO Regional Office for Africa, Brazzaville, Congo; WHO Regional Office for the Americas/Pan American Health Organization, Washington, DC, USA; WHO Regional Office for the Eastern Mediterranean, Cairo, Egypt; WHO Regional Office for Europe, Copenhagen, Denmark; WHO Regional Office for South – East Asia, New Delhi, India; WHO Regional Office for the Western Pacific, Manila, Philippines.

Mrs T. Abdul Sattar, Acting Director General, Directorate General of Pharmaceutical Affairs and Drug Control, Ministry of Health, Muscat, Oman; Dr F. Abiodun, Benin City, Nigeria; Dr E. Adams, Laboratorium voor Farmaceutische Chemie en Analyse van Geneesmiddelen, Leuven, Belgium; Dr M. Adarkwah – Yiadom, Standard Officer, Ghana Standards Board, Drugs, Cosmetics and Forensic Laboratory Testing Division,

Accra, Ghana; Professor I. Addae – Mensah, Department of Chemistry, University of Ghana, Legon, Ghana; Dr K. Agravat, Regulatory Affairs, Unimark Remedies Limited, Ahmedabad, India; Ms R. Ahmad, Centre for Product Registration, National Pharmaceutical Control Bureau, Ministry of Health, Petaling Jaya, Malaysia; Dr Sawsan Ahmed Jaffar, Director – General, Directorate General of Pharmaceutical Affairs and Drug Control, Ministry of Health, Muscat, Oman; AMGEN Inc. , Engineering, West Greenwich, RI, USA; Dr C. Anquez Traxler, European Self – Medication Industry, Brussels, Belgium; Dr H. Arentsen, Regulatory Intelligence and Policy Specialist, Regulatory Development Strategy, H. Lundbeck A/S, Copenhagen – Valby, Denmark; Astellas Pharma Europe BV, Leiderdorp, Netherlands; Dr C. Athlan, Quality Reviewer, Swissmedic, Swiss Agency for Therapeutic Products, Berne, Switzerland; Dr A. Ba, Directeur, Qualité et Développement, Centrale Humanitaire Medico – Pharmaceutique, Clermont – Ferrand, France; Dr J. R. Ballinger, Guy's and St Thomas Hospital, London, England; Mr N. Banerjee, Cipla Limited, Goa, India; Dr H. Batista, US Food and Drug Administration, Silver Spring, MD, USA; Mr B. Baudrand, OTECI, Paris, France; Dr O. P. Baula, Deputy Director, State Pharmacological Center, Ministry of Health, Kiev, Ukraine; Professor S. A. Bawazir, Head of Drug Sector and Vice – President, Saudi Food and Drug Authority, Riyadh, Saudi Arabia; Dr M. G. Beatrice, Vice President, Corporate Regulatory and Quality Science, Abbott, Abbott Park, IL, USA; Dr T. L. Bedane, Drug Administration and Control, Addis Ababa, Ethiopia; Ms T. J. Bell, WHO Focal Point, US Food and Drug Administration, Silver Spring, MD, USA; Dr I. B. G. Bernstein, Director, Pharmacy Affairs, Office of the Commissioner/Office of Policy, US Food and Drug Administration, Silver Spring, MD, USA; Mr L. Besançon, General Secretary and CEO, International Pharmaceutical Federation, The Hague, Netherlands; Dr R. P. Best, President and CEO, International Society for Pharmaceutical Engineering, Tampa, FL, USA; Dr A. Bevilacqua, US Pharmacopeia, Bedford, MA, USA; Dr J. Bishop III, Review Management Staff, Office of the Director, Center for Biologics Evaluation and Research/FDA, Rockville, MD, USA; Dr L. Bonthuys, Pretoria, South Africa; Mr M. H. Boon, Deputy Director, Overseas Audit Unit – Audit Branch, Audit & Licensing Division, Health Products Regulation Group, Singapore;

Professor R. Boudet – Dalbin, Faculté de Pharmacie, Laboratoire de Chimie Thérapeutique, Paris, France; Dr G. Bourdeau, Méréville, France; Dr S. K. Branch, Acting Group Manager, Special Populations Group, Medicines and Healthcare Products Regulatory Agency, London, England; Dr E. Brendel, Bayer HealthCare AG, Elberfeld, Germany; Dr M. Brits, Director, WHO Collaborating Centre for the Quality Assurance of Medicines, North – West University, Potchefstroom Campus, Potchefstroom, South Africa; Mr C. Brown, Inspections Enforcement and Standards Division, Medicines and Healthcare Products Regulatory Agency, London, England; Dr W. Bukachi, Project Coordinator, International Affairs, US Pharmacopeia, Rockville, MD, USA; Ms A. Bukirwa, National (Food and) Drug Authority, Kampala, Uganda; Bureau of Drug and Narcotic, Department of Medical Sciences, Ministry of Public Health, Nonthaburi, Thailand; Dr F. Burnett, Managing Director, Pharmaceutical Procurement Service, Organization of Eastern Caribbean States, Casties, St Lucia; Dr W. Cabri, Research and Development, Director, Chemistry and Analytical Development, Sigma – tau Industrie Farmaceutiche Riunite SpA, Pomezia, Italy; Dr. D. Calam, Wiltshire, England; Dr N. Cappuccino, Lambertville, NJ, USA; Dr L. Cargill, Director, Caribbean Regional Drug Testing Laboratory, Kingston, Jamaica; Dr A. Castro, Regulatory Affairs Director and Senior Pharmacist, Roche Servicios SA, Heredia, Costa Rica; Dr D. Catsoulacos, Scientific Administrator, Manufacturing and Quality Compliance, Compliance and Inspection, European Medicines Agency, London, England; Mr J. – M. Caudron, Braine – le – Château, Belgium; Mr P. Cenizo, Southern African Pharmaceutical Regulatory Affairs Association (SAPRAA), Randburg, South Africa; Dr A. N. K. Chali, Chemical and Pharmaceutical Assessor, Uppsala, Sweden; Mr X. Chan, Project Manager, International Pharmaceutical Federation, The Hague, Netherlands; Dr B. Chapart, Pharma Review Manager, Global Analytical Development, Sanofi – Aventis Pharma, Anthony, France; Ms Cheah Nuan Ping, Director, Cosmetics & Cigarette Testing Laboratory, Pharmaceutical Division, Applied Sciences Group, Health Sciences Authority, Singapore; Dr X. Chen, Director, Division of Drug Distribution Supervision, State Food and Drug Administration, Beijing, People's Republic of China; Professor Y. Cherrah, Faculté de Médecine et Pharmacie, Rabat, Morocco; Dr B. K. Choi,

Director, Pharmaceutical Standardization, Osong Health Technology Administration Complex, Research and Testing Division of the Ministry of Food and Drug Safety, Cheongwon – gun, Chungbuk, Republic of Korea; Dr Y. H. Choi, Scientific Officer, Korea Food & Drug Administration, Cheongwon – gun, Chungbuk, Republic of Korea; Cipla Limited, Mumbai, India; Ms I. Clamou, Assistant Manager, Scientific, Technical and Regulatory Affairs, European Federation of Pharmaceutical Industries and Associations, Brussels, Belgium; Dr M. Cooke, Senior Manager, Global Quality, Operations, AstraZeneca, Macclesfield, Cheshire, England; Dr C. Craft, Member, United States Pharmacopeia International Health Expert Committee, Rockville, MD, USA; Dr R. L. Dana, Senior Vice President, Regulatory Affairs and Parenteral Drug Association Training and Research Institute, Parenteral Drug Association, Bethesda, MD, USA; Mr M. M. Das, Barisha, Kolkata, India; Dr J. Daviaud, Senior Pharmaceutical QA Officer, Pharmaceutical Procurement Unit, Global Fund to Fight AIDS, Tuberculosis and Malaria, Geneva, Switzerland; Dr V. Davoust, Quality & Regulatory Policy, Pharmaceutical Sciences, Pfizer Global Research & Development, Paris, France; Professor T. Dekker, Research Institute for Industrial Pharmacy, North – West University, Potchefstroom, South Africa; Dr M. DerecquePois, Director General, European Association of Pharmaceutical Full – line Wholesalers, Brussels, Belgium; Professor J. B. Dressman, Director, Institut für Pharmazeutische Technologie, Biozentrum, Johann Wolfgang GoetheUniversität, Frankfurt am Main, Germany; Dr A. T. Ducca, Senior Director, Regulatory Affairs, Healthcare Distribution Management Association, Arlington, VA, USA; Dr T. D. Duffy, Lowden International, Tunstall, Richmond, N. Yorks, England; Dr S. Durand – Stamatiadis, Director, Information and Communication, World Self – Medication Industry, Ferney – Voltaire, France; Dr P. Ellis, Director, External Advocacy, Quality Centre of Excellence, GlaxoSmithKline, Brentford, Middlesex, England; European Compliance Academy Foundation, Heidelberg, Germany; European Medicines Agency, London, England; Fedefarma, Ciudad, Guatemala; F. Hoffman – La Roche Ltd, Basel, Switzerland; Dr A. Falodun, Department of Pharmaceutical Chemistry, Faculty of Pharmacy, University of Benin, Benin City, Nigeria; Federal Ministry of Health, Bonn, Germany; Dr E. Fefer, Member, United States

Pharmacopeia International Health Expert Committee, Rockville, MD, USA; Dr R. Fendt, Head, Global Regulatory & GMP Compliance Pharma, Care Chemicals Division, BASF, Limburgerhof, Germany; Mr A. Ferreira do Nascimento, Agência Nacional de Vigilância, Brasília, Brazil; Mr M. FitzGerald, European Association of Pharmaceutical Full-line Wholesalers, Brussels, Belgium; Dr A. Flueckiger, Head, Corporate Health Protection, Corporate Safety, Health & Environmental Protection, F. Hoffmann - La Roche, Basel, Switzerland; Dr G. L. France, Head, Q&A Compliance, EU Region, Novartis Consumer Health Services SA, Nyon, Switzerland; Mr T. Fujino, Director, International Affairs, Japan Generic Medicines Association, Tokyo, Japan; Miss Y. Gao, Project Manager, Chinese Pharmacopoeia Commission, Beijing, People's Republic of China; Dr M. Garvin, Senior Director, Scientific and Regulatory Affairs, Pharmaceutical Research and Manufacturers of America, Washington, DC, USA; Dr A. Gayot, Faculté de Pharmacie de Lille, Lille, France; Dr X. Ge, Senior Analytical Scientist, Pharmaceutical Laboratory, Pharmaceutical Division, Applied Sciences Group, Health Sciences Authority, Singapore; Dr L. Gibril, Compliance Coordinator, Novartis Pharma SAE, Amiria, Cairo, Egypt; Dr F. Giorgi, Research and Development, Analytical Development Manager, Sigmatau Industrie Farmaceutiche Riunite SpA, Pomezia, Italy; Dr L. Girard, Head, Global Pharmacopoeial Affairs, Novartis Group Quality, Quality Systems and Standards, Basel, Switzerland; GlaxoSmithKline, Brentford, Middlesex, England; GlaxoSmithKline Biologicals SA, Wavre, Belgium; GlaxoSmith-Kline, Sales Training Centre, Research Triangle Park, NC, USA; Ms J. Gouws, Department of Health, Medicines Control Council, Pretoria, South Africa; Dr M. Goverde, QC Expert Microbiology, Novartis Pharma AG, Basel, Switzerland; Ms R. Govithavatangaphong, Director, Bureau of Drug and Narcotics, Department of Medical Sciences, Ministry of Public Health, Nonthaburi, Thailand; Dr J. Grande, Manager, Regulatory Affairs, McNeil Consumer Healthcare, Markham, England; Dr A. Gray, Senior Lecturer, Department of Therapeutics and Medicines Management and Consultant Pharmacist, Centre for the AIDS Programme of Research in South Africa (CAPRISA), Nelson R Mandela School of Medicine, University of KwaZulu - Natal, Congella, South Africa; Dr M. Guazzaroni Jacobs, Director, Quality and Regulatory Policy, Pfizer Inc. , New York,

NY, USA; Ms N. M. Guerrero Rivas, Radiofarmacia de Centroamérica, SA, Ciudad del Saber, Panamá, Panama; Guilin Pharmaceutical Company Ltd, Guilin, People's Republic of China; Dr R. Guinet, Agence nationale de sécurité du médicament et des produits de santé, Saint – Denis, France; Professor R. Guy, Professor of Pharmaceutical Sciences, Department of Pharmacy & Pharmacology, University of Bath, Bath, England; Dr N. Habib, Director General of Medical Supplies, Ministry of Health, Oman; Dr N. Hamilton, Industrial Quality and Compliance, Industrial Affairs, Sanofi Aventis, West Malling, Kent, England; Dr S. Harada, International Affairs Division, Minister's Secretariat, Ministry of Health, Labour and Welfare, Tokyo, Japan; Dr A. Hawwa, Lecturer in Pharmacy (Medicines in Children), Medical Biology Centre, Queen's University Belfast, Belfast, Northern Ireland; Dr M. Hayes – Bachmeyer, Technical Regulatory Affairs, Pharmaceuticals Division, F. Hoffmann – la Roche, Basel, Switzerland; Mr Y. Hebron, Manager, Medicines and Cosmetics Analysis Department, Tanzania Food and Drugs Authority, Dar – es – Salaam, United Republic of Tanzania; Dr G. W. Heddell, Director, Inspection Enforcement & Standards Division, Medicines and Healthcare Products Regulatory Agency, London, England; Dr D. Hege – Voelksen, Swissmedic, Swiss Agency for Therapeutic Products, Berne, Switzerland; Ms J. Hiep, QA Pharmacist and Auditor, Adcock Ingram, Bryanston, South Africa; Ms M. Hirschhorn, Head, Quality and Chemistry Sector, Comisión para el Control de Calidad de Medicamentos (Drug and Control Commission), Montevideo, Uruguay; Professor J. Hoogmartens, Leuven, Belgium; Dr K. Hoppu, Director, Poison Information Centre, Helsinki University Central Hospital, Helsinki, Finland; Dr H. Hoseh, Head of Registration Unit, Drug Directorate, Jordan Food and Drug Administration, Jordan; Dr X. Hou, Chemical & Materials, Singapore; Dr N. Ibrahim, National Pharmaceutical Control Bureau, Ministry of Health, Jalan University, Petaling Jaya, Indonesia; Indian Drug Manufacturers' Association, Mumbai, India; Ipsen Pharma, Dreux, France; Dr J. Isasi Rocas, Pharmaceutical Chemist, Lima, Peru; Professor R. Jachowicz, Head, Department of Pharmaceutical Technology and Biopharmaceutics, Jagiellonian University Medical College, Faculty of Pharmacy, Kraków, Poland; Johnson & Johnson, Latina, Italy; Dr R. Jähnke, Global Pharma Health Fund e. V. , Frankfurt, Germany; Dr M.

James, GlaxoSmithKline, Brentford, Middlesex, England; Dr A. Janssen, Manager, Regulatory Affairs, DMV Fonterra Excipients, FrieslandCampina Ingredients Innovation, Goch, Germany; Professor S. Jin, Chief Expert for Pharmaceutical Products, National Institutes for Food and Drug Control, Beijing, People's Republic of China; Dr P. Jones, Director, Analytical Control, Pharmaceutical Sciences, Pfizer Global R&D, Sandwich, England; Dr Y. Juillet, Consultant, Paris, France; Mr D. Jünemann, Teaching Assistant; Institut für Pharmazeutische Technologie, Biozentrum, Johann Wolfgang GoetheUniversität, Frankfurt am Main, Germany; Ms A. Junttonen, Senior Pharmaceutical Inspector, National Agency for Medicines, Helsinki, Finland; Dr V. Kamde, Quality Management, Oman Pharmaceuticals, Oman; Dr M. Kaplan, Director, Institute for Standardization and Control of Pharmaceuticals, Jerusalem, Israel; Dr M. Karga – Hinds, Director, Barbados Drug Service, Christchurch, Barbados; Dr A. M. Kaukonen, National Agency for Medicines, Helsinki, Finland; Ms H. Kavale, Cipla, Mumbai, India; Dr T. Kawanishi, Deputy Director General, National Institute of Health Sciences, Tokyo, Japan; Dr S. Keitel, Director, European Directorate for the Quality of Medicines and Healthcare, Strasbourg, France; Dr K. Keller, Director and Professor, Federal Ministry of Health, Bonn, Germany; Dr M. Keller, Inspector, Division of Certificates and Licencing, Swissmedic, Swiss Agency for Therapeutic Products, Berne, Switzerland; Dr L. Kerr, Scientific Operations Adviser, Office of Laboratories and Scientific Services, Therapeutic Goods Administration, Woden, ACT, Australia; Dr M. Khan, Director, Federal Research Center Life Sciences, US Food and Drug Administration, Silver Spring, MD, USA; Dr S. Khoja, Vapi, Gujarat, India; Professor K. Kimura, Drug Management and Policy, Institute of Medical, Pharmaceutical and Health Sciences, Kanazawa University, Kanazawacity, Japan; Ms M. Kira, Consultant, Non – Governmental Organizations and Industry Relations Section, Department of External Relations, World Intellectual Property Organization, Geneva, Switzerland; Dr H. Köszegi – Szalai, Head, Department for Quality Assessment and Control, National Institute of Pharmacy, Budapest, Hungary; Dr A. Kovacs, Secretariat, Pharmaceutical Inspection Co – operation Scheme, Geneva, Switzerland; Ms S. Kox, Senior Director Scientific Affairs, European Generic Medicines

Association, Brussels, Belgium; Dr P. Kozarewicz, Scientific Administrator, Quality of Medicines Sector, Human Unit Pre – Authorization, European Medicines Agency, London, England; Dr A. Krauss, Principal Chemist, Office of Laboratories and Scientific Services, Therapeutic Goods Administration, Woden, ACT, Australia; Professor H. G. Kristensen, Vedbaek, Denmark; Mr A. Kupferman, Bangkok, Thailand; Professor S. Läer, Institut für Klinische Pharmazie und Pharmakotherapie, Heinrich – HeineUniversität, Düsseldorf, Germany; Dr J. – M. Legrand, GlaxoSmithKline Biologicals, Wavre, Belgium; Dr B. Li, Deputy Director General, National Institutes for Food and Drug Control, Ministry of Public Health, Beijing, People's Republic of China; Dr H. Li, Head, Chemical Products Division, Chinese Pharmacopoeia Commission, Beijing, People's Republic of China; Dr A. Lodi, Head, Laboratory Department, European Directorate for the Quality of Medicines and HealthCare, Strasbourg, France; Mr M. Lok, Head of Office, Office of Manufacturing Quality, Therapeutic Goods Administration, Woden, ACT, Australia; Ms M. Y. Low, Director, Pharmaceutical Division, Applied Sciences Group, Health Sciences Authority, Singapore; Dr J. C. Lyda, Senior Director, Regulatory Affairs, Parenteral Drug Association Europe, Glienicke/ Berlin, Germany; Mr D. Mader, Compliance Auditor, GlaxoSmithKline, Cape Town, South Africa; Dr C. Makokha, Kikuyu, Kenya; Ms G. N. Mahlangu, Director General, Medicines Control Authority of Zimbabwe, Harare, Zimbabwe; Mangalam Drugs and Organics Limited, Mumbai, India; Dr M. A. Mantri, Bicholim, Goa, India; Dr B. Matthews, Alcon, Hemel Hempstead, England; Dr Y. Matthews, Regulatory Operations Executive, GE Healthcare, Amersham, Bucks, England; Dr S. V. M. Mattos, Especialista em Regulação de Vigilância Sanitária, Coordenação da Farmacopeia Brasileira, Brazilian Health Surveillance Agency, Brasília, Brazil; Dr J. L. Mazert, France; Dr G. McGurk, Executive Inspector, Irish Medicines Board, Dublin, Ireland; Dr A. Mechkovski, Moscow, Russian Federation; Medicines and Healthcare Products Regulatory Agency, Inspection & Standards Division, London, England; Dr M. Mehmandoust, Agence nationale de sécurité du médicament et des produits de santé, Saint – Denis, France; Dr D. Mehta, Vigilance and Risk Management of Medicines, Medicines and Healthcare Products Regulatory Agency, London, England; Dr C. Mendy, Manager, Regulatory

Policy, International Federation of Pharmaceutical Manufacturers and Associations, Geneva, Switzerland; Dr M. Mikhail, Fresenius Kabi, BadHomburg, Germany; Dr J. H. McB. Miller, Ayr, Scotland; Dr O. Milling, Medicines Inspector, Medicines Control Division, Danish Medicines Agency, Copenhagen, Denmark; Dr S. Mills, Pharmaceutical Consultant, Ware, England; Ministry of Health, Muscat, Oman; Ministry of Health, Government of Pakistan, Islamabad, Pakistan; Ministry of Health and Welfare, Tokyo, Japan; Dr J. Mitchell, GlaxoSmithKline, Belgium; Dr S. Moglate, United Nations Population Fund, UN City, Copenhagen, Denmark; Dr N. H. Mohd, Director General of Medical Supplies, Ministry of Health, Muscat, Oman; Ms N. H. Mohd Potri, Senior Assistant, Director, GMP and Licensing Division, Centre for Compliance and Licensing, National Pharmaceutical Control Bureau, Ministry of Health Malaysia, Petaling Jaya, Malaysia; Dr J. A. Molzon, Associate Director for International Programs, Center for Drug Evaluation and Research, US Food and Drug Administration, Silver Spring, MD, USA; Dr I. Moore, Product and Quality Assurance Manager, Croda Europe, Snaith, England; Dr J. Morénas, Assistant Director, Inspection and Companies Department, Agence nationale de sécurité du médicament et des produits de santé, Saint Denis, France; Dr K. Morimoto, Expert, Office of Review Management, Review Planning Division, Pharmaceutical and Medical Devices Agency, Tokyo, Japan; Dr J. M. Morris, Irish Medicines Board, Dublin, Ireland; Mr T. Moser, Galenica, Berne, Switzerland; Dr A. E. Muhairwe, Executive Secretary and Registrar, National Drug Authority, Kampala, Uganda; Dr. S. Mülbach, Director, Senior Regulatory Counsellor, Vifor Pharma, Glattbrugg, Switzerland; Ms C. Munyimba – Yeta, Director, Inspectorate and Licensing, Pharmaceutical Regulatory Authority, Lusaka, Zambia; Ms N. Nan, Chief Pharmacist, National Institutes for Food and Drug Control, Beijing, People's Republic of China; Miss X. Nan, Project Officer, China Center for Pharmaceutical International Exchange, Beijing, People's Republic of China; Dr E. Narciandi, Head, Technology Transfer Department, Center for Genetic Engineering & Biotechnology, Havana, Cuba; National Agency of Drug and Food Control, Jakarta Pusat, Indonesia; National Authority of Medicines and Health Products (INFARMED), Directorate for the Evaluation of Medicinal Products, Lisbon, Portugal; National Institute of Drug Quality Control of Vietnam, Hanoi, Viet Nam; Dr R. Neri, Sanofi, Antony, France; Dr E.

Nickličková, Inspector, State Institute for Drug Control, Prague, Czech Republic; Professor A. Nicolas, Radiopharmacien, Expert analyse, Pharmacie, Hôpital Brabois Adultes, Vandoeuvre, France; Dr H. K. Nielsen, Technical Specialist, Essential Medicines, Medicines and Nutrition Centre, UNICEF Supply Division, Copenhagen, Denmark; Dr P. Njaria, Head, Quality Assurance Unit and Instrumentation, National Quality Control Laboratory, Nairobi, Kenya; Dr K. Nodop, Inspections, European Medicines Agency, London, England; Novartis Group, Novartis Campus, Basel, Switzerland; Professor A. Nunn, Formby, Liverpool, England; Dr A. Ojoo, United Nations Children's Fund, Copenhagen, Denmark; Mr S. O'Neill, Managing Director, The Compliance Group, Dublin, Ireland; Dr L. Oresic, Head, Quality Assurance Department, Croatian Agency for Medicinal Products and Medical Devices, Zagreb, Croatia; Dr P. B. Orhii, Director – General, National Agency for Food and Drug Administration and Control, Abuja, Nigeria; Dr N. Orphanos, International Programs Division, Bureau of Policy, Science, and International Programs, Therapeutic Products Directorate, Health Products & Food Branch, Health Canada, Ottawa, Canada; Professor T. L. Paál, Director – General, National Institute of Pharmacy, Budapest, Hungary; Dr P. R. Pabrai, New Delhi, India; Dr R. Pai, Johannesburg, South Africa; Mrs L. Paleshnuik, Arnprior, Ontario, Canada; Dr S. Parra, Manager, Generic Drugs Quality Division 1, Bureau of Pharmaceutical Sciences, Therapeutic Products Directorate, Health Canada, Ottawa, Canada; Dr D. B. Patel, Secretary – General, Indian Drug Manufacturers' Association, Mumbai, India; Dr S. Patnala, Professor, Pharmaceutical Analysis and Coordinator, University Instrumentation Facility, KLE University, Belgaum, India; Mr C. Perrin, Pharmacist, International Union Against Tuberculosis and Lung Disease, Paris, France; Dr M. Phadke, Senior Manager, Analytical Research, IPCA Laboratories, Mumbai, India; Pharmaceutical Inspection Co – operation Scheme, Geneva, Switzerland; Dr B. Phillips, Medicines and Healthcare Products Regulatory Agency, London, England; Dr R. D. Pickett, Supanet, Bucks, England; Dr B. Pimentel, European Chemical Industry Council, Brussels, Belgium; Polychromix, Inc. , Wilmington, MA, USA; Dr A. Pontén – Engelhardt, Head of Stability Management, Global Quality, Operations, AstraZeneca, Södertälje, Sweden; Ms A. Poompanich, Bangkok, Thailand; Dr R. Prabhu, Regulatory Affairs Department, Cipla, Mumbai, India; Dr J.

Prakash, Principal Scientific Officer, Indian Pharmacopoeia Commission, Raj Najar, Ghaziabad, India; Dr R. P. Prasad, Director, Department of Drug Administration, Kathmandu, Nepal; Ms S. J. Putter, Walmer, Port Elizabeth, South Africa; Quality Systems and Standards – Group Quality, Novartis Pharma AG, Basel, Switzerland; Ms M. – L. Rabouhans, Chiswick, London, England; Dr M. Rafi, Assistant Manager (Regulatory Affairs), HLL Lifecare Limited, Belgaum, Karnataka, India; Dr A. Rajan, Director, Celogen Lifescience & Technologies, Mumbai, India; Mr T. L. Rauber, Specialist in Health Surveillance, Agência Nacional de Vigilância Sanitária Agency, Brasilia, Brazil; Mr N. Raw, Inspection, Enforcement and Standards Division, Medicines and Healthcare Products Regulatory Agency, London, England; Dr J. – L. Robert, Service du Contrôle des Médicaments, Laboratoire National de Santé, Luxembourg; Dr S. Rönninger, Global Quality Manager, F. Hoffmann – La Roche, Basel, Switzerland; Dr N. Ruangrittinon, Bureau of Drug and Narcotic Department of Medical Sciences, Ministry of Public Health, Nonthaburi, Thailand; Rusan Pharma Ltd, Selaqui, Dehradun, India; Dr E. I. Sakanyan, Director, Centre of the Pharmacopoeia and International Collaboration, Federal State Budgetary Institution, Scientific Centre for Expert Evaluation of Medicinal Products, Moscow, Russian Federation; Dr A. P. Sam, Merck, Netherlands; Dr C. Sánchez González, Adviser, Centre para el Control de Medicamentos, Equipos y Dispositivos Médicos (CECMED), Havana, Cuba; Dr E. Moya Sánchez, Radiofarmaceutica – Evaluadora de Calidad, División de Química y Tecnología Farmacéutica, Departamento de Medicamentos de Uso Umano, Agencia Española de Medicamentos y Productos Sanitarios, Madrid, Spain; Dr L. M. Santos, Scientific Liaison – International Health, The United States Pharmacopeia, Rockville, MD, USA; Dr T. Sasaki, Pharmaceutical and Medical Devices Agency, Tokyo, Japan; Dr J. Satanarayana, Matrix Laboratories, Secunderabad, India; Dr B. Schmauser, Bundesinstitut für Arzneimittel und Medizinprodukte, Bonn, Germany; Dr A. Schuchmann, Brazil; Dr I. Seekkuarachchi, Project Manager, Takeda Pharmaceutical Co., Osaka, Japan; Dr A. Seiter, Member, United States Pharmacopeia International Health Expert Committee, Rockville, MD, USA; Ms K. Sempf, Teaching Assistant, Institut für Pharmazeutische Technologie, Biozentrum, Johann Wolfgang Goethe – Universität, Frankfurt am Main, Germany; Dr U. Shah, Formulation Research Fellow, Cheshire, Merseyside

& North Wales LRN, Medicines for Children Research Network, Royal Liverpool Children's NHS Trust, Liverpool, England; Dr R. Shaikh, Pakistan; Dr P. D. Sheth, Vice – President, International Pharmaceutical Federation, New Delhi, India; Ms R. Shimonovitz, Head of Inspectorates, Institutefor Standardization and Control of Pharmaceuticals, Ministry of Health, Israel; Dr P. G. Shrotriya, Ambli, Ahmedabad, India; Dr M. Sigonda, Director – General, Tanzania Food and Drugs Authority, Dar – es – Salaam, United Republic of Tanzania; Dr A. K. Singh, Daman, India; Dr G. N. Singh, Secretary – cum – Scientific Director, Government of India, Central Indian Pharmacopoeia Laboratory, Ministry of Health and Family Welfare, Raj Nagar, Ghaziabad, India; Dr S. Singh, Professor and Head, Department of Pharmaceutical Analysis, National Institute of Pharmaceutical Education and Research, Nagar, Punjab, India; Ms K. Sinivuo, Senior Researcher and Secretary, National Agency for Medicines, Helsinki, Finland; Dr L. Slamet, Jakarta Selatan, Indonesia; Mr D. Smith, Principal Scientist, SSI, Guateng, South Africa; Dr R. Smith, Wolfson Brain Imaging Centre, University of Cambridge, Cambridge, England; Dr M. Da Luz Carvalho Soares, Brazilian Pharmacopeia Coordinator, Brazilian Health Surveillance Agency, Brasilia, Brazil, Dr C. Sokhan, Deputy Director, Department of Drug and Food, Phnom Penh, Cambodia; Dr A. Spreitzhofer, AGES PharmMed, Vienna, Austria; Mr K. Srinivas, Group Legal Counsel, Trimulgherry, Secunderabad, Andhra Pradesh, India; State Regulatory Agency for Medical Activities, Ministry of Labour, Health and Social Affairs, Tbilisi, Georgia; Dr J. A. Steichen, Manager, Regulatory and Quality Compliance Services, Safis Solutions, LLC, Indianapolis, IN, USA; Dr Y. Stewart, Scientific, Technical and Regulatory Affairs, European Federation of Pharmaceutical Industries and Associations, Brussels, Belgium; Dr L. Stoppa, Area Ispezioni e Certificazioni, Ufficio Autorizzazioni Officine, Agenzia Italiana del Farmaco, Rome, Italy; Dr R. W. Stringham, Scientific Director, Drug Access Team, Clinton Health Access Initiative, Boston, MA, USA; Dr N. Sullivan, Director, Sensapharm, Sunderland, England; Mr Philip Sumner, Pfizer Global Engineering, New York, NY, USA; Dr S. Sur, Kiev, Ukraine; Dr E. Swanepoel, Head, Operations, Research Institute for Industrial Pharmacy, North – West University, Potchefstroom, South Africa; Professor M. Sznitowska, Department of Pharmaceutical Technology, Medical University of Gdansk,

Gdansk, Poland; Dr D. Teitz, Manager, Bristol – Myers Squibb Company, New Brunswick, NJ, USA; Teva API Division, Petah Tiqva, Israel; Dr N. Thao, National Institute of Drug Quality Control, Hanoi, Viet Nam; Dr B. B. Thapa, Chief DrugAdministrator, Department of Drug Administration, Ministry of Health and Population, Kathmandu, Nepal; Dr R. Torano, Pharmacopoeial Technical Expert, GlaxoSmithKline, Co. Durham, England; Dr P. Travis, Team Leader – Compendial Affairs Group, Pfizer Inc., Parsippany, NJ, USA; Ms M. Treebamroong, Senior Pharmacist, Drug Quality and Safety, Department of Medical Sciences, Bureau of Drug and Narcotic, Ministry of Public Health, Nonthaburi, Thailand; Mr R. Tribe, Holder, ACT, Australia; Associate Professor Trinh Van Lau, Director, National Institute of Drug Quality Control, Hanoi, Viet Nam; Professor Tu Guoshi, National Institute for the Control of Pharmaceutical and Biological Products, Ministry of Public Health, Beijing, People's Republic of China; Dr C. Tuleu, Senior Lecturer and Deputy Director, Department of Pharmaceutics and Centre for Paediatric Pharmacy Research, School of Pharmacy, University of London, London, England; Dr Richard Turner, British Pharmacopoeia Commission, Medicines and Healthcare Products Regulatory Agency, London, England; United States of America Food and Drug Administration, Center for Drug Evaluation and Research, Silver Spring, MD, USA; United States of America Food and Drug Administration, Office of Pediatric Therapeutics, Office of the Commissioner, Rockville, MD, USA; Ms E. Uramis, GMP Advisor, Oficina Central Polo Científico, Havana, Cuba; Dr A. R. T. Utami, National Agency for Drugs and Food Control, Jakarta Pusat, Indonesia; Validation and Qualification Department, Pharmaceutical Laboratory, Esteve, Spain; Mrs M. Vallender, Editorin – Chief, British Pharmacopoeia Commission Secretariat, London, England; Mr M. van Bruggen, EU Liaison – Regulatory Intelligence, F. Hoffmann – La Roche, Basel, Switzerland; Mr F. Vandendriessche, Merck, Sharp and Dohme Europe, Brussels, Belgium; Dr J. E. van Oudtshoorn, Pretoria, South Africa; Dr A. J. van Zyl, Sea Point, South Africa; Mr A. Vezali Montai, Specialist in
Regulation and GMP, Agência Nacional de Vigilância, Brasília, Brazil; Mrs L. Vignoli, Regulatory Affairs, Pharmaceuticals and Cosmetics, Roquette Cie, Lestren, France; Dr O. del Rosario Villalva Rojas, Executive Director, Quality Control Laboratories, National Quality Control Center, National

Institute of Health, Lima, Peru; Mr L. Viornery, Agence nationale de sécurité du médicament et des produits de santé, Saint Denis, France; Dr L. Virgili, USA; Mr J. Wang, Deputy Commissioner, Dalian Food and Drug Administration, Dalian, Liaoning, People's Republic of China; Mr P. Wang, Deputy Secretary - General, Chinese Pharmacopoeia Commission, Beijing, People's Republic of China; Dr G. Wang'ang'a, Head, Microbiological and Medical Devices Units, National Quality Control Laboratory, Nairobi, Kenya; Dr A. Ward, Regulatory Affairs, Avecia Vaccines, Billingham, England; Dr D. Waters, Acting Scientific Operations Advisor, Office of Laboratories and Scientific Services, Therapeutic Goods Administration, Woden, ACT, Australia; Dr W. Watson, Associate Manager, CMC Regulatory Affairs, Gilead Sciences International, Cambridge, England; Professor W. Wieniawski, Polish Pharmaceutical Society, Warsaw, Poland; Dr J. Welink, Medicines Evaluation Board, Utrecht, Netherlands; Dr S. Wolfgang, US Food and Drug Administration, Silver Spring, MD, USA; Mr E. Wondemagegnehu Biwota, Addis Ababa, Ethiopia; World Self - Medication Industry, Ferney - Voltaire, France; Dr B. Wright, Group Manager, GMP/GDP, North East Region, Medicines Inspectorate, Medicines and Healthcare Products Regulatory Agency, York, England; Professor Z. - Y. Yang, Guangzhou Municipal Institute for Drug Control, Guangzhou, People's Republic of China; Professor Z. - Y. Yang, Member, United States Pharmacopeia International Health Expert Committee, Rockville, MD, USA; Dr D. Yi, Scientist, US Pharmacopeia, Rockville, MD, USA; Dr H. Yusufu, National Agency for Food and Drug Administration and Control, Abuja, Nigeria; Dr M. Zahn, Keltern, Germany; Dr H. Zhang, GMP Department Head, Center for Certification & Evaluation, Shanghai Food and Drug Administration, Shanghai, People's Republic of China; Dr T. Zimmer, CD Safety, Quality & Environmental Protection, Boehringer Ingelheim, Ingelheim, Germany; Dr N. Zvolinska, Deputy Director, Pharmaceutical Department, State Pharmacological Centre, Ministry of Health, Kiev, Ukraine; Mrs M. Zweygarth, Consultant, Geneva, Switzerland.

附录

附录1 《国际药典》
——关于放射性药物的更新机制

根据世界卫生组织（WHO）技术报告丛书970（附录1）所述《国际药典》（Ph. Int.）标准建立的正式程序，制定下列程序以满足新增和修订放射性药物质量标准的需要，这是国际原子能机构（IAEA）与WHO联合开展的一个项目，并得到欧洲理事会（CoE）和其他机构的密切合作。

- 阶段1：在IAEA、WHO和CoE专家联席会议上确定需要修订和（或）新增的放射性药物质量标准，随后经IAEA和WIIO等相关机构确认。指定"放射性药物专家"对资料进行审评，并根据情况提出增加、删除或修订建议。《国际药典》网站也及时更新并发布当前的工作计划。

- 阶段2：确定《欧洲药典》、其他药典和核医学资源中可获得的质量标准信息，安排起草相关药品标准草案。该项工作由IAEA提供支持，由专家个人和顾问通过研究合同和（或）咨询会议方式开展。IAEA将邀请有药典经验的专家加强这项工作的科学性。

- 阶段3：向IAEA技术官员、WHO《国际药典》咨询专家、药品标准专家委员会及专家发送质量标准草案，并依照WHO药品标准专家委员会与IAEA的协商程序，在《国际药典》网站发布草案。

- 阶段4：WHO将收到的反馈意见转发给IAEA，供IAEA专家审评。

- 阶段5：如果适用，在协商阶段由以下几方讨论反馈意见：IAEA专家、合同实验室、国际化学对照品协作中心［如果涉及对照品，由欧洲药品质量管理局（EDQM）确认］以及必需的专门机构。必要时由IAEA和EDQM进行进一步的评估。

- 阶段6：将IAEA的审评结果发送至WHO。

- 阶段7：将标准草案重新征求意见，如阶段3所述。

- 阶段8：重复阶段3~7，直到起草的草案被采纳。

- 阶段9：将草案提交给WHO以便正式采纳。如果不被采纳，根据需要重复阶段 3~7。如果草案被采纳，进入阶段 10。

■ 阶段 10：吸收讨论期间达成一致的所有修订意见及编辑修订意见。

■ 阶段 11：在任何情况下，《国际药典》网站公布之前，须由 IAEA 专家对修订后的文本进行确认。

■ 阶段 12：在《国际药典》网站中公布"最终文本"，以便在下个出版日期之前用户能获得已批准的质量标准。

■ 阶段 13：收录在《国际药典》中。

附录 2　WHO 药品 GMP：主要原则[1]

　　1　当前文件是"WHO 药品生产质量管理规范：主要原则"的修订版。该内容原作为 WHO 技术报告系列 961 号（2011 年版）附录 3。

绪论

WHO 的第一部生产质量管理规范（GMP）是按照第二十届世界卫生大会 WHA20.34 号决议的要求，由顾问组于 1967 年制订草案，在第二十一届世界卫生大会上以医药品生产及质量控制中的生产质量管理规范草案的形式提交大会并获得通过。

1968 年，修订文本经 WHO 药品标准专家委员会讨论后，作为第 22 次报告的附件颁发。经少量修订后的原文于 1971 年收入《国际药典》第二版增补本。

1969 年，世界卫生大会在 WHA22.50 号决议中推荐了国际贸易药品质量认证方案的第一版，同时确认了 GMP 相关内容是该方案不可分割的部分。1975 年，依照 WHA28.65 号决议，采纳了认证方案及 GMP 内容的修订版。此后，该认证方案逐渐应用到以下领域：

—— 食用动物的兽药；

—— 各剂型中使用的起始物料，这些起始物料受出口会员国及进口会员国法规管辖；

—— 安全性及有效性信息（WHA41.18 号决议，1988）。

1992 年提出的 GMP 修订草案分为三部分，本文件[1]仅收录了其中第一和第二部分。"医药工业中的质量管理：基本原则及要素"，对质量保证（QA）的一般概念及 GMP 的主要组成部分/子系统进行了概述，是最高管理层、生产及质量控制管理部门的共同职责。GMP 涉及卫生、验证、自检、人员、厂房、设备、物料及文件等八个部分。

"药品生产和质量管理规范"为药品生产及质控人员贯彻质量保证基本原则的行动指南。

后续指导原则又对 GMP 修订草案的第一和第二部分进行增补，指导原则为 GMP 文件不可或缺的组成部分。上述所有内容均可在药品专栏网页找到（http：www.who.int/medicines/organization/qsm/activities/qualityassurance/gmp/gmpcover.html）。

随着 GMP 的深入实施，出台了包括新修订本在内的重要的国家及国际性文件[2~5]。因此，修订后的 GMP 主要原则中增加了验证的概念。

2009 年 7 月 27～31 日，在 WHO 药品质量保证、质量控制（QC）实验室及技术转让指南征求意见期间，除讨论其他反馈意见外，还确定需要在第 1 章"质量保证"中新增一节"产品质量回顾"。

此外，还更新了几处术语和概念，将"drugs"替换为"medicines"，并引入"风险管理""质量部门"等的概念，进一步完善了指南。

2012 年，秘书处认为 WHO 系列技术报告 961 号（2011 年）附录 3 药品生产质量管理规范（GMP）的主要原则部分需要更新（http：//www. who. int/medicines/areas/ quality _ safety/quality _ assurance/production/en/index. html – 药品质量保证：指导原则及相关材料概要）。

WHO 药品标准专家委员会在第 47 次会议期间讨论了进行更新的必要并赞成启动相关事宜。

以下部分在新修订的版本中进行了更新，并在按惯例咨询后，提交第 48 次专家委员会：
药品质量体系部分
第二部分：药品生产质量管理规范
第七部分：委托生产、委托检验及其他相关活动
第十七部分：质量控制管理规范

总则

批准的药品应由合法的药品生产企业生产，国家主管部门应定期对企业进行检查。本 GMP 指南作为标准，通过评价生产许可的实施情况，证明 GMP 状况符合要求，而 GMP 状况正是 WHO 国际贸易药品质量认证方案的要点之一。本指南也是生产设施检查的基础，也可作为政府药品检查员及业界生产、质量控制和质量保证人员的培训资料。

该指南适用于上市药品，包括大规模生产的医院制剂及供临床试验用制剂的生产管理。

以下内容应视为一般指导原则[2]，可随具体需要进行调整，但对替代质量保证方法的等效性应该进行验证。该指南未涉及生产人员的安全及环境保护方面的问题，该类问题通常受到各国法律约束。最近有要求增加关于生产中风险及人员安全的危害分析的建议（WHO 第 961 号技术报告附录 7），要求制造商保证工人安全并采取必要的措施防止来自外部环境的污染。

2　在文本中"应"表示了强烈建议的意思。

WHO 指定国际非专利药品名（INN）的药物应使用该名称及其他指定名称。

术语

以下定义仅适用于本指南中使用的术语。

药物活性成分（API）：用于生产药物制剂的一种物质或几种物质的混合物，且为该制剂中的活性成分。该物质具有药理学活性或在诊断、治疗、缓解及预防疾病上有直接效应，或能影响机体的结构与功能。

气闸：是指具有两扇或多扇门的封闭空间，位于两个或多个房间中间。当需要进入时，为将房间之间的气流加以控制，可在不同洁净级别的房间之间设置气闸。气闸可用于人员、物料和（或）设备的出入。

授权人：为国家主管部门认可的特定人员，授权人有责任保证各批成品遵照该国现行的法规生产、检验并批准放行。

批：采用相同工序处理的一定量起始物料、包装材料或产品，因此每批应均一。有时可能有先将一批分为若干亚批，再行合并，最终形成均匀的一批。就最终灭菌产品而言，批量取决于高压灭菌器的容量。在连续生产中，每一批须对应于特定数量的产品，并以其预期的均一性为特征。批量既可以规定为"一定的数量"，也可以规定为"在固定时间段中的产量"。

批号：由具有特征性的数字和（或）字母组成，通过标签、批记录及相应的检验报告书等确定对应一批产品的唯一性标识。

批记录：指与一批待包装产品或成品制造相关的所有文件，是每批产品及与最终产品质量相关的所有信息的记录。

待包装产品：已完成所有加工工序但尚未进行最终包装的产品。

校准：在特定条件下建立仪器或测量（尤其是称量）、记录及控制系统示值或实物量具所代表的量值与对应的标准品已知值关系的一系列操作。应设置测量结果的可接受限度。

洁净区：规定了环境中微粒及微生物污染控制参数的区域，其构造及使用应能减少该区中污染物的引入、产生及滞留。

委托加工的产品：应特定的要求或订单，由某一制造商一次生产并供应的药品数量。可以是一个或多个包装，也可以含有多个批号的物料。

污染：在生产、抽样、包装或重新包装、贮存或运输期间，在起始物料或中间体中引入不希望存在的化学或微生物杂质或异物。

关键操作：在生产过程中可能引起药品质量变化的操作。

交叉污染：在生产期间，起始物料、中间产品或成品与其他起始物料或产品的相互污染。

成品：经过了所有生产步骤及包装的最终制剂。

过程控制：在生产中，为了监控并在必要时调整过程以保证产品符合质量标准而做的各项检查。对环境或设备的控制也为过程控制的一部分。

中间产品：必须经过进一步生产步骤才能成为待包装产品的部分加工产品。

大容量注射剂：单一包装容器中体积大于或等于100mL的注射用无菌溶液。

生产：包括购买物料及产品、药品生产、质量控制（QC）、放行、贮存及分销在内的所有操作及有关的控制行为。

生产商：完成药品生产、包装、重包装、贴签及重贴签等操作的公司。

上市许可（产品许可证、注册证）：为由药品主管部门出具的法律文件，规定了该产品的详细成分及处方，最终产品本身与其各成分的药典标准或其他公认的质量标准，并包含包装、贴签及货架期等说明。

工艺规程：指定各起始物料的投料量及包装材料、生产某一规定数量的成品所需步骤和注意事项以及加工说明（含过程控制）的一套或一系列的文件。

主记录：作为批记录基础的一套或一系列文件（空白批记录）。

包装：对待包装产品进行填充及贴签等操作使之成为成品的过程。在无菌条件下填充灭菌产品或设计为最终灭菌的产品通常不视为包装。

包装材料：用于药物包装的任何材料（含印刷品），但不包括任何用于运输或装运的外包装。根据其以后是否直接接触药品，将包装材料分为内包装材料和外包装材料。

药品：受出口国和（或）进口国药品法规管辖，以成品剂型或用于此种剂型的起始原料形式提供的供人或动物使用的产品或原料。

生产：药品制备中的所有操作，始于物料接收，经药品加工、包装及重包装、贴签及重贴签，直至形成成品。

确证：证明厂房、体系及设备能够正确运行并确实能达到预期结果的活动。有时，人们将"验证"这个词的含义引申，使其包含"确证"的概念。

质量保证：见第一部分[6]。

质量控制：见第一部分[6]。

质量部门：指独立于生产和履行质量保证（QA）及质量控制（QC）职责的机构。根据该组织的规模和结构，其形式可以是独立的质量保证及质量控制部门、个人及小组。

隔离：在等待通知放行、拒绝或返工决定时，采用物理隔离或其他有效方法处理的原辅料、包装材料、中间产品、待包装产品及成品的状态。

物料平衡：理论量与实际量之间的比较。

回收：在生产的某一特定阶段，将以前生产的数批符合相应质量要求的产品（或重新蒸馏的溶剂及类似产品）的一部分或全部加入到另一批次中的操作。它包括从废料中除去杂质获得纯物质及为另一用途回收使用过的物料。

返工：由于未满足预定的质量标准，将一批生产中药品、原料加工中间产品（用于最终生物制剂的原料中间产品）或待包装产品全部或部分返回之前的工序，采用经验证的生产工艺进行再加工。人们预见生物制品有时需要执行返工程序，在这种情况下，返工程序需要经过验证并作为上市许可的一部分被预先批准。

重新加工：由于未满足预定的质量标准，将一批生产中间产品或原料加工中间产品（用于最终生物制剂的原料中间产品）或最终产品转入另一生产工艺。重新加工属于一种意外事件，并未作为上市许可的一部分被预先批准。

封闭区：将某操作（包括人员和设备移动）的所有方面完全分离的厂房，建立了完善的操作程序、控制及监控措施。它包括物理障碍及单独的空气处理系统，但是不一定意味着两个独立的不同建筑物。

质量标准：产品或在药品生产中所用或所得的物料必须遵循的一系列详细要求。标准用作质量评价的依据。

标准操作规程（SOP）：经批准的用以指示操作的书面规程，一份 SOP 不一定专用于某一种产品或物料，而是具有通用性（如设备的操作、维护、清洗、验证、厂房清洁及环境控制、取样和检查）。某些 SOP 可用作特定产品基准记录和批生产记录的补充。

起始物料：药品生产中使用的符合规定质量要求的任何物质，但不包括包装材料。

验证：按照 GMP 原则，证明任何操作规程、生产工艺、设备、物料、活动或系统实际能达到预期结果的活动（参见确认）。

制药工业的质量管理：基本原则及要素[3]

在制药行业中，质量管理通常指在管理职能方面决定并执行的"质量政策"，即由最高管理层批准并正式提出的负责质量的机构的总体方针和方向。质量管理的基本要素是：

—— 合适的基础结构或"质量体系"，包含组织结构、操作规程、加工工艺和资源；

—— 为充分确保产品（或服务）能满足给定质量要求的系统性措施。

这些活动被总称为"质量保证"（QA）。在某一组织内部，质量保证起管理工具的作用。签订合同时，质量保证也用来判断供应商的可信度。质量保证、药品生产质量管理规范、质量控制及质量风险管理（QRM）的概念在质量管理中相互关联，应该成为所有人员的职责。以下说明的目的在于强调它们之间的关系以及在药品生产和控制中的重要性。

1. 药品质量体系

1.1　原则　生产商必须对药品质量负责，要保证药品适合其用途并遵守上市许可要求。不应由于药品的安全性、质量或疗效问题使病人承受风险。实现该质量目标是企业高层管理人员的职责，需要公司多个不同部门各层次的人员、供应商、经销商共同参与并承担各自的责任。为确保达到该质量目标，必须要统筹设计包含 GMP 及 QRM 理念的药品质量体系（PQS），并使之正确执行。

3　药品生产质量管理规范，第一部分。见 WHO 药品标准专家委员会第 32 次技术报告。日内瓦，世界卫生组织，1992，附录 1（WHO 技术报告系列，823 号）；及药品质量保证：指南及相关资料概要。第二卷，第二版。生产质量管理规范及检查。日内瓦，世界卫生组织，2007；及药品质量保证：指南及相关资料概要。日内瓦，世界卫生组织，2010（CD‒ROM）。

1.2 高级管理人员负总责。上述责任包括：确保拥有有效的 PQS、其资源配置充分，整个组织内部分工、职责及权力有规定、传达并执行。高级管理人员的领导力及积极参与 PQS 至关重要。领导层应保证机构内部各区域、所有级别的员工支持并致力于 PQS。

1.3 质量管理是一个广义的概念，它包括所有影响产品质量的单一和综合因素，是确保药品质量符合预期使用目的而进行管理的总和。因此，质量管理包括 GMP 及其他因素以及本指南范围以外的其他因素，如产品设计与研发。

1.4 GMP 适用于产品生命周期各个阶段，从研究性药品生产、技术转让、大生产直至产品停产。PQS 能延伸至药物生命周期中的研发阶段，可推动创新与持续改进，并加强药物研发与生产活动的联系。PQS 各部分应配置足够的资源及并进行维护，包括提供足够的称职人员、适宜的场地及设施设备。

1.5 适用于药品生产的药品质量体系应确保以下方面：

（a）通过设计、评定、规划、执行、维护及持续改进系统，通过实施该系统以保证产品质量属性的一致性。

（b）全生命周期质量管理。

（c）药品设计及开发时应注重 GMP 及其他相关的法规的要求。如药物非临床研究质量管理规范（GLP）及药物临床试验质量管理规范（GCP）。

（d）制定生产及控制操作程序书面文件，且符合相关的 GMP 要求。

（e）在职位描述中清楚地写明了管理职责。

（f）制定相关方案：包括生产、供应及使用正确的起始物料及包装材料；选择并监控供应商，确认每次均由经核准的供应链配送正确的物料。

（g）执行所有对起始物料、中间产品及待包装产品必要的控制及其他过程控制、校准及验证程序。

（h）根据规定的操作规程，正确地加工并检查成品。

（i）授权人（参见 9.11 及 9.12 节）需证明每一生产批次已按照上市许可要求及其他任何与生产、控制和放行相关的法规生产并进行质量控制，在此之前，药品不得供应或销售。

（j）具有保证外包活动管理的程序。

（k）企业要制定方案，尽可能保证药品经贮存、配送及随后的处理后，质量在货架期内保持稳定。

（l）企业有自检和（或）质量审计程序，定期评价 PQS 的有效性和适用性。

（m）监控产品和过程，放行产品时需要考虑该批次监测结果。调查偏差时，为采取预防措施避免未来可能出现的偏差，也应考虑该结果。

（n）具有前瞻性评价及批准计划变更的制度，及执行制度前的批准程序，必要时应考虑按照法规进行通告或批准。执行任何变更后，应进行评价以确认达到质量目标，且变更对产品质量无意外不良影响。

（o）对药品质量定期评价时，应以证明其生产工艺的一致性并保证其持续改善为目标。

（p）通过开发并应用有效的过程执行及产品质量监控系统建立并维持受控状态。

（q）通过进行合乎当前工艺及产品知识水平的质量改进促进整体水平持续提升。

（r）具有 QRM 体系。

（s）报告、调查并记录了偏差、可疑的产品缺陷及其他问题。上述调查中应运用适当的根本原因分析法，从而确定最可能的根本原因，确认并采取适当的纠正措施和（或）预防措施（CAPAs）。应监测 CAPAs 的有效性。

1.6　应有高层管理者参与的、周期性的 PQS 运行管理回顾，以发现改进机会，使产品、过程和系统本身持续改进。除非另有理由，上述回顾分析一年应至少进行一次。

1.7　应规定 PQS 并进行记录。应编制质量手册或具有同等效力的文件，其中应包含对质量管理系统（含管理者职责）的描述。

质量风险管理

1.8　QRM 是评价、控制、沟通及审查药品质量风险的系统性过程。既可以事先应用也可以回顾性应用。

1.9　QRM 应保证：

—— 对质量风险的评价基于科学知识、工艺过程中积累的经验并最终与保护病人相联系；

—— QRM 过程的工作量、规范程度及记录水准与风险水平相当。

产品质量回顾

1.10　应对所有药品（包括仅供出口的产品），进行例行、定期或滚动式的质量回顾以证明现行工艺始终如一及起始原料和成品现行质量标准的适用性，并重点反映出变化趋势以对产品和工艺进行改进。产品质量回顾一般情况下每年一次并形成文件。考虑到以前所作的产品质量回顾，至少应包括以下内容：

（a）对产品所用的起始物料及包装材料的回顾，尤其对那些源于新供应商的产品，特别要注意对原料药供应链可追溯性的回顾分析；

（b）对关键的过程控制步骤及成品结果的评估；

（c）对未能符合已有质量标准要求的批次及其审查结果的回顾；

（d）对所有重大偏差或不符合情况及其相关审查结果及采取相应的 CAPA 的有效性的回顾；

（e）对工艺或分析方法变更的回顾；

（f）对所提交的、已获批准或不批准的文件变更的回顾；

（g）回顾稳定性监测计划的结果及所有有害趋向；

（h）对所有与质量相关的退货、投诉、召回及当时所做审查的回顾；

（i）对先前任何其他关于产品工艺或设备的改进措施充分性的回顾；

（j）对新申请和有变更品种上市后承诺进行的回顾；

（k）对相关的设备及公共设施的确认，例如供热、通风及空调（HVAC）系统、制药用水或压缩气体以及上述设施设备输出监控结果的回顾；

（l）对技术协议的审核，保证已及时更新。

当生产商及持证商不相同时，应评估本回顾结果，并对是否应在 PQS 中进行某种再验证或采取纠正及预防措施做出评价。纠正及预防措施应按照程序文件及时有效地完成。对当前的管理应制订管理程序，对这些管理行为进行回顾，并应在自检期间证明这些程序的有效性。可根据产品类型对质量回顾进行科学的划分归类，如固体剂型、液体剂型或灭菌产品。当持证商不是生产商时，各方间应有协议以明确进行质量回顾时各自的责任。负责产品最终放行的授权人及持证商共同保证质量回顾及时准确地执行。

2. 药品生产质量管理规范

2.1 GMP 是指为了保证产品生产始终如一，并按适合其预定用途的质量标准进行控制，依照上市许可、临床试验许可或产品说明书要求进行质量管理的规范。GMP 涉及生产与质量控制（QC）。GMP 主要以控制并降低药品生产本身所具有的风险，保证药品安全、有效、可控为目标。GMP 包括：

(a) 对所有生产过程作了清楚的规定，按照科学知识与经验对相关风险进行了系统的审核，有证据表明这些生产过程能够持续地生产出符合相应质量标准要求的药品。

(b) 进行了确认及验证。

(c) 提供了所有必要的资源，包括：

（Ⅰ）配备足够的、具有相应资质并经培训合格的人员；

（Ⅱ）足够的厂房及空间；

（Ⅲ）合适的设备及维护保障；

（Ⅳ）合适的物料，容器及标签；

（Ⅴ）经批准的操作规程与指令；

（Ⅵ）适宜的贮运条件；

（Ⅶ）配备足够的人员、实验室及设备进行生产过程控制。

(d) 指令及操作规程应清楚、明确、适用。

(e) 操作人员经过培训，能够正确执行操作规程。

(f) 生产期间应做记录（人工和（或）由仪器记录均可）。该记录以证明操作规程与指令要求的所有步骤都按照规定执行，证明产品的数量及质量符合预期要求；任何重大偏差都进行了完整的记录及调查，目的在于确定根本原因并实施合适的纠正预防措施。

(g) 生产和销售记录清晰且保存于易于获取的地方，以便通过这种记录追溯一批产品的完整历史。

(h) 产品贮存及发运方式得当，将其质量风险最小化，并兼顾药品流通规范（GDP）有关要求。

(i) 企业可以采用一定形式从销售或供应环节召回任何批次的产品。

(j) 就上市产品的投诉进行了审查，调查了产品质量缺陷的原因，并且对有缺陷的产品采取了合适的措施以防止问题再度出现。

3. 卫生

3.1　在药品生产的各个方面应该实行严格的卫生标准。范围包括对人员、厂房、仪器设备、生产物料及容器，清洁及消毒产品及任何潜在的产品污染源。潜在污染源应通过严密完善的消毒和清洁程序除去（个人卫生见 11 节"人员卫生"，卫生状况见12 节"厂房"）。

4. 确证及验证

4.1　依照 GMP 的要求，每个制药公司都应该确定需要进行的确证及验证，以证明其特定操作的关键方面能够得到控制。

4.2　应对明确规定公司确证及验证计划的关键要素，并在验证总计划中记录。

4.3　确证及验证应该制定并提供下列证明文件：

（a）依照 GMP 的要求设计的厂房、配套设施、设备及工艺（设计确证或 DQ）；

（b）厂房、配套设施及设备已经建造并遵照其设计标准完成安装（安装确证或 IQ）；

（c）厂房、配套设施及设备根据其设计标准运转（运行确证或 OQ）；

（d）某一具体的工艺能持续地生产达到预定质量标准及质量特性的产品（工艺验证或 PV，也称性能确证或 PQ）。

4.4　操作的任何方面，包括厂房、设施、设备或工艺上可能直接或间接影响产品质量的重大变化，都应进行确证及验证。

4.5　确证及验证不应被视为一次性行为。执行首次验证或确证后，应有持续的计划跟进，该计划应以年度审核为依据。

4.6　应在相关的公司文件如质量手册或验证总计划中声明坚持持续验证状态的承诺。

4.7　应清楚规定执行验证的责任归属。

4.8　验证研究是 GMP 的一个基本组成部分，应依照预先确定并批准的方案实施。

4.9　确证或验证的结果和结论归纳后应当有书面记录并存档。

4.10　应基于所执行验证的结果，制订工艺及操作规程。

4.11　对分析方法、自动化系统及清洁操作规程的验证应予以特别的注意。

5. 投诉

5.1　原则　所有投诉及其他关于潜在缺陷产品的信息应根据编写的操作规程予以仔细审核，并应该采取纠正行动。

5.2　应指定负责处理投诉及决定对策的人员，同时配备足够的辅助人员协助他/她的工作。如果此人与授权人不是同一人，应使后者知晓每一投诉、调查或召回事件。

5.3　对关于潜在产品缺陷的任何用户投诉，应制定书面规程，论述所采取的处理措施，包括必要时考虑召回产品的措施。

5.4　对确定引起投诉的产品是否存在缺陷应特别予以关注。

5.5　任何涉及产品缺陷的投诉应记录原始的细节并彻底调查。负责质量控制的人员通常应参与对这种调查的审核。

5.6　如果在一批产品中发现了缺陷或疑点，为确定其他批次是否也受到影响，应该考虑对它们进行检查。尤其是其他批次可能包含从有缺陷批次中返工的产品时，应进行调查。

5.7　对某个投诉进行调查及评价后，在必要的情况下应采取适当的跟进行动（可能包括产品召回）。

5.8　为某一投诉所做的所有决定及采取的措施均应参照相应的批记录做好记录。

5.9　投诉记录应该定期审核，以便发现值得注意的特定或反复出现的问题，这种问题可能成为召回上市产品的理由。

5.10　在发现可能的生产失误、产品变质、可疑产品或某一产品的其他任何严重的质量问题之后，生产商若考虑采取行动，应告知主管当局。

6. 产品召回

6.1　原则　企业应该建立召回系统，从市场上迅速有效地召回已知或怀疑有缺陷的产品。

6.2　授权人应为召回的执行及协调负责。应该配备足够的人员迅速及时地处理召回的各方面事务。

6.3　负责召回行动的机构应有既定的书面操作规程，并定期审核、更新这些规程。召回操作应能迅速启动，下达到分销链中必要的层次。

6.4　书面操作规程中应包含当决定召回产品去向时，将其存入某一安全隔离区的指令。

6.5　一旦怀疑或确定某一产品有缺陷，企业就应迅速通知该产品已销往的国家主管部门召回产品。

6.6　授权人应易于获取发运分销记录以使有效召回成为可能，这些记录应该包含足够的关于批发商及直接供货的顾客的信息（包括出口产品、收样用于临床试验及作为药品样品的组织或个人）。

6.7　召回过程的进展应进行监控并记录。记录应该包含产品的处置。应发布最终报告，其中应提供发出及回收的产品数量，并且能够保持一致。

6.8　应经常评价并检验召回安排的有效性。

7. 委托生产、委托检验及其他相关活动

7.1　原则　委托生产、委托检验及 GMP 涉及的其他相关活动必须正确界定、经各方同意并加以控制，以避免误解对产品、检验或工作质量造成影响。

一般原则

7.2　委托生产及检验的所有约定（包括技术转让及对技术或其他协议提出的任何变更）应符合所涉及产品的上市许可。

7.3　合同应允许委托方审计受托方或双方认可的分包商的设施与活动。

7.4　在合同检验情况下，放行必须由授权人依照 GMP 及合同中规定的上市许可要求给予最终批准。

委托方

7.5　委托方 PQS 应包含对所有外包活动的控制和回顾。委托方负责评估受托方的合法性、是否适合受托生产及完成相关工作或检验的能力；批准委托生产或检验活动；并以签订合同的方式确保委托生产或检验遵循整合 QRM 原理的 GMP 原则。

7.6　委托方应向受托方提供全部必要信息，以便受托方按照上市许可及其他任何法规要求，正确执行合同操作。委托方应保证受托方完全知晓与产品、操作或检验相关的潜在隐患，这些问题可能对受托方的厂房、设备、人员、其他物料或产品带来风险。

7.7　委托方应对外包活动的记录和结果进行回顾与评价。委托方应保证所有由受托方交付的产品及物料按照 GMP 及上市许可要求加工，符合其质量标准；产品由授权人依照 GMP 及上市许可要求批准放行。

7.8 委托方应监督并审核受托方履行合同的情况，包括进行各种必要的改进及其有效性。

7.9 委托方有责任保证受托方知晓主管部门可能对其相关生产活动进行检查。

受托方

7.10 受托方必须有足够厂房设备、知识、经验及有资质的人员以便圆满完成委托方按合同约定交付的工作。委托生产仅能由拥有有效生产许可证的厂家承担。

7.11 在没有取得委托方事先评估和同意之前，受托方不应将合同委托给自己的任何工作转到第三方。受托方与任何第三方达成的协议应保证信息资料（包括评估第三方适宜性时产生的）的获取方式与在最初的委托方和受托方间传递时相同。

7.12 受托方应避免参与任何可能对委托方生产或检验的产品质量产生不利影响的活动（包括合同条款约定以外未经许可的变更）。

合同

7.13 委托方与受托方之间应签订一个明确双方职责的书面合同。包括外包活动及其相关的产品或操作、与外包活动有关的沟通过程以及所有与之相关的技术协议。

7.14 合同必须明确规定质量授权人的工作方式，以便在批准放行各批产品供上市销售或签发产品检验证书时，他/她能完全履行责任并确保每批产品的生产、检验过程均应符合相关产品上市许可要求。

7.15 该合同的技术方面应由具备制药技术、检验及 GMP 知识的相关专业技术人员拟定。

7.16 生产及检验的所有协议都应符合上市许可要求并得到双方的同意。

7.17 合同应明确规定由哪一方负责约定的活动，例如知识管理、技术转让、供应链、分包、物料的检验和放行、生产和质量控制（包括生产过程控制）以及由谁负责取样和检验。如果是委托检验，合同应明确受托方是否应去生产企业取样。

7.18 生产、检验和发货记录及标准物质应由委托方保管，或可供委托方查阅。就用户投诉或疑似质量缺陷开展产品质量评估及就疑似假药或实验室造假开展调查时，任何与其有关的记录均应允许委托方查阅，并按委托方制定的程序处理。

7.19 合同应明确如何处理不合格的原辅料、中间产品、待包装产品及成品。同时也应明确对委托检验中不合格样品应遵循的处理程序。

8. 自检、质量审计、供应商审计及批准

8.1　原则　自检的目的是评价生产企业的生产和 QC 各个方面是否达到 GMP 的要求。自检计划的设计理念应能发现 GMP 执行中的不足并建议进行必要的改进。自检应作为例行检查，此外也可在特殊情况下使用，如产品召回、反复出现不合格产品或卫生部门宣布进行检查时。负责自检的项目组应由能客观地评估 GMP 的执行情况的人员组成。所有的整改行动建议应予以落实。自检步骤应进行记录，并应制订有效的后续行动计划。

自检项目

8.2　所制订的书面自检指示应提供相关要求的最低标准和统一标准。其中可能包含关于 GMP 的要求的调查表，这种调查表至少应包括以下的项目：

（a）人员；

（b）包括人员设施在内的厂房；

（c）房屋和设备的维护；

（d）原辅料及最终产品的贮存；

（e）设备；

（f）生产及生产过程控制；

（g）质量控制；

（h）文件管理；

（i）卫生；

（j）验证及再验证程序；

（k）仪器、测量体系的校准；

（l）召回操作规程；

（m）投诉管理；

（n）标签控制；

（o）以前的自检结果及采取的改进措施。

自检小组

8.3　管理层应任命一个由熟悉 GMP 的各领域专家组成的自检组。该组成员既可以从公司内部选派也可由外部专家担任。

自检频率

8.4　进行自检的频率可视公司需要而定，但每年至少一次更好，自检频率应在自检程序中予以陈述。

自检报告

8.5 自检完成时应生成自检报告，该报告应包括：ⓐ自检结果；ⓑ评估及结论；ⓒ建议的整改行动。

跟踪

8.6 企业应有有效的跟进计划。公司管理层需要对自检报告及改进措施进行评估。

质量审计

8.7 质量审计可对自检进行有益补充。质量审计的内容是对整个质量体系或其中的某一部分进行检查和评价，具体目的是对其进行改进。质量审计通常由管理层指定的、专门的、外部/独立的专家或专家组进行。质量审计也可引申到供应商和委托方（见第7部分，"委托生产、委托检验及其他相关活动"）。

供应商审计及批准

8.8 对能持续提供符合已有质量标准的原材料及包装材料的可信赖供应商，QC 负责人及其他有关部门有责任予以批准。

8.9 在供应商被批准并进入获批准供应商目录或明细单之前，应对该供应商进行评估。该评估应考虑到供应商履历及其所供应物料的性质。如需进行审计，应确定该供应商的资质达到 GMP 的标准。

9. 人员

9.1 原则 良好的质量保证体系的建立和维护，药品的正确生产和控制都需要依靠人来完成。因此必须有足够的具有适当资质的人员来承担企业的全部工作。每个人的职责应明确规定，相关人员应明了并以书面描述的形式记录。

一般原则

9.2 生产企业应有足够数量的具有资格和实践经验的人员，任何一个人所担负的责任不应太多，以免出现质量隐患。

9.3 重要岗位的负责人应有明确的书面岗位职责，并有权履行其职责。其职责可以委派给具有良好资历水平的副职人员代理。执行 GMP 的有关人员的职责不应有空缺或未加说明的重叠。生产商应有相应的组织结构图。

9.4 所有人员都应了解与其相关的 GMP 原则，并接受其工作所需要的初步及继续的培训工作，其中包括卫生学知识的培训。应动员全体人员支持高水平质量标准的建立和维护。

9.5 应采取措施，防止非授权人员进入生产、贮存和 QC 区域。非本区域人员不得穿过工作区域。

关键人员

9.6 关键人员包括生产部门负责人、质量部门负责人和授权人。质量部通常包含质量保证和质量控制两部门，有时这两部分可以合并在一个部门。授权人也可同时对质量部门中的一个或多个负责。通常，应由全职人员担任关键岗位工作。生产部门和质量部门的负责人应相互独立。在大型企业中，可能有必要将一些职能委托给代理人，但责任不能随之委托。

9.7 国家法律要求负责监督药品生产部门和质量部门的关键人员应取得科学教育的合格证并具有实践经验。他们所受的教育应包括以下课程的合理组合：

（a）化学（分析化学或有机化学）或生物化学；

（b）化学工程；

（c）微生物学；

（d）制药科学与技术；

（e）药理学和毒理学；

（f）生理学；

（g）其他相关学科。

他们在药品的生产和 QA 方面也应有足够的实践经验。为获得这种经验，他们可能需要一段实习期，在专业化指导下履行职责。专家所拥有的科学教育和实际经验使其可以利用科学原理和在药品生产及 QC 中遇到的实际问题的理解，独立地进行专业判断。

9.8 生产部和质量部的负责人通常对质量分担或共同履行责任。根据国家法规，上述职责可能包括：

（a）书面程序和其他文件（包括修订）的批准；

（b）生产环境监控；

（c）工厂卫生；

（d）工艺验证和分析仪器的校准；

（e）培训（包括 QA 的原则和应用）；

（f）物料供应商的批准与监控；

（g）委托生产商的批准与监控；

（h）物料和产品储存条件的标示和监控；

（i）在线控制的执行和评价；

（j）记录的保存；

（k）监控对 GMP 执行的情况；

（l）为对可能影响产品质量的因素进行检查、调查和取样。

9.9　通常，生产部门领导应负以下责任：

（a）确保产品按适当的文件进行生产和贮存，以达到质量要求；

（b）批准与生产操作（包括在线控制）相关的规程，并确保得到严格执行；

（c）确保生产记录得到指定人员评估和签名；

（d）检查本部门设施、厂房和设备的维护情况；

（e）确保合适的工艺验证和控制设备的校准得到执行、记录并形成有效报告；

（f）确保生产人员进行了所需的初级及继续的培训，并根据需要调整培训内容。

9.10　质量部门的负责人通常应负以下责任：

（a）按照质量标准，批准或拒绝原辅料、包装材料、中间产品、待包装品和成品；

（b）评估批生产记录；

（c）确保所有必须检验项目的进行；

（d）批准质量标准、取样规程、检验方法和其他质量控制程序；

（e）批准和监控检验按合同进行；

（f）检查部门、厂房、设备的维护情况；

（g）确保相关验证工作的进行，包括分析工作程序、控制设备的校准；

（h）确保生产人员按照需要进行初级和继续的培训，并根据需要调整培训内容；

（i）质量体系的建立、执行与维护；

（j）对定期内部审计或自查进行监督；

（k）参与外部审计（供货商审计）；

（l）参与验证计划。

17.3 及 17.4 节中总结了质量控制人员的其他职责。

9.11　授权人负责以下方面：对关于成品质量的技术或管理要求的符合情况及批准成品放行以便供应或销售。

9.12　对成品的评价应包含一切相关因素，包括生产条件、过程中检验结果、生产（含包装）记录、成品质量标准的符合情况及最终包装成品的检查。

9.13　在授权人出具证明书之前，不能放行任何一批产品进行供应或销售。按照法律规定，在某些国家，批放行是生产授权人同质量控制授权人的任务。

9.14　对负责批准放行每批产品的授权人应始终保证产品已经达到下列要求：

（a）所涉及批次已经达到该产品的上市许可及生产许可要求；

（b）遵循 WHO 出版的该指南中制定的 GMP 的原则及指导原则；

（c）主要的生产及检验过程已经过验证；

（d）已执行所有必要的检查及检验，并综合考虑生产条件及生产记录；

（e）在任一产品放行前，已经依照清楚详尽的报告系统通知了相关部门生产或质量控制中所有的计划变更或偏差，这种变更可能需要通知药品管理部门并获批准；

（f）已酌情完成或启动补充性取样、检验、检查及审查以涵盖计划变更及偏差；

（g）已完成所有必要的生产及质量控制记录并由经适当科目培训的主管签名；

（h）根据经验执行了适当的审计、自检及抽查，并培训了员工；

（i）已由质量控制主管给予批准；

（j）已考虑所有相关因素，包括与直接审查的产出批次无明确关联的因素（例如同一批投料产出批次的细分部分、与连续生产有关的因素）。

9.15　批准放行完成批次或产品的职能可委托给具有适当资格和经验的指定人员，由其按照经批准的规程放行产品。这一职能通常由质量保证人员以批记录审核的方式完成。

10　培训

10.1　生产企业应按照书面计划对因其职责进入生产区或质量控制实验室的一切人员（包括技术、维护和清洁人员）以及所要求的其他人员提供培训。

10.2　除 GMP 理论和实务的基础培训外，新招募员工还应接受适合于其指定职责的合适训练。此外，对员工还应进行再培训，并定期评价培训的实际效果。应有经相关部门批准的培训计划，培训记录应予以保存。

10.3 对于在污染危险区（例如：洁净区或其他处理高活性、毒性、传染性和致敏性物料的区域）工作的人员，应给予特殊的培训。

10.4 在培训期间，应对质量保证的概念及有助于对其理解、执行的所有措施进行充分讨论。

10.5 参观人员和未经过培训的人员不宜进入生产区和质量控制区域。若无法避免这种情况，应事先告诉他们相关的信息，（特别要注意个人卫生）并穿戴规定的防护服。对他们应严格监督。

10.6 顾问及合同人员应能胜任其所提供的服务。培训记录中应包括证实该能力的资料。

11. 人员卫生

11.1 在聘用前和聘用期内，所有人员应接受适当的健康检查。目视检查人员也应定期进行眼科检查。

11.2 所有人员均应接受个人卫生实务的培训。所有参与生产过程的人员都应遵循高标准的人员卫生要求。特别是在进入生产区之前，应告知工作人员洗手。应张贴产生该效果的标志并遵循指示。

11.3 一旦有人患有某种明显疾病或体表有外伤，从而可能对产品质量产生不利影响时，均不应允许其处理原辅料、包装材料、生产中的物料或药品，直到认为其身体状态不再对药品生产构成风险时为止。

11.4 应教育并鼓励所有雇员向他们的直接领导汇报任何他们认为可能对产品质量产生不利影响的情况（包括工厂、设备或人员）。

11.5 操作人员应避免裸手直接接触原辅料、内包装材料、中间产品或待包装产品。

11.6 为确保产品免受污染，相关人员应穿适合于其所从事工作的清洁防护服（包括合适的发罩）。穿过的衣服，如果可以重复使用，在使用正确方法清洗前应保存在单独的密闭容器中，并在必要时消毒或灭菌。

11.7 禁止在生产区、实验室、仓储区或其他任何可能影响产品质量的区域吸烟、饮食、喝饮料和嚼口香糖，或贮存食物、饮料、烟类和个人药品以及栽培植物。

11.8 包含防护服使用内容的人员卫生操作规程应适用于一

切进入生产区的人员，无论是临时人员、全职雇员还是非雇员，例如：承包商雇员、参观人员、高级管理人员和检查人员。

12. 厂房

12.1 原则 厂房的选址、设计、建造、改造和维护保养应适合于所进行的操作。

一般原则

12.2 为了避免交叉污染、灰尘或污垢以及其他影响产品质量的因素，厂房的设计及布局应使产生差错的危险减至最低限度，并易于进行有效的清洁和维护保养。

12.3 为避免交叉污染并易于清洁，对产生灰尘的操作（例如：取样、称量、混合、生产操作或粉末包装）时，应采取相应的措施。

12.4 应在考虑生产过程防护措施的同时，使厂房坐落在引起物料或产品污染的风险最低的环境中。

12.5 用于生产成品的厂房应该设计得当，且易于保持良好的卫生状况。

12.6 应认真维护保养厂房，而且应保证维护和修理操作不对产品质量造成危害。

12.7 厂房应根据详细的书面操作规程进行清洁及必要的消毒。应保存相关记录。

12.8 供电、照明、温度、湿度及通风应控制适当，以免它们直接或间接地对生产及贮存期间的药品或设备的正常运行产生不利影响。

12.9 厂房的设计及设施的配备应能最大限度地避免昆虫、鸟或其他动物进入。应该有针对害虫及啮齿类动物防治的操作规程。

12.10 厂房设计应确保物流及人流走向合理。

辅助区

12.11 休息室与餐厅应与生产及控制区分开。

12.12 更衣存放、用于洗涤及盥洗的设施应易于使用且与使用人数相适应。厕所不应与生产或仓储区直接连通。

12.13 如有可能，维护车间应与生产区隔开。当零件及工具保存在生产区时，应将其存放于专用的房间或锁柜中。

12.14 动物房应与其他区域妥善隔离，设立单独的入口（动物通道）和空调处理设备。

仓储区

12.15　仓储区应有足够容量供下列各种物料和产品适当分隔并有序存放：原辅料及包装材料、中间产品、待包装产品及成品、隔离产品及合格、不合格、退货或召回产品。

12.16　设计或改建仓储区时应该保证良好的仓储条件。尤其是它们应整洁、干燥、光照充足且保持在可接受的温度限度之内。当需要特殊的仓储条件（例如温度、湿度）时，应该提供相应条件，并进行适当的控制、监控及记录。

12.17　接收、发放区域应分开，并能保护物料及产品免受外界天气影响。接收区的布局和设施，应允许到货物料在存储前对其包装容器进行必要的清洁。

12.18　通过分区存储获得隔离状态时，这些区域必须有清楚的标识且仅限于经批准的人员出入。任何取代物理隔离的系统应能提供相同的安全性。

12.19　不合格品、召回或退回的物料或产品时应隔离存放。

12.20　具有高度活性及放射性的物质、麻醉药、其他危险药品及带来特殊滥用风险、火灾或爆炸的物质应当保存在安全稳妥的区域。

12.21　印刷包装材料被认为是保证药品与其标签一致的关键，应特别注意这些物料的抽样及安全稳妥的存储。

12.22　通常应为原辅料设立单独的抽样区域（如果在仓储区进行抽样，应以可防止污染或交叉污染的方式进行）。

称重区

12.23　考虑到各种因素（例如防尘），原辅料的称量及重量收率的估算应在专为该用途所设计的另一隔开的称量区进行，该种区域可以是存储或生产区的一部分。

生产区

12.24　为将发生药品质量事故的风险最小化，生产特殊药品，如高致敏性物料（如青霉素类）或生物制品（活微生物）必须采用专用和独立的设施。其他某些高活性产品的生产，例如某些抗生素、激素、细胞毒素及某些非药用产品，不应在同一设施中进行。特殊情况下，倘若采取特别的预防措施且进行了必要的验证（包括清洁验证），可以接受在同一设施中阶段性生产某品种。具有工业毒性的产品（如杀虫剂和除草剂）的生产，不得与药品生产共用厂房。

12.25　厂房应优先依照操作顺序及所需的洁净度级别进行

布置，以便在以相应的逻辑次序衔接的系列区域中进行生产。

12.26 生产及半成品保管区应足够大，应允许设备及物料有序合理地摆放，以使不同药品或其组分间混淆的风险最小化、避免交叉污染、最大限度地减少生产操作或质量控制步骤的遗漏或差错。

12.27 在原料与内包装材料、中间产品或待包装产品暴露放置的环境，其内表面（墙、地板及天花板）应光滑、无裂缝及接口严密，不应有颗粒物质脱落，易于进行有效清洁，必要时可以消毒。

12.28 设计及布置管道系统、照明装置、通风口及其他设施时应避免形成难以清洁的凹陷。对于这些设施的维护保养，应尽可能在生产区外面进行。

12.29 排水管应有足够的尺寸，且设计安装时能防止反流。如有可能，应避免开放式管道，如必须为开放式时，宜浅，以方便清洁消毒。

12.30 生产区应有效通风，并配备适合所处理的产品、所进行的操作及外部环境的空气控制设施（包括将空气过滤到足够级别以防止污染和交叉污染，并控制温度，必要时还要控制湿度）。在生产期及非生产期均应定时监控这些区域以保证与其设计规范相符。

12.31 药品包装车间应有特殊的设计及布局，以避免混批、污染或交叉污染。

12.32 生产区应有良好的照明，尤其是进行在线目检的部分。

质量控制区

12.33 质量控制实验室应与生产区隔开。使用生物学、微生物或放射性核素检验方法的区域应彼此隔开。

12.34 设计质量控制实验室时应适合其中要进行的实验操作。应留出足够的空间避免混批及交叉污染。样品、标准物质（必要时可冷藏）、溶剂、试剂及记录应有充足适当的储存空间。

12.35 实验室的设计应考虑建筑材料的适用性、防范有害气体及通风。应有分开的气路供应实验室及生产区。生物学、微生物及放射性核素实验室需要单独的空气控制装置并有其他规定。

12.36 为保护仪器免受电子干扰、振动、环境湿度过大及其他外界因素影响，或必须将各仪器分开时，应有一个单独的操作间以满足需要。

13. 设备

13.1 设备的位置、设计、建造、改装及维护必须适应所进行的操作。设备的设计及布局应以将产生错误的风险降到最低，并可以进行有效的清洁维护，以避免交叉污染、灰尘或污垢的蓄积，总之，避免任何对产品质量的不良影响。

13.2 设备的安装应将产生错误或污染的风险降到最低。

13.3 固定管道应有清楚的标记，以指示其内容物，并在合适处指明流向。

13.4 所有工艺管道与装置都应有恰当的标记，并应特别注意所提供的那些不能互换连接的管道或危险气体及液体的接头。

13.5 应配备具有适当的测量范围和精密度的天平及其他测量设备以供生产和质量控制操作使用，并定期校准。

13.6 生产设备应定期彻底清洁。

13.7 实验室仪器及设备应适用于所承担的检验程序。

13.8 选用的洗涤、清洁及干燥设备不应成为污染源。

13.9 生产设备不应对产品质量带来任何不良影响。生产设备中接触产品的部分不得与其发生化学反应、吸附产品或向其中释放物质，以至影响产品的质量。

13.10 有缺陷的设备应移离生产及质量控制区域。若不可能，应有清楚的缺陷标志以免误用。

13.11 只要条件合适，均应使用密闭设备。使用开放式设备或打开设备时，应采取预防措施将污染降到最低。

13.12 用于生产不同药品时，非专用设备应根据经验证的操作规程进行清洁以防止交叉污染。

13.13 应保存关键设备及辅助系统的现行版图纸。

14. 物料

14.1 原则 制药厂的主要目标是从一组材料（原辅料及包装材料）生产出供病人使用的成品。

14.2 物料包括起始物料、包装材料、气体、溶剂、加工助剂、试剂及标签材料。

一般原则

14.3 某些操作中（如清洁、设备润滑及害虫防治等）使用的物质不应与产品直接接触。如有可能，上述材料应选择合适的等级（如食品级）并将其对健康的风险降至最低。

14.4 所有进厂的物料及成品接收或加工后应立即隔离，直至将其放行以供使用或分销。

14.5 所有物料及产品均应按生产商规定的、合适的条件，以有序的方式储藏，以便按照近效期先出规则分隔不同批次并周转库存。

14.6 药品生产中使用的水应适合于其预定用途。

起始物料

14.7 起始物料采购是一项重要工作，应有对产品及供应商有充分具体了解的人员参与。

14.8 起始物料应仅从经批准的供应商处采购，且可能时，应从生产商处直采。建议与供应商讨论生产企业建立的起始物料质量标准。企业及供应商间通过合同在相关起始物料的生产及质量控制要素上达成一致是有益的，包括物料处理、贴签及包装要求及投诉和拒收操作规程等。

14.9 每次托运物品到货后，首先应对包装容器进行检查，至少应包括外包装和封条的完整性及订单、交货单和供应商标签的一致性。

14.10 应检查所有进厂物料以保证到货物与订单相符。必要时应清洁包装容器，并在需要时贴签标明规定的信息。容器贴上附加的标签后，不应覆盖原始信息。

14.11 应该记录并向质量控制部门汇报容器损坏及其他任何可能对物料质量有不良影响的问题，然后进行调查。

14.12 如果一次交货的物料由不同批次组成，应对每一批分别抽样、检验和放行。

14.13 仓储区原辅料应有合适的标签。标签至少应提供以下的信息：

（a）产品的指定名称及内部代码（适用时）；

（b）供应商给予的批号及接收时所给予的批号，生产企业给予的批号（如有），均有记录以保证可追溯性；

（c）内容物的状态（例如待检、检验中、放行、不合格品、退货、召回）；

（d）必要时注明有效期限或需要进行再检验的期限。当使用充分验证的计算机化存储系统时，上述所有信息不必全部以书面可读的方式在标签上写明。

14.14 应有合适的操作规程保证每一原辅料容器内容物的同一性。应对已经抽取样品的大包装容器进行识别。

14.15 仅应使用由质量控制部门放行的、在货架期内的起始物料。

14.16 起始物料应仅由指定人员遵照书面操作规程配制，以保证准确地称量或量取了正确的物料，并将其置于清洁且贴有适当标签的容器中。

14.17 每次配制的物料及其重量或体积应单独核对并做记录。

14.18 配制每一批次成品的物料应一并保存并醒目地标示。

包装材料

14.19 内包装材料及印刷包装材料的采购、处理及控制应同原辅料。

14.20 印刷包装材料应该给予特别注意。它们应在可靠条件下保存，以便避免未经批准的取用。可能时应使用卷式标签。裁切过的标签及其他散装的印刷包装材料应在单独的密闭容器中储存运输以避免混淆。包装材料应仅由指定人员遵照经批准及已文件化的操作规程发放以供使用。

14.21 每次交货或每批的印刷/内包装材料应给予一个专有的参考号或识别标志。

14.22 过期或作废的印刷/内包装材料应销毁并记录其处理过程。

14.23 所有待用的产品及包装材料应在送到包装车间时检查其数量、均一性及与包装指令的一致性。

中间产品和待包装产品

14.24 中间产品及待包装产品应在合适条件下保存。

14.25 采购的中间产品及待包装产品在接收时应同原辅料处理。

成品

14.26 成品应在其最后放行前保存于隔离区，之后它们应作为可用资源在生产商制订的条件下储存。

14.27 17节"质量控制管理规范"中叙述了供销售产品放行前所需进行的对成品及文件的评价。

不合格、回收、返工和重新加工的物料

14.28 不合格物料和产品应清楚地标明其为不合格品，并单独储存于限定区域。应将其退回供应商，或于合适时及时返工或销毁。无论采取哪种处理方式均应经授权人批准并做记录。

14.29 重新加工或回收不合格产品应属例外。只有当成品质量不受影响、能达到相应质量标准且在评价可能引起的风险之后按照经批准的、规定的操作规程处理时才可允许重新加工或回收。重新加工或回收应有记录。重新加工的每一批次应给予一个新批号。

14.30 在生产的某一特定阶段，将以前生产的数批符合相应质量标准产品的一部分或全部加入到同一产品另一批次中的操作应预先得到批准。回收应在评价可能引起的风险之后（包括对货架期的任何可能影响）按照规定的操作规程进行。

14.31 对经返工、重新加工或包含回收产品的所有成品，质量控制部门应考虑增加额外检验项目的必要性。

召回产品

14.32 召回产品应有标识并在安全区内单独储存，直至决定其去向。应尽快做出该决定。

退货

14.33 从市场上退回的产品应予以销毁，除非可以确定其质量符合要求；在此情况下，只有在质量控制部门按照书面操作规程对其进行审慎评定以后，才可以考虑将其重新销售或重新贴标或是采取其他行动。评价时应考虑产品性质、所需要的特殊仓储条件、产品状况和历史、自推出后所经历的时间等因素。只要对产品质量产生疑问，就不应认为其适合重新出货或使用。采取的任何行动均应有适当的记录。

试剂和培养基

14.34 接收及制备试剂和培养基应有记录。

14.35 实验室制备的试剂应根据书面操作规程配制并贴上合适的标签。标签应指明浓度、标定因子、有效期、预计的再标定日期及储存条件。配制试剂的人员应在标签上签名并标明配制日期。

14.36 每次配制使用培养基时，可采用阴性及阳性对照证明培养基的适用性。阳性对照中使用的接种量应适合灵敏度要求。

标准物质

14.37 有法定标准物质时，应优先使用。

14.38 法定标准物质应适用于药品标准中规定的用途。

14.39 企业自制的标准物质应按照与法定标准物质相同的方法进行检验、放行和保存。它们应由指定人员负责保存于一个安全的区域。

14.40 建立二级标准物质或工作标准物质时，可定期进行适当的检验和检查以确保量值的准确。

14.41 标准物质应有适当的标签，并至少包含以下信息：

（a）名称；

（b）批号及检验编号；

（c）制备日期；

（d）有效期；

（e）效价；

（f）贮存条件。

14.42 所有的内部标准物质应根据法定标准物质（如有）进行初始标化，随后应定期复标。

14.43 所有标准物质应以不影响其质量的方式储存及使用。

废弃物

14.44 应制订管理规定以妥当安全地储存等待处理的废料。有毒及可燃性物料应按各国法律要求储存在设计得当、封闭的独立橱柜中。

14.45 不得允许废料累积。应将其收集于适当的容器中以便移至建筑物外部的收集点处，然后经常性定期以某种清洁方式安全处理。

其他事项

14.46 不应使灭鼠剂、杀虫剂、烟熏剂及消毒材料污染设备、原辅料、包装材料、生产中的物料或成品。

15. 文件

15.1 原则 良好的文件是构成质量保证体系不可缺少的部分，因此应存在于 GMP 的方方面面。旨在为药品生产和质量控制中所有的物料及方法规定标准和程序，确保与药品生产相关的所有人员知道做什么、什么时候做；确保授权人知道所有必要的信息以决定是否放行某一批药品供销售；确保存在书面文件证明、保证可追溯性，并提供可用于调查的记录和审计跟踪。它确保了能在验证、审查和统计分析中提供所需的有效数据。文件的设计和使用取决于制造商。在某些情况下，以下所述的部分或全部文件可能会合并在一起，但通常会将它们分开。

一般原则

15.2 文件应适当地设计、起草、审核和发放、应符合生产和上市许可中相关部分的要求。

15.3　文件应由适当的负责人批准、签字并注明日期。没有经过许可和批准，任何文件不得更改。

15.4　文件内容不应含糊不清，其标题、性质和目的应表述明确。文件编排应有序且便于检查。复印件应清晰、易读。由主文件复制工作文件时，不允许整个复制过程引入任何差错。

15.5　文件应定期审查并不断更新。文件修订后，应有有效的措施防止废止文件的误用。在某一特定时段内，应保留废止文件。

15.6　如果需要在文件中填写数据，填写时也要保证干净、清晰、不易擦掉。文件中应有足够的空间以便于填写数据。

15.7　对文件任何内容的更改均应签字，并注明日期；更改方式应保证原有内容清晰可读，必要时应记录更改的原因。

15.8　采取每一行动时，均应进行或完成相关记录，以便追溯与药品生产相关的全部重要活动。记录至少应保留至成品效期后 1 年。

15.9　数据（留存记录）可通过电子数据处理系统、照相或其他可靠的方式记录，但应有与所使用系统相关的详细标准操作规程（SOPs）及工艺规程，并应检查记录的准确性。如果文件是使用电子数据处理方式处理的，仅授权人能进入系统或修改数据，修改和删除均应记录；应通过密码或其他方法限制进入系统，关键数据的输入结果应独立核对。采用电子方式储存的批记录，应以备份转录在磁带、缩微胶卷、各种电子存储盘及纸面打印记录上，或以其他方式进行保护。尤其重要的是，在批记录保留期间，数据可以随时获得。

所需资料

标签

15.10　用于包装容器、设备或房间的标签应清晰、明确，并采用公司统一的格式。除标签措辞外，使用颜色标明其状态（如待验、合格、不合格、清洁）往往是有益的。

15.11　所有药品成品应按照国家法规要求通过标签进行识别，至少标注以下信息：

（a）药品名称；

（b）活性成分表（合适时，提供其 INN 名称），给出所含每个成分的数量和净含量信息（例如剂量单位、重量、体积）；

（c）厂家指定的产品批号；

（d）以非编码形式给出的有效日期；

（e）可能需要的任何特殊储存条件或操作注意事项；

（f）使用说明及可能需要的警告和预防措施；

（g）生产厂家或负责销售产品的公司/个人的名称和地址。

15.12　标准物质应有适当的标签和（或）附带的文件，标示产品的效价或浓度、生产日期、有效期、首次开启日期、贮存条件及控制号。

质量标准及检验程序

15.13　将文件中所述的检验程序用于常规检验之前应在现有的设施和设备条件下进行验证。

15.14　原辅料、包装材料和成品应有经适当程序批准并注明日期的质量标准，包括鉴别、含量测定、纯度和质量检查。合适时，中间产品或待包装产品也应有质量标准。此外还应包括在生产中使用的水、溶剂及试剂（例如酸或碱）的质量标准。

15.15　每一个质量标准应由质量控制或质量保证部门批准、签字、注明日期并保存。起始物料、中间产品、待包装产品、成品及包装材料的质量标准参见15.18～15.21节。

15.16　为符合国家新版药典或其他官方标准的要求，有必要定期修订质量标准。

15.17　质量控制实验室应有药典、标准物质、对照光谱及其他参考资料。

原辅料及包装材料的质量标准

15.18　应提供原辅料、内包装材料及印刷包装材料的质量标准，对物料的描述包括（若可行）：

（a）指定名称（适用时，INN名称）及内部代码；

（b）可参考的药典标准（如有）；

（c）可接受的定性及定量限度要求。

质量标准中可按各公司实际增加其他资料，例如：

（a）供应商及物料的生产商；

（b）印刷包装材料的样品；

（c）抽样及检验说明，或参考的操作规程；

（d）储存条件及注意事项；

（e）复检前最长贮存期。

包装材料应符合质量标准，并应与所包装的物料和（或）药品相容。还应检查物料与质量标准是否符合、有无缺陷以及标示名称的正确性。

15.19 描述检验程序的文件应说明需要对每种原辅料进行再测定的频率，这种频率由其稳定性决定。

中间产品及待包装产品的质量标准

15.20 中间产品及待包装产品应有对应的质量标准。该质量标准应类似于原辅料或成品的质量标准（视情况而定）。

成品质量标准

15.21 成品质量标准应包括：

（a）产品的指定名称及代码（适用时）；

（b）各活性成分的指定名称（适用时，还应给出 INN 名称）；

（c）产品处方或处方编号；

（d）剂型及包装细节描述；

（e）抽样及检验说明或参考的操作规程；

（f）可接受的定性及定量限度要求；

（g）储存条件及注意事项（适用时）；

（h）有效期。

工艺规程

15.22 每一产品及其生产批量应有经正式批准的工艺规程。

15.23 该工艺规程应包括：

（a）产品名称及与其质量标准有关的产品编码；

（b）对产品剂型、规格和批量的描述；

（c）所用全部原辅料（必要时提供 INN 名称）及其用量的清单，并使用该物料的指定名称和专有编码进行描述（应指出在工艺过程中可能消失的任何物质）；

（d）说明预期最终收率及合格限度，如需要也应提供有关的中间收率；

（e）说明生产场所及使用的主要设备；

（f）准备及操作关键设备所用的方法或该方法的参考资料，例如清洁（尤其在产品改变之后）、组装、校正、杀菌、使用；

（g）生产各步骤的详细指令（例如物料检查、预处理、加料顺序、混合时间、温度）；

（h）过程控制指令与其限度；

（i）必要时，产品的储存要求，包括容器、标签及任何特别的储存条件；

（j）需遵守的任何特别注意事项。

包装规程

15.24 对每个产品的包装规格和形式都应有经正式批准的包装规程。这些包装规程通常应包括或涉及以下内容：

（a）产品名称；

（b）药品剂型、规格及其服用方法（适用时）的描述；

（c）以产品在最终包装容器内的数量、重量或体积表示的包装规格；

（d）一个标准批量产品所需全部包装材料的完整清单，包括包装材料的数量、尺寸及类型，及与每一包装材料质量标准有关的编码或代号；

（e）可行时，印刷包装材料的实样或复制品，并标明产品批号、有效期打印位置；

（f）应遵守的特殊注意事项，包括对包装区及设备的仔细检查以确定包装操作前后已清理包装线；

（g）包装操作的描述，包括任何重要的辅助操作及使用的设备；

（h）含抽样及可接受限度说明的过程控制细节。

批生产记录

15.25 应保存每一批产品的批生产记录。应以现行已批准、记录在案的质量标准的有关部分为基础编写。准备上述记录的方法应进行设计，以避免发生错误（推荐使用经验证的计算机程序或副本。应避免按经批准的文件录入）。

15.26 在所有生产操作开始之前，应对设备和工作场所进行检查：设计工艺中不需要的先前的产品、文件或物料是否已清除以及设备是否已清洁并适合使用。检查结果应做记录。

15.27 在生产期间产生每个活动时均应记录以下信息，记录完成后，负责生产操作的人员应签名并注明日期：

（a）产品名称；

（b）生产批号；

（c）生产开始、完成及重要中间步骤的日期与时间；

（d）负责每一阶段生产的人员姓名；

（e）各重要生产步骤的操作人员的姓名首字母，以及合适时，对所有这些操作进行检查的人员的姓名首字母（如称量操作）；

（f）实际称取的每种原辅料的批号和（或）检验编号以及数量（包括加入的任何回收或返工物料的批号和数量）；

（g）任何有关的生产操作或事件及使用的主要设备；

（h）所进行的过程控制，执行人员姓名首字母及所得结果；

（i）生产各相关阶段得到的产品数量（产量），连同与预期产量产生重大偏差时的注解或说明；

（j）对特殊问题的详细注释，偏离工艺规程时应有批准人签名。

批包装记录

15.28 应保存每一批次或部分批次生产产品的批包装记录。应根据经批准包装规程的有关部分编写，准备上述记录的方法应进行设计以避免发生错误（推荐使用经验证的计算机程序或复制。应避免按经批准的文件录入）。

15.29 在所有包装操作开始之前，应对设备和工作场所进行检查：设计包装操作中不需要的先前的产品、文件或物料是否已清除及设备是否已清洁并适合使用。检查结果应做记录。

15.30 采取每一行动时均应记录以下信息，且应能通过签字或电子密码清楚地确认责任人及日期：

（a）产品名称、待包装产品的批号及数量及所得成品的批号和预计数量，实际所得数量及物料平衡；

（b）包装操作的日期和时间；

（c）执行包装操作的负责人姓名；

（d）各重要步骤操作员的姓名首字母；

（e）与包装规程一致性的检查记录，包括过程控制结果；

（f）所进行包装操作的细节，包括提供所使用的设备和包装线供参考，必要时，保存拆包装产品的指令或将未包装产品退回仓储区的记录；

（g）只要有可能，所使用印刷包装材料的样品，包括批准印刷及定期检查（合适时）时的批号、有效日期及任何额外套印的样品；

（h）对特殊问题的详细注释，包括偏离包装规程的细节以及由适当人员签署的书面许可；

（i）发出、使用、销毁或退回库存的所有印刷包装材料和待包装产品的数量、编码或识别号以及成品的数量，以便进行物料平衡。

标准操作规程及记录

15.31 应有 SOP 及采取行动的有关记录，合适时还应记录所得结论：

（a）设备组装和验证；

（b）分析仪器及校准；

（c）维护、清洁及消毒；

（d）人事事务，包括资格评定、培训、着装及卫生；

（e）环境监测；

（f）害虫防治；

（g）投诉；

（h）召回；

（i）退货。

15.32　应制定原辅料、内包装材料及印刷包装材料到货接收的 SOP，每次到货接收应有记录。

15.33　接收记录应包括：

（a）交货单及容器上的物料名称；

（b）物料的内部名称和（或）编码［若与（a）不同］；

（c）接收日期；

（d）供应商名称及制造厂名称（如有可能）；

（e）生产商批号或编号；

（f）接收总量及包装容器数量；

（g）接收后给予的批号；

（h）任何相关的说明（例如包装容器的状态）。

15.34　应有原辅料、包装材料及其他物料（视情况而定）的内部标记、隔离及储藏的 SOP。

15.35　每件仪器及设备应有 SOP（如使用、校准、清洁、维护）并置于设备附近。

15.36　应有取样 SOP，其中指定了经授权的取样人员。

15.37　该抽样规程应包括：

（a）抽样方法和抽样方案；

（b）拟使用的设备；

（c）需遵守注意事项以避免物料污染或影响其质量；

（d）取样量；

（e）需要分装样品时的相关规程；

（f）拟使用抽样容器的种类，用于无菌取样还是常规取样以及标签；

（g）需遵守的任何特别注意事项，特别是在对无菌物料或有害物料进行抽样时。

15.38　应有详细描述批号系统的 SOP，旨在保证每批中间产品、待包装产品或成品对应于特定批号。

15.39 用于生产阶段及各包装阶段的批号 SOP 应彼此关联。

15.40 批号 SOP 应保证同一批号不会重复使用，这一点也适用于返工。

15.41 应即时记录分配的批号，例如记录在工作日志上。该记录至少应包括分配批号的日期、产品品种及批量。

15.42 应有各生产阶段物料及产品检验的书面操作规程，描述使用的方法及设备。应记录所进行的检验。

15.43 检验记录至少应包括以下资料：

（a）物料或产品的名称及剂型（适用时）；

（b）批号及生产商和（或）供应商（适用时）；

（c）有关的质量标准及检验程序；

（d）试验结果，包括观察及计算在内和参照的有关质量标准（限度）；

（e）检验日期及编号；

（f）检验人员的姓名首字母；

（g）合适时，应有核对检验及计算结果的日期及检查人的姓名首字母；

（h）放行或拒收（或关于状态的其他决定）的清楚说明，及指定责任人的签名和日期。

15.44 物料和产品应有放行和拒收的书面操作规程，尤其是对由授权人放行的供销售的成品。

15.45 每批产品的发运记录应有序保存以便使用，例如必要时便于召回该批产品。

15.46 应视情况保存主要或关键设备的验证、校准、维护、清洁或修理操作记录，包括日期和进行上述操作的人员签名。

15.47 使用的主要或关键设备、进行产品生产的各个区域应按时间顺序以适当形式记录。

15.48 应有指定清洁消毒操作职责的书面规程，足够详细地描述清洁安排、方法、使用的设备和材料及需要清洗的设施和设备。应遵循上述书面规程。

16. 生产规范

16.1 原则 生产操作应以获得所要求质量的产品为目标，须按照规定清楚的操作规程进行，并符合相关生产和上市许可的要求。

一般原则

16.2 物料和产品的一切处理，如接收和清洁、待检、取样、贮存、贴签、发料、生产、包装和发运等应按照书面规程或指令完成，并作必要的记录。

16.3 应尽量避免与指令或规程不符的偏差。如果有偏差发生，应按照批准的规程处理。认可偏差应有指定人员的书面批准，必要时需质量控制部门参与。

16.4 应根据需要对收率和数量平衡进行检查，以确保差异未超出可接受限度。

16.5 除非不存在混淆或交叉污染风险，不同产品的生产操作不得在同一房间内同时或连续地进行。

16.6 在整个生产过程中，对所有物料、大包装容器、主要设备均应标识，合适时，所使用的房间及包装生产线也应标识，或通过注明正在生产的产品或物料、规格（适用时）和批号进行识别。必要时也应标明生产步骤。在某些情况下，将先前已生产产品的名称记录下来可能会有用。

16.7 生产区应仅限于经批准的人员进入。

16.8 通常，非药用产品不应在药品生产区或使用制药专用设备生产。

16.9 过程控制通常在生产区执行。执行上述过程控制不得对产品本身或另外的产品质量产生任何不利影响（例如交叉污染或混淆）。

防止生产过程中的污染和交叉污染

16.10 使用干燥物料和产品进行生产时，应采取特殊的预防措施，防止粉尘产生和飞扬。应制订相关规定，对空气进行适当的控制（例如供给和排出具有适当质量的空气）。

16.11 应避免一种原辅料或产品被另一种原辅料或产品污染。引起意外的交叉污染的风险源于生产过程中的物料和产品、设备上的残留物、闯入的昆虫和操作人员的服装、皮肤等释放的未经控制的尘埃、气体、颗粒、蒸汽、喷雾或生物体。其中最具危险性的污染物是强致敏物、生物制品（例如活体生物、某些激素、细胞毒性物质及其他高活性物质）。以注射形式给药或应用于外伤、大剂量和（或）长期使用的药品一旦污染，后果可能最为严重。

16.12 为避免发生交叉污染，应采取适当的技术或管理措施，如：

（a）在专用的封闭区内进行生产（如青霉素、活疫苗、活菌制剂和某些其他生物制品）；

（b）进行某品种阶段性生产（生产时间分开）后，应按照经过验证的清洁程序进行必要的清洁；

（c）提供设计得当的气闸、压差、空气供应和排气系统；

（d）将未经处理或处理不彻底的空气再循环或重新进入所引起的污染风险降至最低；

（e）在处理产品和物料时穿戴防护服；

（f）使用有效性已知的清洁和防污染程序；

（g）生产中使用"封闭系统"；

（h）检验残留物；

（i）使用设备清洁状态标志。

16.13 应按照 SOP 定期检查防止交叉污染的措施及其有效性。

16.14 生产易受影响产品的生产区应定期进行环境监测（例如必要时进行微生物和颗粒监测）。

生产操作

16.15 每一生产操作开始以前，应采取措施确保设备和工作场所已处于清洁状态，且没有与本次操作无关的任何原辅料、产品、产品残余物、标签或文件。

16.16 应进行必要的生产过程控制和环境控制，并做记录。

16.17 应制定指示设备或设备供给（例如水、气体）故障的方法。故障设备应停止使用直至消除故障。生产设备在使用后应按照详细的书面操作规程立即清洗。设备应在清洁干燥的条件下单独存放，或以能防止污染的方式存放。

16.18 应规定设备清洗后至下次使用前的储存期限并有相关数据支持。

16.19 灌装前，灌装的容器应清洁。应注意避免并清除任何污染物，例如玻璃碎片和金属微粒。

16.20 与预期产量的每一显著偏差均应记录并进行调查。

16.21 应对将产品从一个区域输送到另一个区域所使用的管道和其他设备进行检查，确保其正确连接。

16.22 应根据书面操作规程对输送蒸馏水、去离子水的管道进行消毒并储存。合适时，其他水管也应一并处理。书面规程中应详细描述微生物污染的处置限度和应采取的措施。

16.23 量取、称量、记录和控制设备和仪器应按预先规定的时间间隔进行维护和校准，并保存相关记录。为保证运转良好，应每天或在进行分析检验前检查仪器。应在仪器所带标签上清楚地指明校准和维护的日期及应进行再校准的日期。

16.24 维护和保养操作不应损害产品的质量。

包装操作

16.25 制订包装操作程序时，应特别注意将交叉污染、混淆或差错的风险降到最低。除非有实体分隔或其他能保证相同效果的制度，不同的产品不应在相邻的包装线上包装。

16.26 包装操作开始以前，应采取措施确保工作场所、包装线、印刷机械及其他设备已处于清洁状态，且无以前使用的与本次操作无关的任何产品、物料或文件。应根据恰当的操作规程及检查清单对包装线进行清场并做记录。

16.27 每一包装工位或线路应标明所处理产品的名称和批号。

16.28 通常，灌封后应尽快贴标。若推迟贴标，应采用恰当的操作规程保证不致发生混淆或贴错标签。

16.29 应对每一印刷操作的正确性（例如代号或有效期，无论是在包装过程中进行的还是另外进行的）进行检查，并做记录。对手工印刷应予注意，对其应定期进行再检查。

16.30 使用切割式标签、离线套印及进行手工包装操作时应当特别注意。通常，卷式标签优于切割式标签，因为其有助于避免混淆。应用自动化电子技术对所有标签进行在线验证对防止混淆有所帮助，但应对电子读码器、标签计数器或其他类似装置进行检查，以保证其正确运行。人工贴标时，应更频繁地检查过程控制情况。

16.31 包装材料上的印刷及模压信息应清晰，且不易褪色或擦除。

16.32 在包装期间，例行的产品在线控制至少应包括以下检查：

（a）包装的整体外观；

（b）包装是否完整；

（c）使用的产品及包装材料是否正确；

（d）套印信息是否正确；

（e）在线监控装置运行是否正常。

从包装线取走的样品不应返还。

16.33 包装期间已经涉及异常事件的产品，只有在经过特别检查、调查及授权人批准后才能重新引入生产过程。应保存这种操作的详细记录。

16.34　在待包装产品、印刷包装材料数量及产出成品单元数目平衡过程中观察到的任何明显或异常的偏差均应进行调查，给出令人信服的解释并做记录后方可放行。

16.35　某一包装操作全部完成后，应销毁印有批号的未经使用的包装材料并记录销毁过程。若要将未印批号的印刷品退库，则应遵照书面操作规程执行。上述规程规定需对未使用材料进行检查后，方可返还。

16.36　在移交授权人以前，生产记录应作为每批产品放行审批手续的一部分进行审核。对任何未达到生产标准或与生产标准不同的情况应进行彻底调查。必要时应进一步调查同一产品的其他批次及其他可能与具体偏差或失误有关的产品。调查结果应制成书面记录并应包括结论及跟进行动。

17. 质量控制管理规范

17.1　质量控制是 GMP 的一部分，涉及取样、质量标准和检验、以及机构和文件，以确保进行了相关检验。在判定质量符合要求之前，物料不得放行使用，产品也不得放行供应或销售。质量控制不仅限于实验室操作，还参与许多关于产品质量的决定。

17.2　我们认为，将质量控制独立于生产非常重要。

17.3　各个生产商都应设立质量控制职能部门。质量控制职能部门应独立于其他的部门设置，并由具有适当的资质和经验的人员负责。该部门必须有足够的资源，以确保能有效可靠地执行所有质量控制方案。质量控制的基本要求如下：

（a）必须有适当的设施、经过培训的人员及经批准的操作规程，以便进行取样及检查；检验原辅料、包装材料和中间产品、待包装产品和成品；并在合适时为实行 GMP 对环境条件进行监测；

（b）原辅料、包装材料、中间产品、待包装产品和成品的取样必须由质量控制部门认可的人员按照批准的方法进行；

（c）验收及验证；

（d）应采用手工和（或）记录仪进行记录，以表明确实已进行了规定的取样、检查和检验程序且详细地记录出现的偏差并进行了充分地调查；

（e）成品应含有与其上市许可中描述的定性、定量组成相符的成分，各成分应具有规定的纯度，包装在适当的容器中，并正确地加贴标签；

（f）应对照质量标准检验物料及中间产品、待包装产品及成品，检查及检验结果应进行记录；

产品评价应包括对有关生产文件的审核及评价，及对偏离指定操作规程的评估；

（g）应保留足够的起始物料及产品样品以便将来必要时对产品进行检验；除非包装为特大规格，留样产品均应采用最终包装形式保存适当时间。若产品包装规格过大，则可保留相当于一个上市包装单位的量。

17.4　质量控制部门的其他职责包括：

（a）制订、验证并实施所有的质量控制操作规程；

（b）评价、维护并保存标准物质；

（c）保证物料及产品容器的正确标示；

（d）确保对药用活性成分（APIs）及产品的稳定性进行监控；

（e）参与与产品质量有关的投诉调查；

（f）参与环境监测；

（g）参与 QRM 项目。

上述操作应按照书面操作规程执行，必要时应做记录。

17.5　质量控制人员应能进入生产区进行必要的取样和调查。

原辅料和中间产品、待包装产品和成品的质量控制

17.6　所有检验应按照各物料或产品的有关书面检验程序中给出的指示进行。在物料或产品批准放行或不予放行之前，应由质量控制部门主管复查检验结果。

17.7　取样应按经批准的书面操作规程进行，对于所取批次物料应有代表性。

17.8　进行取样时应避免污染或其他对产品质量的不良影响。已取样容器应按照要求标记，并在取样后仔细地重新密封。

17.9　在取样期间应注意防止对被取样物料的污染或混淆，或由被取样物料引起的污染或混淆。所有接触物料的取样设备应保持清洁。某些特别危险或强效的物料可能需要规定专门的注意事项。

17.10　取样设备应清洁，必要时，在每次使用前后进行消毒，并与其他实验室设备分开贮存。

17.11 每个样品瓶应带有标签：

（a）取样物料名称；

（b）批号；

（c）被取样容器的编号；

（d）样品编号；

（e）取样人员的签名；

（f）取样日期。

17.12 在物料或产品检验过程中，得到超标结果时应按照经批准的操作规程予以调查。应保存相关记录。

检验要求

原辅料和包装材料

17.13 在放行每一原辅料或包装材料供使用以前，质量控制经理应确保已检验物料在品种、规格、纯度及其他质量参数上与质量标准的一致性。

17.14 应从每一个原辅料容器中取样进行鉴别试验（参见14.14节）。

已制定经过验证的操作规程，保证每一个原辅料的容器均已正确标识时，允许仅从部分容器取样。

上述验证至少应考虑以下方面：

— 生产商和供应商的性质、情况及他们对 GMP 要求的理解；

— 原辅料生产商的质量保证体系；

— 进行原辅料生产和质量控制的制造条件；

— 原辅料的性质及所应用的药品产品的性质。

在这种体制下，下列情况中有可能承认某种经验证的操作规程，以豁免对每一进厂的原辅料容器进行鉴别试验的要求：

— 原辅料来自一个产品生产商或工厂；或

— 原辅料直接来自生产商或包装在生产商提供的密封容器中，具有可靠的历史记录。而该生产商的质量保证体系是由买方（该药品的生产商）或官方认可机构定期审计的；

上述操作规程不可能在以下 2 种情况中获得符合要求的验证结果：

— 由中间商（例如代理人）提供原辅料，制造商来源不明或没有经过审计时；或

— 应用于注射给药产品的原辅料。

17.15 每批印刷包装材料应在接收后进行检查。

17.16 只要生产商通过对供应商的检验结果进行适当的定期验证（见8.8及8.9节）及对供应商能力进行现场审计，证实了供应商检验的可靠性，就可以接受供应商提供的检验证书来代替生产商的全检（17.15节不受上述规定影响）。检验证书应为正本（非复印件）否则应有关于其真实性的保证。上述证书至少须包含以下信息[7]：

(a) 出品供应商身份标识（名称和地址）；

(b) 主管官员的签名及关于他/她资格的说明；

(c) 所检验物料的名称；

(d) 所检验物料的批号；

(e) 使用的质量标准及方法；

(f) 所得检验结果；

(g) 检验日期。

过程控制

17.17 过程控制记录应予以保存，并构成批记录的一部分（见15.25节）。

成品

17.18 对于每一批药品，在放行前应在实验室进行适当的测定，检验其与成品质量标准的符合情况是否令人满意。

17.19 应拒收未能达到所制定的质量标准或任何其他相关质量标准的产品。

批记录审核

17.20 在移交授权人以前，质量控制记录应作为批放行审批手续的一部分进行审核。对任何未达到其标准或与标准不同的情况应进行彻底调查。

必要时应进一步调查同一产品的其他批次及其他可能与具体偏差或失误有关的产品。调查结果应包括结论及跟进行动，应做书面记录。

17.21 每一批成品的留样至少应保存至其有效期后一年。成品通常应保存在其最终包装中，并在建议条件下贮存。若生产的成品包装容器过大，可少取一些样品保存在恰当的容器中。活性原辅料的样品应至少保留至相应成品的有效期后一年。除稳定性较差的原辅料外，其他原辅料（不包括溶剂、气体和制药用水）应至少保留两年。物料及产品的留样量应足以完成至少两次完整的复检。

稳定性研究

17.22 质量控制人员应对药品成品（必要时还应包括原辅料及中间产品）的质量及稳定性进行评价。

17.23 质量控制人员应根据与贮存条件相关的稳定性试验结果制定产品有效期及货架期质量标准。

17.24 应制定并实施包含以下要素的持续稳定性考察的书面计划，例如：

（a）所研究药品的完整描述；

（b）全套检验项目及方法，对所有效价、纯度及物理性质测定进行描述，并有文件证明这些检验指示了产品的稳定性；

（c）关于包含足够考察批数的规定；

（d）每一药品的检验计划表；

（e）关于特殊的贮存条件的规定；

（f）关于足够的留样量的规定；

（g）对所产生全部数据资料的总结，包括对整个研究的评价和结论。

17.25 在产品上市之前，以及某些参数如产品的工艺、设备或包装材料等发生重大变更之后应确定其稳定性。

参 考 文 献

［1］Good manufacturing practices for pharmaceutical products. In：WHO Expert Committee on Specifications for Pharmaceutical Preparations. Thirty – seventh report. Geneva, World Health Organization, 2003 （WHO Technical Report Series, No. 908）, Annex 4.

［2］Validation of analytical procedures used in the examination of pharmaceutical materials. In：WHO Expert Committee on Specifications for Pharmaceutical Preparations. Thirty – second report. Geneva, World Health Organization, 1992 （WHO Technical Report Series, No. 823）, Annex 5.

［3］EudraLex — Volume 4. Good manufacturing practice （GMP） Guidelines. European Commission. （http：//ec. europa. eu/health/documents/eudralex/vol –4/ index_ en. htm） .

［4］Pharmaceutical Inspection Convention, Pharmaceutical Inspection Co – operation Scheme （PIC/S） . In：Guide to good manufacturing practice for medicinal plants, Geneva, PIC/S Secretariat, 2000.

［5］Quality assurance of pharmaceuticals. WHO guidelines, related guidance and GXP training modules. Geneva, World Health Organization, 2013 （CD – ROM） .

［6］Good manufacturing practices for pharmaceutical products, Part one. In：WHO Expert Committee on Specifications for Pharmaceutical Preparations. Thirty – second report. Geneva, World Health Organization, 1992 （WHO Technical Report Series, No.

823), Annex 1; and in: Quality assurance of pharmaceuticals. A compendium of guidelines and related materials. Vol. 2, 2nd updated edition. Good manufacturing practices and Inspection. Geneva, World Health Organization, 2007; and in: Quality assurance of pharmaceuticals. WHO guidelines, related guidance and GXP training modules. Geneva, World Health Organization, 2013 (CD – ROM).

[7] Model certificate of analysis. In: WHO Expert Committee on Specifications for Pharmaceutical Preparations. Thirty – sixth report. Geneva, World Health Organization, 2002 (WHO Technical Report Series, No. 902), Annex 10.

附录3 药品采购机构的质量保证体系规范

背景

2005 年，世界卫生组织（WHO）药品标准专家委员会在瑞士日内瓦召开会议，通过了药品采购机构质量保证体系范本（Model quality assurance system for procurement agencies，MQAS）。这一范本作为 2006 年技术报告丛书 937 附录 6 出版。随后，一些采购组织开始执行 MQAS 中提出的建议。一些援助机构［包括全球抗击艾滋病、结核病和疟疾基金（GFATM）］将 MQAS 作为其使用资金时进行药品采购时质量保证条款的一部分。另外，还有一些组织也建立了评估采购机构履行和遵守 MQAS 水平的手段。

2011 年 8 月在日内瓦举行的 WHO/ GFATM 基本药物质量保证联合利益相关者会议，会者商定，由以下组织组成工作组：人类药用产品委员会（CHMP）、皇冠代理 Crown Agents、全球药物基金（GDF）、红十字国际委员会（ICRC）、国际开发协会（IDA）、无国界医生组织（MSF）、健康管理科学（MSH）、供应链管理伙伴关系（PFSCM）、全民质量药物（QUAMED）、国际抗结核和肺病联盟（联盟）、联合国儿童基金（UNICEF）、联合国项目事务厅（UNOPS）以及美国国际开发署（USAID）。成立工作组的目的在于制定一个统一的评估工具，供各方使用，以便更好地利用资源，协调采购机构评估，努力实现采购机构评估结果的相互承认，并参与 MQAS 的修订。

2012 年全球基金秘书处通过竞争选拔，聘请了一名顾问，其职责在于审查现有的 MQAS，并向世界卫生组织提出建议（如果确定需要改变或更新 MQAS），依照现有的 MQAS 审查采购机构使用的工具，以通过协商过程，根据 MQAS 为采购机构的评估制定一个协调工具。

全球基金在 2012 ~ 2013 年期间举行了 4 次非正式会议，讨论 MQAS，收到的评论，工具草案，取得的进展和前进的道路。从 MQAS 的第一次出版及许多组织的使用的情况来看，为了能够适应当前的发展，MQAS 应及时进行修订

在荷兰阿姆斯特丹举行的世界卫生组织药品标准专家委员会第 47 次会议上提交了修订 MQAS 的第一个提案。专家委员会第

47 次会议报告（世界卫生组织技术报告系列，第 981 号）中的建议摘录如下：

8.1 采购机构质量保证系统文件范本的修订

2005 年 10 月，专家委员会批准了采购机构的质量保证系统文件范本（MQAS），从那时起已经有很多组织采用了该系统。2011 年 8 月召开的 GFATM – WHO 共同会议上，世界卫生组织（WHO）与 GFATM 一致认为需要对 MQAS 进行修订，并认为采购机构还需要一个评估工具。对 MQAS 进行了回顾并提出了修订建议；制定了供主要采购组织与机构使用的评估工具。上述活动都进行了磋商程序。值得注意的是在此过程中并非所有的采购组织都使用该系统。

2012 年，GFATM 组织了两次非正式会议，审议了 MQAS 与新评估工具的工作进展。按照专家委员会磋商程序，2012 年 8 月，世界卫生组织发布了修订后的 MQAS 及评估工具并征求意见。根据收到的意见和建议，修订后的 MQAS 草案及收到的建议一并提交给了专家委员会。

专家委员会对收到的建议进行讨论后提出了一些对草案的补充修改意见。专家委员会支持对 MQAS 的修订并关注该项工作的进展。

8.2 基于质量保证系统文件范本的评估工具

2011 年 8 月，世界卫生组织和 GFATM 认为需要在修订 MQAS 的同时，也需要为采购机构提供一个评估工具。建议在 MQAS 基础上制定评估工具。2012 年，完成了该评估工具的草案并公开征求意见。2012 年 8 ~ 12 月，按照试验程序对该草案进行测试，之后会根据测试结果对该工具进行审核和修订。

专家委员会同意在 MQAS 的基础上建立新的评估工具并对 GFATM 资助表示感谢，委员会还关注了目前的进展。委员会认为应将评估工具作为 MQAS 的附件发布。

2012 年期间，不同采购药物的组织在试点阶段（2012 年 7 ~ 12 月）使用了评估工具草案。在 2013 年 2 月 7 日和 8 日通过全球基金安排的工作组期间，在日内瓦全球基金办公室审议了在 MQAS 上收到的评论以及基于使用评估工具（评估采购机构）的补充意见 。

第四次非正式协商于 2013 年 6 月举行，讨论对 MQAS 新增备忘录以及用于评估采购机构的新开发的备忘录。修订的 MQAS 和使用备忘录的目的在于促进和确保所有采购机构遵循相同的标准。准备了检验报告的模型格式。产品问卷被审查。

在第 48 次会议期间，世界卫生组织药品标准专家委员会通过了更新的 MQAS 与附录 6 机构间药物产品问卷的替代文本，以及附录 14 药品生产质量管理规范指南：检查报告模板。此外，建议使用备忘录，并作为附录 4 在第 48 次技术报告（世界卫生组织技术报告系列，第 986 号）中公布。

术语

模块 I

采购机构的一般要求

Ⅰ.1　介绍

Ⅰ.2　物理资源

　Ⅰ.2.1　设施

　Ⅰ.2.2　设备

　Ⅰ.2.3　车辆和运输

　Ⅰ.2.4　财务系统

　Ⅰ.2.5　人力资源

Ⅰ.3　政策和标准文件

　Ⅰ.3.1　质量手册

　Ⅰ.3.2　标准操作程序

　Ⅰ.3.3　变更控制政策及处理方法

　Ⅰ.3.4　行为准则

　Ⅰ.3.5　利益冲突的指导原则

　Ⅰ.3.6　认证产品、制造商和供应商目录

　Ⅰ.3.7　记录的维护

　Ⅰ.3.8　合同管理

模块 II

认证

Ⅱ.1　介绍

Ⅱ.2　认证的原则

　Ⅱ.2.1　WHO 基本药物目录

　Ⅱ.2.2　认证的标准

　Ⅱ.2.3　主要人员和职责

　　Ⅱ.2.3.1　负责认证的工作人员

　　Ⅱ.2.3.2　负责产品数据评估的工作人员

　　Ⅱ.2.3.3　负责生产现场检查的工作人员

　Ⅱ.2.4　认证的关键步骤

　　Ⅱ.2.4.1　步骤1：征求信息

　　Ⅱ.2.4.2　步骤2：接收产品信息

　　Ⅱ.2.4.3　步骤3：筛选产品信息

　　Ⅱ.2.4.4　步骤4：评估产品信息

　　Ⅱ.2.4.5　步骤5：计划、准备和进行检验

　　Ⅱ.2.4.6　步骤6：完成评估过程

术语

下面给出的定义适用于本指南中使用的术语。在其他语境中可能会有不同的含义。

问责：个人或组织应承担对其他个体、团体或乃至公众的行为和活动的义务和责任。在问责和透明度之间有一些重叠（见下文）。

活性药物成分：药物产品中具有治疗活性的物质或化合物（成分）。

负担能力：人们支付其需要药品的价格的能力。

授权人：对产品出厂以及销售负有责任的个人（生产团队中关键人员之一）。在一些 GMP 指南和法律文件中，用有资质的人来论述类似的职责。

生物利用度：药物制剂中活性药物成分或活性部分，在作用靶点发挥作用的速率与程度。

如果两种药物产品具有药剂学等效性或药物替代性，并且在相同条件下服用相同剂量的药物后，两种药品的峰浓度（C_{max}）、达峰时（T_{max}）与总暴露量（药时曲线下面积，AUC）等生物利用度参数相似，其接近的程度可以预期将有基本相同的治疗作用，则可认为两种药品具有生物等效性。

变更控制：正式制度，由合格的学科的合格代表，审查可能影响已验证状态的建议或实际变化。其目的是确定是否需要采取行动，以确保系统保持在已验证状态。

竞争性招标：采购药品的程序，使许多供应商参与竞争。采购是在供应商为响应公告而提交的报价的基础上完成的。

有效：对某些活动产生预期效果的程度表述。

效率：活动的结果与相应的资金、资源和时间等方面的投入之间的关系。

基本药物：能够满足大多数人口健康护理需要的药品。WHO专家委员会负责基本药品的筛选并每两年更新一次 WHO 基本药品目录。各国可根据这一目录建立本国的基本药品目录。

仿制药品：在不同的领域对仿制药品的定义和解释略有不同。因此，应尽可能避免这个词语而用多来源药品（见下文）来替代仿制药品。多来源药品可以采用批准的非专利名（通用名称）或商品名（专利名）上市销售。多来源药品还可以与原研发产品不同的剂型和（或）规格上市。当采用仿制药品这一术语时，通常意味着该药品与原研发产品具有可互换性，在原研发药厂的专利和专营权到期后，不需要原研发药厂的授权就可以进行生产和销售。不应将本术语与活性药物成分的通用名混淆。

仿制替代：用商品名或通用名上市，用一种等效的药品替代另一种药品的策略，通常是用含有相同活性成分的廉价药品替代已有的上市药品。

药品生产质量管理规范（GMP）：是质量保证体系的组成部分，旨在通过质量控制，生产质量稳定、一致；满足使用要求并符合上市药品质量要求的药品。

指标：直接或间接地用于度量变化以及评估实施的程序或计划是否达到与预期目标的判断标准。指标应符合清晰、可用、可测量、可靠及有效（见下文）的要求并能得到主要利益相关者的认可。

原研药品：一般地，原研药品是指通过了药品管理机构的质量、安全性与有效性评价，第一个获得上市许可的药品（通常是专利产品）。如果一个药物已经应用了很多年，也许不能被认定为原研产品。

检查：通常在现场进行的官方检查，符合本文件所述的世界卫生组织药品生产质量管理规范生产规范。在某些情况下，可以在现场检查之外进行文件的非现场审查。

可互换性：一种可互换的药品是指与对照（参比）药品具有治疗等效性，在临床实践中可以替代对照药品使用的药品。

国际非专利名称：基于活性成分的通用科学名称。WHO 负责对药用物质进行国际非专利名称的命名工作。

立法：制定法律的第一阶段，在这个阶段由政府的立法机构对某个主题建立相关法律，比如药品管理法。法律用条款的形式对利益相关方的地位、权利和义务进行了规定（另见下文的法规）。

许可制度：国家对各种机构或组织具有生产、进口或者供应药品的许可；药品供应机构应具备各种资质的人员以及各种机构或人员可以从事药品配送及销售的法律规定。

生产（制造）：物料及产品的采购、药品的生产、质量控制、出厂以及成品的储藏、配送、相关控制的全部或部分过程。

上市许可：药品管理机构对安全性、有效性和质量进行评估后签发的批准药品上市或销售的法律文件。除其他内容外，该文件必须包括产品的名称、剂型、包括辅料在内的单位剂量的处方（如有应使用国际非专利名称或者国家通用名称）、货架期、储藏条件及包装特性。该文件对批准的依据进行了表述（比如"本品必须符合申请资料及补充修订文件中的所有规定。"）。上市许可文件还包含经批准后供卫生专业人士和公众使用的产品资料、销售种类（处方或非处方药品）、许可证持有者的名称和地址以及许可证的有效期限。一个产品一旦获得到上市许可后，将被收录在获得许可的药品目录中－注册产品－即通常所说的"注册"或"已注册"。上市许可有时也可视为"产品许可证"。

药品： 用于人类或兽医用途的任何物质或药物产品，旨在修改或探索生理系统或病理状态，以便使用者受益。在本文中，医药和药品（见下文）可互换使用。

药品管理机构： 管理全部药品监管活动的国家机构，包括至少符合国家医药立法的所有以下功能：

- 新产品的销售授权和现有产品的变化；
- 质量控制实验室测试；
- 监测药物不良反应；
- 提供药物信息和促进药物合理使用；
- 药品生产质量管理规范（GMP）检查和制造商，批发商和分销渠道的许可；
- 执法行动；
- 监测药物的利用率。

药物立法： 应组织药物活动的法律条件（另见上述立法）。

多来源（仿制）药品： 药剂学等效或药剂学替代药品，可以是疗效相同或不相同的药品，多来源药品就是治疗等效的可互换的药品。

国家基本药品目录： 被某个国家批准并公布的基本药品（如上文所定义）目录，通常，包括主要医院在内的所有卫生机构都在使用该目录。

药物制品： 参见药品。

认证： 是指针对所需的产品或服务而开展的工作，包括指明所需要的产品或服务；寻找有兴趣提供产品或服务的企业；根据质量标准对提供的产品或服务进行检测；对准备按照常规 GMP 标准生产产品或提供服务的设施和场地进行检查。由经过培训并具有资质的检查人员按照常规标准，对产品、服务及生产设施和场地进行检查。产品一经被批准，而且用于运输指定产品或提供服务的设施也被批准，应将批准的信息告知其他的采购机构。不管其组分是什么、产地在何处、在何处注册，所有的药品都要进行认证，但是采购代理在对供应商进行评估时，对资料的数量和类型的要求可能会有所不同。

采购：购买或获取人用药品、疫苗或营养制品的过程。在本文件中，采购是指通过包括认证和后续监督程序在内的认证程序对产品及生产企业的预选过程，按照规定的采购机制、储藏和分销从获得认证的生产企业（与特定的产品相关）购买通过认证的产品。

采购机构：任何购买或获取人用药品、疫苗或营养制品的组织。在这些指导原则文件中，通常是指一个非营利组织、非政府组织（NGO）或某个联合国机构。在这份文件的文本中，采购机构被定义为购买药品、疫苗或其他的卫生相关产品或者涉及这些产品的认证、采购、储藏和分销的组织。

产品资料：在本文件中，产品资料是指由生产企业或供应商为使产品通过认证，按照采购机构指导原则中规定的任何一种格式提供的药品相关信息（包括产品文件、产品调查表或者其他的格式）。

验收：对任何机构、系统及设备被正确安装并（或）能正常工作且能产生预期结果所采取的行动或证明文件。认证通常是验证的一部分（起始阶段），但认证步骤的累加并不能组成完整的验证。在本文中，认证是指证明供应系统能提供符合常规质量及要求的产品，产品能够满足用途项下质量规定而采取的措施和行动。

质量保证：质量保证是一个非常宽泛的概念，包括了影响产品质量的所有独立或者综合因素，是为确保药品具有满足使用要求的品质而采取的所有相关措施的总称。

质量控制：质量控制是与产品的抽样、质量标准和检测相关的过程，质量控制还涉及采购机构的文件和接受/拒收程序，这些程序确保必要的相关检测能被真正落实，确保不合格的起始物料、中间体和成品不被使用、销售或者供应。

法规/条例：立法过程的第二阶段（第一阶段为立法）。制定法规的目的是提供司法工具达到立法的行政和技术目标。

可靠性：在不同的时间、环境下，对不同人员进行的同一测量所得结果一致性程度的表述（也参见有效性）。

可靠的药物需求量化：根据调整的过去消费者或预期的疾病

模式和标准治疗，仔细评估每种药物所需的数量，可以期望合理地满足实际需要。

严格监管机构（SRA）：监管机构是：

（a）作为人类使用药品注册技术要求国际会议（ICH）的成员（详见 www.ich.org）。

（b）作为欧洲自由贸易协会（EFTA）的 ICH 观察员，由瑞士和加拿大代表（可能不时更新）。

（c）通过具有法律约束力的相互承认协议〔包括澳大利亚、冰岛、列支敦士登和挪威（可能不时更新）〕与 ICH 成员相关的监管机构。

透明：法律上的透明是指：

— 以书面形式制定政策和程序，并公开出版这些书面文件；

— 向公众公开决策的理由（也参见上文的问责）。

验证：根据 GMP 原则证实任何程序、过程或方法能确实并持续获得预期结果的证明性文件和行动（也参见上文的认证）。

有效性：测量人员对特性参数的实际测量结果与预期结果一致性程度的表述（也参见上文的可靠性）。

变化：对批准的产品调查表或产品档案的变化，包括例如配方，规格或制造过程的变化。

WHO 证书：WHO 关于国际贸易中药品质量认证计划规定的药品质量证书[1]。

1　1 世界卫生组织。WHO 关于国际贸易中药品质量认证计划。日内瓦，WHO，2000. WHO/EDM/QSM/2000. 2

（http：//www.who.int/medicine/organization/qsm/activities/drugregul/certification/certifschemes.html）。

模块 I
采购机构的一般要求

I.1 介绍

　　采购机构通常不得不使用稀缺的资源采购和供应药品及保健产品。在许多案例中，当从不合格资源采购时，产品质量将会大打折扣。采购机构要面对各种类型的组织、供应商和客户，包括药品监管机构、制造商、质量控制实验室、合同制造商、合同实验室、贸易商、经纪人、分销商和药房。质量保证体系可以确保与这些合作伙伴的最终交易中，能采购到最佳质量的药品和保健产品（以下统称为产品）。

　　本模块论述了对采购机构的一般要求，包括如建筑物，设备和人员的物理资源，和确保采购中关键活动一致性所需的文件政策、标准和程序。因此在这个模块中描述的对采购机构的要求，也适用于在后续模块中包括的所有活动。

I.2 物理资源

I.2.1 设施

I.2.1.1 办公室

　　采购机构应具备足够的办公空间容纳所需的人员和进行的活动。

I.2.1.2 仓库

　　采购机构应有足够的空间存储和保留所有与采购关键活动有关的物品，包括产品文件，产品样品，库存，报告，文件和其他记录。样品和产品应在产品标签上标明合适的存储条件，例如温度、湿度或避光。存储条件要求的细节将在模块Ⅳ中列出。应有足够的空间存放设备、文具和材料，以便妥善分发。分配要求的细节将在模块Ⅴ中列出。

I.2.2 设备

I.2.2.1 计算机

　　药品采购中使用计算机可以提供便捷，但不能取代有效程序。当正确使用时，计算机化将会加速复杂的工作，增加准确性而且使重复的工作自动化。工作人员在使用计算机化系统之前，必须进行全面的培训。采购的许多方面适合计算机化，包括需求规划、预算管理、财务分析、文件准备、向客户提供批次的可追溯性以及报告和库存控制。同时，应按要求制作硬拷贝（打印件），以提供活动的书面证据。

Ⅰ.2.2.2 软件

所选软件应满足其预期的用途。所使用的程序应能够可靠和准确地提供所需的质量和管理数据。操作界面应是用户友好的，工作人员应在使用前受到充分的培训。在可能的情况下，使用程序之间应该相互兼容，以便数据可以在它们之间传输，而不必重新输入。如果采购机构和制造商之间通过电子手段交换信息，应安装有适当的程序。应建立适当的安全系统，以防止未经授权的访问，更改计算机记录和报告。备份系统必须到位，以防止数据丢失。必须定期安装、配置、使用和更新高质量的病毒防护程序和防火墙，以防止未经授权的访问和数据丢失。

技术支持应确保软件和安全系统保持有效和及时更新。

根据标准操作程序（SOP）要求，确保定期进行数据备份。

备份数据应存储在适当的条件下（例如防火），并且是具有访问权限的安全环境。

操作系统应该满足在将来保备份数据需要可访问时可以读取。

Ⅰ.2.2.3 硬件

配置的硬件应能有效地使用必需的软件。保证系统有充分的容量和内存用于扩展，以及足够的输入输出设备，包括高质量的打印机。能够接入因特网及内部网络（LAN）以便于交换数据。应有适当的维护及升级计划以确保系统保持功能。

Ⅰ.2.2.4 通讯

具备电话和电子邮件系统，以确保即时通信。

Ⅰ.2.2.5 家具

适当的办公家具，包括书桌、椅子、书架、衣橱、文件柜和其他所需的家具。

Ⅰ.2.2.6 办公设备

提供办公设备并保持正常工作。

Ⅰ.2.2.7 文具和消耗品

采购机构应提供文具以便职员能够进行相关的工作，包括纸张，印有抬头的信笺、名片和印刷好的表格。应提供电脑耗材，包括打印机墨盒和打印纸以及未包括在维护合同中的需替换部分。

Ⅰ.2.3 车辆和运输

由于采购代理机构负责产品的运输和分销，应提供相应的运输能力以确保产品的质量（详见模块Ⅴ）。

Ⅰ.2.4 财务系统

根据需要采购机构应能够进行国内和国际金融交易。必须有资金来确保经营的可持续性。

应建立会计制度。应定期进行财务审计。

如果采购机构是较大组织的一部分，它应该有足够的自主权和（或）有效的制度，使其能够立即进行其所有财务交易。

Ⅰ.2.5 人力资源

Ⅰ.2.5.1 人员

应有足够数量的受过适当培训和教育，并具有经验的人员来执行关键任务。负责关键任务的部门所需的工作人员人数将取决于来源和供应的产品的活动和数量。

还应提供足够的支持职员来履行秘书职责、组织职责和会计职责以及提供法律支持。

主要人员应包括负责质量保证，认证，采购，储存和分销的人员。负责质量保证的人也可以负责认证。负责质量保证/认证的人员和负责采购的人员应彼此独立。不应进行相互的汇报。

应遵守国家法规，例如，负责人购买，储存和分销药品的过程要求遵守国家法规。

模块Ⅱ～Ⅴ中描述了负责不同关键活动的工作人员的职责。

Ⅰ.2.5.2 资格和经验

负责质量保证、认证、采购、储存和分配的人员应在其各自领域内具备充分的资格、知识和经验（见模块Ⅱ～Ⅴ）。

Ⅰ.2.5.3 员工守则

所有工作人员都应遵守行为准则指导其所有的专业活动。有关员工守则的更多细节见第Ⅰ.2.4节。附件1中有员工守则的范本。

Ⅰ.2.5.4 保密

至关重要的是，为采购机构工作的任何人获得的所有信息都被视为机密。从公司和制造商获得的大多数信息都是产品特定的，可能是在申请专利保护的，并将是商业敏感的。作为与采购机构合作的当事方，审查制造现场产品档案的人员和能够看到检查评估期间所有信息的人员，应严格履行保密和专有政策。

必要时还应签署保密协议。这种协议的例子见附件2。其他信息可见附件3（利益冲突指导原则范本）。

I.2.5.5　利益冲突

在进行任何工作之前，参与关键活动的关键员工（例如质量保证、预评审、采购和标准制定）应签署一份利益声明。根据他们的利益声明，他们应同意机构认为其适合从事的指定工作，并在岗位上履行其职能。

他们应该确保他们在利益声明中披露的信息是准确的，没有任何真实，潜在或明显的利益冲突情况是他们知道的，还要确保他们与下列一方没有财务上的或其他的利益及（或）产生关系：

■ 可能披露在声明中所述评价活动过程中任何机密信息，而获得商业利益；

■ 可能对评估活动的结果具有既得利益，包括其受评估产品的制造商和竞争产品的制造商。

员工承诺在其情况发生任何变化时，应当及时通知采购机构，例如，员工在采购机构工作期间出现的变化涉及的利益冲突。

I.2.5.6　职务说明

对所有关键人员应有书面的职务说明，以明确其职责。人员及其主管应对工作描述进行签名并注明日期。

I.2.5.7　组织结构

采购机构应有一个已经授权的现行组织结构图，明确负责人的职位、名称和报告路线。组织结构图应根据职务说明反映职责和报告路线。

I.3　政策和标准文件

文件是质量保证体系的重要组成部分。采购机构应有一个全面的文件基础框架，其中应包括政策、准则、规范、标准、手册、程序、记录和相关文件。

应按照批准的书面程序，以标准化的方式执行和记录每个部门的所有活动。

MQAS文档系统的主要元素如下所述。

Ⅰ.3.1 质量手册

采购机构应具有质量手册。这种手册的目的是记录管理层定义的与采购机构从事各种活动有关的质量政策。根据该机构的活动和目标，应有政策声明和质量政策，以及描述每个部门或部门在认证和后续采购、储存和分配方面的政策的文件。

质量手册应至少包括：

（a）质量政策声明，至少包括以下内容：

（ⅰ）管理层声明其将提供服务的标准；

（ⅱ）致力于建立，实施和维护有效的质量管理体系；

（ⅲ）管理层致力于提供优秀的专业实践、有质量的活动及服务；

（ⅳ）管理层对遵守本指南内容的承诺；

（ⅴ）要求采购机构内所有活动有关人员熟悉其工作中涉及的质量、政策和程序的执行文件。

（b）采购机构的结构（组织图）。

（c）业务活动和职能活动，以便明确界定责任的范围和限度。

（d）概述采购机构质量管理体系中使用的文件结构。

（e）一般内部质量管理程序。

（f）涉及的具体程序，利益冲突和行为守则。

（g）员工需要具备的适当资质、经验和能力的相关资料。

（h）工作人员的初任培训和在职培训的相关资料。

（i）内部和外部审查政策。

（j）实施和验证纠正和预防措施的政策。

（k）处理投诉的政策。

（l）执行质量管理体系的管理评审的策略。

（m）处理超出限度（OOS）结果的策略。

（n）选择服务提供商和供应商的政策，包括预评审的参考。

（o）存储和分发产品的政策。

一旦确定了质量政策，就应该由采购机构定期实施、维护、审查和修订。

Ⅰ.3.2 标准操作程序

采购机构应为采购机构中所有活动制定明确和详细书面的标准操作程序。质量风险管理（QRM）原则可用于确定 SOP 的范围和程度。每个 SOP 的内容，特别是附在附录中的每一项行动的逐步过程的描述及经核准的记录或报告格式（如下），都应反映特定采购机构的行动。

SOP 应由程序负责人起草。应按照关于编写 SOP 的一个 SOP 操作，以确保其设计、格式和布局的一致性。如何编写 SOP 见附件 4。

定期审查 SOP。

I.3.2.1 格式和布局

SOP 应以采购机构批准的格式编写，并由授权人员正式批准（签字并注明日期）。SOP 应使用清楚明确的语言。采购机构的名称及（或）标识应包括在每个 SOP 的首页。

I.3.2.2 标准操作程序的元素

SOP 应至少包含下列的元素：

名称和编号

每个 SOP 应该有一个标题。标题应明确说明其描述的活动。编号系统有助于识别 SOP 所指的活动或部门。

目的

这个部分应描述 SOP 是完成什么任务及（或）达成什么目的。

范围

这个部分应描述 SOP 适用的水平、深度或广度。

政策（可选部分，如果不包括在其他地方）

这个部分应反映采购机构关于此特定活动的政策。

职责

这个部分应列出负责执行程序中涉及活动的负责人和（或）部门。应指明员工和（或）部门的位置而不是姓名。

行动

这个部分应描述从过程的开始到结束，要执行的活动所遵循的操作步骤顺序。行动步骤应以命令形式书写，并且应被编号。建议明确每个步骤的负责人。这可以通过将负责人的职位（岗位名称）放在每个步骤旁边的方括号中，或通过在"责任"标题下列出的职位旁边指明相关步骤的编号来完成。当一个步骤应遵循其他程序时，应在此特定步骤中引用适用的 SOP。

文件分发和回收

文件应被小心地分发。使用者处不应该存在被替代的或废弃的 SOP。应列出分发 SOP 的部门及（或）责任人（岗位）。

修订

在"历史"项下，应记录下来：SOP 的每次改变的日期，负责审查的员工，改变的内容和改变的理由。这个部分能够证明采购机构提供 SOP 修订的历史。

附件

活动中的任何将要完成的或维护的记录部分应有一个标准化的格式。提前定义并核准这些格式是有用的。经批准的标准格式应是 SOP 的一部分，并且是作为 SOP 的一个附件。

Ⅰ.3.2.3 标准操作规程应涵盖所有的活动

应该有书面 SOP 反映采购机构活动，并确保操作，任务或活动具有一致性。

以下清单列举了 SOP 可以涵盖的活动的例子。在本指南的每个模块的末尾提供了更具体的列表：

— 如何编写一个标准操作程序（参见附件 4）；
— 解决投诉问题；
— 文件/记录控制；
— 自检；
— 解决召回问题；
— 环境监测（例如温度）；
— 供应商能力监测；
— 识别和报告假、冒、伪、劣（SSFFC）产品；
— 评估反馈；
— 从供应商或制造商订购产品；
— 储存产品；
— 储存产品文件；
— 处理样品；
— 库存管理和库存控制；
— 温度和相对湿度的控制、监测和记录；
— 处理需要特殊储存条件的材料和（或）产品；
— 预算管理；
— 财务分析；
— 供应给客户的批次的可追溯性；
— 计算机使用人员的密码控制；
— 如何进行数据的备份和存储；
— 订购、存储和处理消耗品；
— 管理银行账户的签署者；

— 会计制度的管理；

— 执行审计财务；

— 准备和管理行为准则；

— 建立和维护保密协议；

— 建立和执行保密协议；

— 准备岗位说明；

— 编制组织图；

— 编写质量手册；

— SOPs 的分布和检索；

— 更改控制；

— 处理变更；

— 管理记录和档案；

— 建立和维护合同。

每次对 SOP 进行审查和修订时，过期版 SOP 应从所有使用者处删除，并用更新版进行替换。同时应记录这个过程。部门和（或）负责人应确认收到更新版的 SOP 的。应对使用经修订 SOP 的人员进行适当的培训。

I.3.3 变更控制政策及处理方法

I.3.3.1 变更控制

采购机构应有变更控制的政策和程序。代理机构应设计相关政策用来管理变更，例如变更程序，变更内部过程或变更前提。该程序应描述启动变更时所遵循的步骤，通过变更或拒绝变更的审批的流程及对变更请求中风险和影响的评估进行审查。

I.3.3.2 变化处理

还应该有处理认证产品变化处理程序。变化包括影响活性药物成分（API），制剂，制造方法，分析测试方法或认证产品的包装的。该程序应确保这些变化在新批次制造之前或在交付和发布之前向采购机构报告。

管理产品信息变化的细节在模块Ⅵ中给出。

I.3.4 行为准则

采购机构应设计，授权和实施一个书面行为准则。

行为准则应描述采购机构中关于工作人员在工作中的行为规范。所有人员应遵循这一准则。

行为准则应能指导工作人员在各种情况下的适当行为。准则可包括下列内容：

— 介绍和目标；

— 主要职责；

— 个人职责；

— 安全性；

— 专业能力；

— 资格和经验；

— 行为；

— 诚信和态度；

— 服装、健康和卫生；

— 管理关系；

— 标准操作程序；

— 旅行和住宿；

— 保密和利益冲突；

— 文件和记录；

— 合同和职权范围（TOR）；

— 产品文件、评估和检查；

— 取样；

— 评估和检验报告；

— 提供信息和建议。

I.3.5　利益冲突的指导原则

采购机构应制定一项关于所有人员（包括外部专家和顾问）应遵守的利益冲突的政策。附件3提供了关于利益冲突的准则的范本。

该文件应至少阐述以下几点：

— 介绍和目标；

— 定义和原则；

— 职责；

— 保密；

— 公正。

I.3.6　认证产品、制造商和供应商目录

根据产品数据和信息评估的结果以及生产现场检查的结果，采购机构应有制订和维护认证产品、制造商和供应商目录的程序。该目录中产品和制造场所应该是特定的，即一个或多个进行

被认证的产品，应在通过认证的生产企业制造。

认证项目主要负责人应负责目录内容的添加和删除。

对生产企业的产品文件、药品生产质量管理规范、药品储存质量管理规范和药品分销质量管理规范的执行情况进行检查和评估后，采购机构应制定反映认证产品和生产企业状态的目录。

当前包括认证产品和供应商的目录应被授权和访问控制。目录应由授权人员维护。

目录至少应包含下列数据：

— 制造商的名称和实际生产地址，包括与每个产品相关的批准的制造地点；

— 产品详细信息，包括商品名称，国际非专利名称（INN），剂型，剂量和包装尺寸；

— 最后（预）认证的日期。

I.3.7 记录的维护

应以适当有条理的方式保存所有操作的记录。

在一定时间范围内，应有足够的区域存储记录，包括产品信息，制造商信息和检查报告。由于可能涉及机密信息［包括制造、测试和（或）存储的记录］，因此这些区域的访问应限于授权人员。

与采购的产品批次有关的记录应保留至少超过产品到期日期1年，或根据客户要求和国家立法（以较长者为准）来确定记录保留时间。

I.3.8 合同管理

如果任何行为被委托给另一个组织（例如采购机构，质量控制实验室或分销商），则应通过双方之间的书面协议进行。合同提供方应确保合同接受方符合本指南建议的要求。

模块 II
认证

II.1 介绍

认证是确保购买和供应的药品质量符合要求的关键因素之一。认证的程序可分为两个主要部分，即与产品相关的评估以及与生产企业相关的评估。

产品相关评估应确保采购机构采购正确的产品。采购机构应评估制造商是否能提供在安全性，质量和功效方面符合预定规范和标准的产品。

生产企业相关的评估应确保生产企业能够按照产品包装信息中的规定生产药品，并应按照 WHO 推荐的 GMP 生产药品。生产企业必须能够持续地按照规定的标准进行生产活动，以确保产品的批次间的质量一致性。

对储藏和配送代理商、合同研究组织（CRO）及符合 GMP、GCP 和 GLP 的质量控制实验室等机构或实体的分包服务的评估，是对认证程序进行补充的另外一个因素。

采购机构负责确保认证过程中的所有步骤都按照该 MQAS 进行。这能确保制造商将提供符合规范和标准的产品。当产品已经通过世界卫生组织认证计划的认证或已在 SRA 注册时，可能不需要进行全面的认证。它将协助采购机构最大限度地利用资源，避免认证的重复。认证还降低了采购机构购买和供应不合标准产品的风险。

本模块提出了采购机构在评估其所需产品时，在评估制造商提供的产品、制造和供应管理时应实施的建议。

II.2　认证的原则

认证程序应以下列的原则为基础：

■ 依靠国家药品管理机构（NMRAs）提供的信息；

■ 评估制造商提交的产品数据和信息，包括产品处方，制造和检验数据和结果；

■ 对生产企业和供应商有关生产和质量控制活动及其对 GMP 有关承诺的总体了解；

■ 按照 WHO 出版物《药品质量保证》[1] 及其 GMP 补充指导原则中最新更新 GMP，评估生产和质量控制的一致性。

采购机构应有阐述认证政策和程序的文件，包括对产品信息的评估和生产企业遵守标准的情况。

如果将认证委托给另一方，则应通过双方之间的书面协议进行。合同提供方应确保合同接受方满足本模块中建议的要求。

II.2.1　WHO 基本药物目录

采购机构会发现许多需要的产品已列入 WHO 基本药物的目

录，目录还定期更新[2]。该目录将成为确定其所需药物质量的有用参考。

Ⅱ.2.2　认证的标准

有关认证的现行标准可在以下网址查阅：http：//apps. who. int/prequal/default. htm。

原则上，产品应符合世界卫生组织关于药品的上市许可的建议，特别是多源（仿制）产品 - 药品管理机构手册[3]。制造厂应符合世界卫生组织的 GMP 要求。

Ⅱ.2.3　主要人员和职责

所有负责认证的关键人员都应接受适当的培训。

Ⅱ.2.3.1　负责认证的工作人员

认证负责人应独立于负责采购的人员。

负责认证活动的单位的主要职责应包括：

- 制定药品质量标准；
- 发表意向书（EOI）的邀请（如果使用这种机制）。附件 5 提供了 EOI 的范本；
- 准备收集产品数据和信息和（或）产品信息编制指南的调查问卷；
- 评估产品数据和信息，以符合规范和标准；
- 评估生产场地，符合世界卫生组织 GMP 要求；
- 认证产品和制造商名单。

Ⅱ.2.3.2　负责产品数据评估的工作人员

在可能的情况下，负责评估产品信息的人员应独立于评估制造现场的人员。

负责评估产品信息的单位或指定个人的主要职责应包括：

- 准备和实施产品信息评估的 SOP 和指南；
- 接收产品信息；
- 筛选产品信息（初次收到时的完整性）；
- 产品信息评估（全面评估以评估是否符合标准）；
- 通知制造商产品信息的评估结果；
- 与负责制造现场检查的人员沟通。

评估产品信息的人员应具有相关资格和经验，其中可能包括药学、药物化学和药理学的背景。理想情况下，他们应该有监管背景或有监管经验。

Ⅱ.2.3.3　负责生产现场检查的工作人员

负责检查生产地点的单位或指定人员的主要职责包括：

— 准则和标准操作程序的准备和实施；

— 检查的协调；

— 在必要时招聘或任命具有适当资格和经验的检查员；

— 进行检查；

— 编制检查报告；

— 检查后的 CAPA 后续行动；

— 完成检查报告；

— 通知制造商检查的结果。

负责检查生产地点的人员/指定人员至少应在药品制造、质量保证、GMP 和分销质量管理规范（GDP），执行检查和审计，化学和质量控制方面具有相关资格和经验。理想情况下，他们应该具有在管理制造场所管理权限或经验的工作的检查背景。

负责产品信息评估的人员和负责制造场所检查的人员之间可以进行沟通，但决策应该是独立的。因为在现场检查期间可能需要产品信息的验证。

Ⅱ.2.4　认证的关键步骤

认证的关键步骤包括征求和接收产品数据和信息、筛选和评估数据和信息以及评估是否符合 GMP 等制造标准。

模块Ⅰ中描述了起草文件系统的准备步骤，包括保密协议、利益冲突声明、SOP 和指南。

Ⅱ.2.4.1　步骤 1：征求信息

准备产品参数以进行认证

应该准备要获得认证的产品参数。参数应该详细，清楚和明确。应避免不必要的提交和处理与要采购的产品无关的文件。

参数应至少陈述：

— API/ INN 的名称；

— 每剂量的规格；

— 剂型（给药途径）。

其他方面应考虑：包装尺寸，初级包装材料和标签要求。

一旦参数定稿就可以广泛发布给所有制造商或根据采购机构的内部规则针对认证的制造商。所传达的信息应至少包括：

— 邀请的目的；

— 产品列表，包括每个产品的质量标准；

— 所需数量信息（如有）；

— 要提交的详细信息；

— 提交程序，包括关于提交细节的资料、提交资料的协调中心和提交格式；

— 联系方式（姓名、地址、电话号码、传真、电子邮件和邮政地址）提交；

— 采购机构收到信息的截止日期。

提交产品信息的流程

提交产品信息的程序应公开并可访问。如果不是这种情况，应当给出并记录决定的原因。

程序应以清晰、明确的语言编写，并应包含至少详细说明的信息：

■ 提交内容和格式，包括所需信息的类型和格式（例如，在具有有效药品管理机构的国家注册的产品信息提交程序，及根据规定提交格式与现有档案相互参照的说明）；

■ 提交过程，包括文件发送地址及成本回收费用的说明。

提交内容和格式

对于要进行认证的每个产品，应要求感兴趣的制造商提交产品信息及足够数量的样品，以便根据产品信息中所述的成品说明来分析产品。可以添加附加信函和产品信息清单（可选）。

根据有效成分，制造国和要认证的产品的注册，将需要不同的提交格式。

应提交关于由于手性，异构现象，控释制剂，多态性或可能影响治疗结果的其他性质而改变生物利用度的产品的详细信息。

在本文档中，术语"产品信息"是指应提交的以下 3 种格式中的任何一种：

1. 对于法规要求符合国际安全，有效和质量评估规则的国家制造和注册的产品，应提交以下信息：

— 由严格的监管机构颁发的世界卫生组织药物产品证书（CPP）[4] 及药品说明书（SmPC）或产品官方注册证明；

— 如果产品与 SRA 注册的产品不同，则应提交支持申请的参数和（或）数据。这可能包括配方、强度差异或其他规格或包装。

仅为出口目的登记的产品应进行全面评估。当产品接收过加拿大 S. C. 2004，c. 23（法案 C-9），欧盟条例（EC）第 726/2004 条第 58 条，美国食品药品管理局有条件批准，程序批准或接受正面询问，可以豁免全面评估。

2. 应提交为国家药品管理当局准备的产品档案，但必须包含世界卫生组织指南所要求的适当信息，例如共同技术文件（CTD）。在这种情况下，供应商应提供一封附信，说明在标准产品卷宗中可以找到所需信息的位置。

3. 应提交一份包含产品信息的完整问卷。产品问卷的例子见附件6。

提交过程

供应商应允许至少60天的时间编制和提交产品信息。

应要求制造商声明提交的信息是真实和正确的。

如果制造商未能在规定的时间内提供所需的信息，或者所提供的信息不足以有效地完成认证，采购代理应保留终止产品和制造商资格认证的权利。

Ⅱ.2.4.2　步骤2：接收产品信息
收到信息

采购机构应有必要的基础设施来接收和处理制造商提交的产品信息。需要人员处理文件：书面程序用于接收，识别和标记文件、容器和样品及足够的空间用于拆包和存储。

在采购机构确定的指定日期之前，应在指定地址收到含有产品信息的容器。

在指定关闭日期之后，采购机构应有处理迟到提交的明确政策。通常不允许处理迟到的提交。只在例外情况下，才应考虑迟到的信息，例如，当制造商是唯一表达对提供特定产品的兴趣的人。在信息迟到时应关注制造商提供的迟交理由。

应为每个产品分配唯一的参考号，以确保产品信息的可追溯性。

应保存从每个制造商收到的所有信息的记录。

Ⅱ.2.4.3　步骤3：筛选产品信息

制造商提交的每个产品信息包应该进行完整性筛选。筛选应按照书面程序进行。如果提交的产品信息不符合要求，应将其排除在评估程序和检查过程之外。

应使用统一的筛选形式进行筛选。应该对每个产品信息包的筛选过程进行书面记录。

要记录的信息应包括：

— 收货日期；

— 感兴趣的制造商的名称；

— 制造商的地址；

— 产品名称；

— 制造国；

— 产品编号；

— 筛选的结果。

附件 7 中列出了筛选和评估产品信息的 SOP 示例，包括样本筛选表格。

不完整的信息不应用于评估。收到了不完整的信息包时，应告知制造商并要求在指定期限内提供缺失的信息。如果没有遵守上述要求，会因为资料不完整而被拒收。

符合筛选程序要求的产品信息包应保留，并进行全面评估。

收到的每个产品信息包应建立摘要，涵盖采购机构为其分配的编码、产品的 INN、规格、剂型和包装尺寸、供应商的名称、制造地点的名称和地址，是否提交了样品，如果提交，提交数量等信息。

II.2.4.4 步骤4：评估产品信息

审评员

审评人员应具备评估产品数据和信息的合格资质和经验。可以任命合格的外部评估员。任命外部评估人员应遵守采购机构关于保密，利益冲突和财政资源等方面的政策。在审评员签署声明之前必须调查潜在的利益冲突和保密能力。还应对相关人员进行调查。

在开始工作之前，应与聘任的审评员签署就工作和职权范围的正式协议。

应保存一份包含审评员名单、住址、签约日期、资质和工作经验的汇总资料。在中央文件中应保存一份有签名的协议副本。

评估

应设置评估产品信息时间范围。应在提交截止日期后的合理期限内对产品信息进行评估。

应遵循书面程序进行评估。用于筛选和评估产品信息的 SOP 示例见附件7。

负责评价的人员应监督该过程，以确保每个产品信息包都符合这些要求。

评估报告

每个审评者应为每个产品起草正式的评估报告，包括对资料接受或拒绝的建议。评价报告应通知制造商。

在发现数据和信息不完整或不符合指南的情况下，应邀请制造商提供答复。

在合理期限内应允许提交补充数据和信息。

应评估这些补充信息，并将评估的最终结果告知制造商。

评价报告应与产品评价文件一起归档，以供参考和跟踪。

样品分析

根据风险评估若有必要的话，与产品信息包一起提交的样品应根据成品质量标准进行分析。产品的样品分析证书应提供给采购机构。

采购机构应通过质量控制实验室进行样品的分析。WHO 关于控制实验室质量管理规范的指导原则[5]旨在建立控制实验室质量管理的基础，可以被各国家采纳并修订后用于制定更详细的手册，满足特定国情和复杂性。

同样可以在合同实验室进行分析。在这种情况下，采购机构应确保实验室符合 GMP 和控制实验室质量管理的指导原则[6]。因此，建议使用经世界卫生组织认证的质量控制实验室或认可的实验室。采购机构应核实认证。采购机构和合同实验室之间应当有书面合同或协议。合同的措辞应当明确，并且应当规定合同提供者和合同接受者的责任。

采购机构负责确保获取原始数据。

当从实验室获得不合格报告时，采购机构应有调查、处理及报告不合格报告的程序。如果样品不符合质量要求，采购机构应调查该品种并与制造商进行沟通。

Ⅱ.2.4.5 步骤5：计划、准备和进行检验

采购机构采购的每一批产品都应按照世界卫生组织的 GMP 规范制造，确保批次间的一致性。

产品的实际生产地点应该是已知的和指定的。

在某些情况下，合同制造商可以代表供应商或代理制造产品。应检查产品信息中指定的每个生产地点，以评估是否符合 WHO GMP。

API 的制造商可以根据风险评估进行检查，作为评估程序的一部分，以确保 API 是根据 WHO GMP 制造的。

现有证书

ISO 认证不是生产企业对遵守 WHO GMP 的保证，也不能替代 WHO GMP 合规性的验证。

同样地，CPP 也不是生产企业对遵守 WHO GMP 的保证。参与世界卫生组织认证计划[7]是一个自愿过程，并没有对参与该计划的药品管理机构进行正式的评估。因此，在某些情况下，不建议单独依靠 CPP。

认证计划是一个管理工具，并且只有当相关国家药品管理机构已经建立了符合相关标准的药品（包括出口产品）及生产企业的评价及注册系统时，认证计划才是可靠的。可能会要求提交药品证书（CPP）外的相关资料，比如检查报告及生产企业的纠正措施计划的复印件。结合其他的文件，这些文件可能有助于下一阶段的认证程序及后续评估。

作为认证程序的一部分，采购机构仍应确认生产企业符合 WHO 的 GMP 要求，而且在各种情况下都必须进行生产现场的检查。适用于检查服务运行的质量体系要求范本见附件8。

检查员

应由具有适当资质和经验的检查员或有在境外进行认证、培训和检查经验的检查组进行现场检查。检查员应对药品生产和质量控制相关的质量保证和 GMP 有充分的了解。应指派足够数量的检查员在预定时间内进行检查。

如有可能，采购机构的代表（具有 GMP 知识的认证负责人）应是检查组的成员。

在特殊情况下，可由不存在利益冲突并同意对所从事的活动保密的私营机构顾问进行检查。考虑到这些原因，在生产企业任职的人员是不宜从事检查工作的。有兴趣参与检查工作的外部检查员应向采购机构提供他们的意向书和履历。采购机构应在确定检查员之前审阅这些文件。在开始工作之前，合同检查员应签署一份关于工作和工作范围的正式协议。

应保存一本包含检查员名单、住址、任命日期、资质和经验的摘要文件。

检查的规划和准备

在准备检查时，采购机构应确保已提交意向书（EOI）供应产品的制造商列入记录系统，以便进行检验计划。

为了方便规划和节省成本，制造商应按国家分组。在一些国家，制造商除了提交的总部地址外，还有可能有不同的制造地点。

应告知制造商暂定的检查日期，并应要求提交有关每个要检查的制造地点的信息。

此信息通常应在站点主文件（SMF）中提供。

药品制造商的技术问卷范本见附件 9。

该信息将在准备检查期间和检查期间使用，确认制造商提供给采购机构的信息。

附件 10 显示了检查计划的 SOP 范本。

作为提供特定产品的认证过程的一部分，采购机构将对生产企业进行检查，检查人员应通过研究制造商提交的产品信息来准备检查。

附件 11 包含用于准备检查的 SOP 范本。

某些情况下，在决定是否进行 GMP 检查之前，对生产现场进行访问可能是适当的。进行访问只是一种选项，并不会因此而取消规定的检查活动。

执行检查

检查应按照书面程序进行。

检查应涵盖世界卫生组织 GMP 要求的所有方面。附件 12 给出了进行检查的 SOP 范本。

制造商提供的有关 API 供应、产品配方、制造方法和稳定性数据的信息应在检查期间进行确认。

检查应包括文件、场所、设备、公用设施和物料的评估和评价。还应包括数据和文件的确认，例如结果、批记录、SOP 执行情况以及提交的制造工艺、设备和包括（但不限于）生产工艺的验证方面的信息、公用事业和支持系统的验证、设备验证。

如果使用检查表，这些内容应由执行这一模式的合作采购机构起草并同意使用。GMP 检查表范本如附件 13 所示。

豁免检查

如果有证据表明该场址是由作为 PIC／S 成员的检查机构检查和批准的，则可以免除检查的需要；ICH 成员或其相关联国家；或来自世界卫生组织正在考虑的生产地点的认证计划，涵盖通过认证的产品的活动，条件是：

■ 覆盖了相关产品的 GMP 的所有方面；

■ 批准在过去 36 个月内；

■ 制造商声明，自药品监管当局检查以来，未对房舍、设备和关键人员进行重大改变。

检查报告

每个检查员或检查组（检查组正在进行检查）应为每个检查的生产地点准备正式的检查报告。

检查员或检查组应就制造商在遵守世界卫生组织 GMP 方面

的状态提出建议。根据检查结果，检查之后的建议可能如下：

■ 制造商被认为未能达到 WHO GMP 的可接受水平，建议进行后续检查，以确认纠正措施的实施和可接受性。

■ 制造商被认为未能达到 WHO GMP 的可接受水平，需要一个合规报告来确认纠正措施的实施和可接受性。

■ 制造商被认为能达到 WHO GMP 的可接受水平。

■ 制造商被认为不能达到 WHO GMP 的可接受水平。

检查员或检查组将根据世界卫生组织关于药品生产质量管理规范（GMP）的指南 - 检查报告[8]（见附件 14——检查报告范本）中公布的建议格式撰写检查报告。

检验报告的副本应存放在针对该制造商的中央制造商文件中。检查报告应通知制造商。如果发现不合规，应给出建议的纠正措施和完成时间表。应要求生产企业回复时提交支持性文件。

如果需要任何额外资料，或者必须采取纠正措施，则只有在对这些信息进行评估或纠正措施得到确认之后，才能对产品和制造商的可接受性提出最终建议。如果发生任何争议，应遵循标准程序讨论和解决问题。

报告的所有权应由采购机构负责，因为该机构负责认证。

Ⅱ.2.4.6　步骤 6：完成评估过程

采购机构应遵循书面程序接受或拒绝制造商的决策过程，对产品信息评估结果，样品分析的实验室结果和检验报告。

SOP 还应确定负责接受或拒绝产品和（或）制造商决定的人员，包括决定的理由。通过指定岗位负责人而不是该负责人的姓名可能会有所帮助。

采购机构应以书面形式通知制造商每个生产场所制造的每种产品的认证结果。

记录结果

负责认证的人员应将记录认证产品和制造商名单的结果。

该目录应仅包括制造商指定的那些评估的产品。该目录应与产品和生产工厂直接相关。

该目录可能在公共领域发布。

认证来源的信息应该是透明的，并在需要时提供给客户。

采购机构应与供应商达成协议，以确保符合认证原则，并且所提供的产品是与认证相同的产品（例如，它们在同一地点制造并遵守相同的流程）。

该清单应定期审查和更新。新的合格制造商应在合格后添加到列表中，不合格的制造商应在确认不合格后立即从名单中删除。

在可能的情况下，应将一个产品的多个供应商列入名单，以确保通过竞争性采购程序进行开放和透明的采购（见模块Ⅲ）。

Ⅱ.2.5　再认证和监督

再认证应定期进行。根据风险评估，对制造商的常规复查应至少每5年进行1次。每五年应对产品信息或调查表进行例行评估。在必要时应进行非常规的重新评估和（或）检查，例如：当制造商对配方、制造方法或制造场所进行任何改变时；如果提供的任何产品被认为不符合商定的产品规格；或者产品如果收到严重的投诉。更多内容详见模块六。

Ⅱ.2.6　投诉监督

投诉应按照书面程序处理。

应提供关于投诉、调查、纠正和预防行动（CAPA）和结果的有效实施的书面报告。

任何关于所提供的药品或批次产品的投诉应进行彻底调查，并包括根本原因分析、风险评估和有效的 CAPA，以避免再次发生。投诉的性质应告知制造商。

调查结果应通知申诉人。

Ⅱ.2.7　报销

建议由采购机构负担认证的费用。对于由采购机构承担的费用，应建立透明的程序。并应事先通知制造商这些程序。

报销的费用应基于实报实销的原则。

Ⅱ.3　建议 SOP 的清单

- 采购机构与国家药品监管当局之间的沟通；
- 评估产品数据和信息，以符合规范和标准；
- 评估符合 WHO GMP 的生产场地；
- 评估制造商提交的产品数据和信息；
- 评估报告写作；
- 检查计划；
- 检查报告写作；
- 认证程序；
- 将认证委托给另一个采购机构；
- 制定产品质量标准；

- 发布意向邀请（EOI）；
- 起草并维护产品信息编制指南；
- 起草并维护认证产品和制造商名单；
- 收到产品信息接收单；
- 筛选产品信息（初次收到时的完整性）；
- 通知制造商产品信息的评估结果；
- 与负责制造现场检查的人员沟通；
- 在必要时招聘或任命具有适当资格和经验的检查员；
- 检查后 CAPA 的后续行动；
- 必要时对检查员进行培训；
- 通知制造商检查的结果；
- 起草认证产品的质量标准；
- 公布认证产品的质量标准；
- 接收信息（包括延迟抵达）和记录保存；
- 合同质量控制实验室；
- 将样品提交给合同实验室；
- 调查、处理和报告超标结果；
- 豁免检查；
- 接受或拒绝制造商的决策过程；
- 重新认证；
- 处理投诉；
- 报销的费用应基于实报实销的原则。

模块Ⅲ
采购

Ⅲ.1　介绍

采购应该以购买有效，有质量保证的产品为目标，而不应仅仅关注价格。

模块Ⅱ中所述的产品和制造商的认证有助于确保制造商和供应商能够持续提供高质量的产品。

本模块概述了药品采购中使用的策略和方法。本模块中的"采购"一词具体涉及从制造商或供应商购买卫生部门货物。本模块继续描述采购药品的关键活动及开展这些关键活动的采购机构的推荐组织结构。

另见机构间药物协调组（IPC）[9]建议的药品采购的操作原则。

III. 2　采购策略

药品采购质量管理规范的战略目标包括：

- 选择优质产品的可靠供应商；
- 以最合适的数量购买最具成本效益的药品，并达到质量标准；
- 减少可能的风险；
- 及时交货；
- 实现最低可能的总成本（其包括但不限于价格，分析成本和运输）。

如果供应商是除制造商之外的实体，此类供应商应符合本MQAS中推荐的标准。

这些目标应通过有效和透明的管理来实现，反映在对不同活动和责任的适当划分；适当标准化、选择、规范和量化药品；使用良好的财务管理程序和竞争性采购方法；选择和监测合格供应商及其产品的质量体系。

建议制定标准程序，以帮助计算最低可能的总成本。这种方法旨在确保以一致的方式计算成本，并对考虑的每个因素赋予一致的权重。

为了有效，采购机构应确保适用以下原则：

- 从认可的制造商或供应商处购买认证产品；
- 采购和采购程序透明；
- 整个过程中所有活动应遵循正式书面程序，包括颁发合同的明确标准；
- 独立合同审查；
- 采购基于采购机构确定的采购政策；
- 按国际非专利名称或国家通用名称在采购及投标文件列出所有药品；
- 通过考虑产品质量、服务可靠性和性能、交付时间、道德、法律地位、财务可行性和最低订单数量的过程来选择和监控供应商；
- 按照最可行的惯例和国际法保护知识产权。

Ⅲ.3 采购方法

虽然有不同的采购方法，但都涉及采购前的常规活动。这些活动包括建立产品质量标准、量化要求以及根据认证情况选择产品和制造商。

无论用哪种采购方式，均应对反馈信息进行检查，确保已收到受邀供应商提供的报价，并且报价基本上符合规定的条款和条件。应向符合条款和条件的认证产品的最低可接受报价的制造商颁发奖励。结果应该告知公司。

下面给出不同采购方法的简要说明［参见药品采购质量管理规范的运行原则（IPC）[9]；和药品供应的管理（MSH）[10]］。

Ⅲ.3.1 受限投标

受限投标，也称"暗标"或"选择性投标"，感兴趣的供应商事先要经过认证的程序。这种采购通常被称为"有限国际招标"（LIB），这是通过直接邀请所有经过认证的供应商进行的"邀请竞争性招标"。采购机构应尽可能使用限制性招标，向通过认证的供应商招标所有医疗产品和服务。

Ⅲ.3.2 竞争性谈判

这种方法也被称为"国际/国内采购"。这种方法是以从几个本地或国外供应商获得的价格报价的比较为基础。通常，至少从三个供应商征求报价，以确保有竞争力的价格。

此方法适合于购买少量易得的产品。使用此方法应明确合理并得到高级管理层的批准。只能选择经过认证的产品和供应商。

Ⅲ.3.3 直接采购

在直接采购中，产品直接从单一来源获得，不采用招标程序或比较报价。

通常不推荐直接采购，但是当要采购的产品只有一个认证源时，可以使用直接采购。应与供应商根据"合理的"历史价格就购买价格进行谈判。

Ⅲ.3.4 公开招标

公开招标是邀请所有国内和国际制造商提供货物价格的正式程序。通常使用的"国际竞标"（ICB），就是指面向所有生产企业的公开投标。

公开招标不适合保健产品，因为在签订合同之前，难以确定未知的投标人是否能够持续提供所需数量和质量的产品。

Ⅲ.4 采购的质量保证

采购机构应有一个购买和采购卫生产品和服务的文件体系，目的是确保产品的质量符合其预期用途。

Ⅲ.5 采购的主要活动

Ⅲ.5.1 列出采购清单

采购机构应参考国家基本药物清单、世界卫生组织基本药物标准清单[2]中的产品，根据需要制定采购清单或目录，采购内容用通用名列出。

采购机构应根据已通过认证、采购条款、采购条件等产品特性来确定清单，也许还应考虑包装尺寸、剩余保存期限和交货时间等。

Ⅲ.5.2 采购数量

所有产品的采购都应确定采购数量。准确量化需求可以避免产品短缺或库存过剩。采购的数量应基于对实际需要的可靠估计。定量产品数量的方法包括消费法，发病率法和校准（外推）消费法。

Ⅲ.5.3 采购方法

采购机构应根据其政策和程序应用采购方法（另见上文第Ⅲ.3节）。

Ⅲ.6 组织和职责

采购应由具有适当资格和培训的人员按照既定程序进行。

每个从事采购或为采购提供支持的工作人员都应有一份明确描述他或她的任务和职责的工作说明。

负责采购的人员应独立于负责认证和质量保证的人员。

主要职责包括：

— 准备报价或招标文件；

— 根据规范发布和处理招标（如适用）；

— 处理合同；

— 价格谈判；

— 下订单；

— 市场调查；

— 监测供应商的业绩。

在整个采购过程中工作人员应遵循透明的书面程序，并应使用明确的标准来决定谁向谁签订合同。

采购组的所有工作人员必须签署保密协议和利益冲突声明。

应建立确保可靠的采购融资的机制。应遵循良好的财务管理程序，以确保以最大效率使用财务资源。资金应在投标发出前分配，并应根据购买合同发放。

采购应适当规划，并应定期监测采购状态。

Ⅲ.7 对通过认证的制造商表现的监测

应有一个连续监测制造商和供应商的表现的机制。这可能是不同部门/单位的共同责任，包括质量保证和采购等。如果决定从列表中删除产品、制造商或供应商，应通知供应商或制造商，并建立一种机制以防止向此供应商或制造商采购。

监测可包括：

■ 质量控制结果审查；

■ 确认提供的产品批次是否按照检查过的产品档案中的标准生产；

■ 药物警戒（例如不良事件报告的管理）；

■ 监测投诉；

■ 生产现场检查结果；

■ 产品信息重新评估的结果；

■ 监测直接和间接产品成本；

■ 监测遵守交货计划。

应根据预先确定的抽样原则（基于风险评估）随机抽取由资格预审的制造商提供的药品批次，以便在可靠的质量控制实验室（例如世界卫生组织认证过的实验室）进行独立测试，作为连续监测计划的一部分，以符合最终产品规格。

监督程序应是持续的商业监督过程，包括监督交货期、监督对所有合同条款及条件执行情况。

应有一个信息系统对签订合同的价值、每年从每个供应商购买药品的总价及每个中标供应商的表现（如交货速度和与质量的稳定性）进行跟踪。

Ⅲ.8　国家立法

向采购机构申请产品的客户应负责确保所提供的产品符合目的地国家关于注册许可状态和知识产权方面的立法。

Ⅲ.9　捐赠

任何接受捐赠的采购机构应按照书面程序处理捐赠的药品，以确保患者获得已知的，确保质量的产品。世界卫生组织药物捐赠指导原则[11]概述了关键问题。应遵循这些准则中确立的原则。

Ⅲ.10　建议 SOP 的清单

- 供应商和产品的遴选；
- 产品数量；
- 计算最低的总成本；
- 确保从批准的制造商处购买经过认证的产品；
- 授予合同；
- 独立合同审查；
- 产品采购；
- 考虑知识产权；
- 准备报价或招标文件；
- 出版和处理投标；
- 处理合同；
- 价格谈判；
- 市场研究；
- 监测供应商的绩效；
- 药物警戒；
- 监测直接和间接产品成本；
- 监测遵守交货计划；
- 捐赠。

模块 IV
已购产品的接收和储藏

IV.1 介绍

采购机构应确保购买的药品得到正确地接收和储存，并且符合相关的法律和规则。应以能保证产品质量和完整性的方法接收和储存产品，批次的溯源性应得到保证，而且存货能得到周转。

建议场所设计的产品将遵循一个单向流动的方式，以避免混淆的可能。

有效的措施要到位，以确保材料和产品的安全性。

本模块注重产品的接收和储藏期间的质量保证和质量控制。

质量控制涉及取样、标准、检验、组织、文件和放行程序，这些程序可以确保必需及相关测试的落实。质量控制还包括对一些物料或产品质量的检验，在检验结果符合规定前，不得使用这些物料或产品。

每个采购机构应获得质量控制部门的支持，该部门应符合模块 I 中有关设备、政策和程序、员工专业背景、经验和培训以及模块 II "样品分析"项下一般规定的要求。

质量控制部门必须有能力进行必需的全面检验，或能够将此项工作分包给第三方并进行正确的管理，同时仍对完成的工作负有责任。

本模块所述的所有步骤应遵守 WHO 关于药品储藏质量管理规范的指导原则[12]（见附件 15）中建立的相关原则。

IV.2 运输前的质量控制

注：运输前控制应在工厂进行，也就是送往供应商或用户之前。

在供应之前，应在实验室对每一批的成品进行检验，确认其质量符合规定。

供应商可以根据风险进行抽验。

应拒收不符合即定质量标准或相关质量要求的产品。

IV.3 接收货物

接收和配送港口应保护物料和产品不受天气的影响。接收区域应被适当设计并装备，能够允许在入库前对到货物料的包装容器进行清洁。

在获得批准使用或配送前，所有到港的物料和成品应在接收之后立刻进行隔离。对于进口药品，在测验结果表明产品符合所有的要求、采购标准及相关条款的要求前，应对其进行隔离。应对检验报告书进行审核，确保到港货物是订单所列的药品，并且该药品也被生产企业确认符合质量标准。

接收时，应对每个到港货物的订单、运输单和供应商标签进行核对。应对包装和封签的完整性及包装的均一性进行检查。如果运输多个批次的货物，应按照供应商的批号进行区分。

必要时应对包装进行清洁并标识标签、批号、类型和数量等信息。应仔细地检查每个包装以防止可能的污染、破坏和破损，而且应对怀疑的包装或者整批货物进行隔离。容器的破损及任何对物料的质量可能有不利影响的问题都应被记录并进行调查。

接收货物的负责人应与采购货物的负责人相互独立。

IV.4 采购后的质量控制

注：采购后控制应在供应商或用户环节进行。

IV.4.1 取样

对提供药品的接收程序应包括随机取样以及独立的实验室分析，以确保药品符合规定的标准。应按照书面程序进行取样。也可在配送终端对产品进行随机抽样，并对样品进行独立的分析。应在交货的包装中选择代表性的样品。应对样品进行检验以确定是否符合产品的质量要求。

应由经过适当培训并经过认定的人员才能取样，取样时应严格遵守书面的取样计划和取样指南，这些指南应根据风险进行评估（参见 WHO 取样指导原则和 ISO/ANSI 取样指导原则）[13~15]。应对取样后的容器进行适当的标识。

对取样后的货物应进行隔离。在隔离及后续储藏期间应对不同批的药品保持分隔状态。在获得批准出货或拒收前，物料和药品应保持隔离状态。

IV.4.2 拒收的物料

应采用严格的预防措施以确保拒收的物料和药品不再被使用。当物料等候销毁或准备退回供应商的时候，应对拒收的货物进行明确的标记，而且应与其他的物料和药品在一个具锁的场所中分开储存，只有得到授权并经过培训的相关负责人员才能进入。采取的任何行动都应得到授权人员的批准并记录该行动。应按照书面程序处理拒收的物料。

Ⅳ.5　物料和产品的储藏

Ⅳ.5.1　人员

应对所有员工进行培训以保持高水平的个人和公共卫生。应以书面文件的形式对所有员工的岗位和职责进行规定。

在储藏区工作的人员，应穿戴适当的保护服或工作服。

Ⅳ.5.2　储藏区域

储藏区域应有足够的空间，能够使各种不同种类的物料和产品有秩序地储藏，包括隔离放置拒收、过期、召回或退还的库存货物。其中包括采用适宜的方法存储麻醉精神药品，存储时应该加锁并且按当地法规要求进行控制。

应有控制温度和相对湿度的空调系统。当需要特别的储藏条件（如温度和湿度）时，应提供这样储存条件并进行检查和监控。

应采取预防措施防止未经许可进入储藏区域。安全系统应能覆盖全部厂房和办公区域。

应有关于防火、火灾报警措施和消防演习等消防措施的书面程序。应定期检修并维护报警系统和灭火设备。

在储藏区域不得吸烟。

卫生间和盥洗设施应完全独立于存储区域。

Ⅳ.5.3　储藏条件

所有的物料和产品应在生产企业规定的适当条件下储存，并根据先进先出的原则，实现有序地按批储存及库存周转。

货物应离开地面存放并有便于清洁和检查的空间。应保持货垫清洁并及时修理。托盘上的内容物应以确保对下层容器不造成损坏的方式堆放。

储藏区域应保持清洁并且没有害虫和堆积的废物。应有规定清洁方法和虫害控制方法以及清洁频率的书面卫生程序。应使用不污染物料和药品的安全的杀虫剂，应有适当的清除泄露物的程序，消除污染的危险。

对药品和物料的储藏条件应符合标签中以稳定性测试结果为基础的规定。

一般地，标签中储藏条件的解释如 WHO GSP 中所示（http：//www. who. int/medicines/areas/quality_ safety/quality_ assurance/GuideGoodStoragePracticesTRS908Annex9. pdf）。

应提供冷藏室，用于存储要求在 2～8℃的特定条件下储存的材料和产品。冷藏室应符合规定，其中包括温度测绘。应对温度进行控制、监测和记录，并检查结果是否符合规定的限值。在使用电子系统进行数据收集的地方，应规定需定期和在规定地点备份数据。冷藏室应安装报警系统，以警告人员超出极限条件。

在有些情况下，如对冷冻敏感的疫苗，应销毁在低于标签规定温度下储存过的产品。

对冷冻敏感的产品应装备"冻结监测"装置。

IV. 5. 3. 1　储藏条件的监控

应根据事先设定的周期，对监控设备进行校准并记录、保存校准结果。应将所有的监控记录保存至储存的物料或产品货架期后至少 1 年，或按照国家法规要求的期限保存。应科学设计温度分布的监控系统，保证库区温度的均一性。建议将温度监控器置于库房温度控制最差的区域。温度监控的记录数据应具有可回顾性。

连续监控设施应按照规定的周期对监控设备进行校正，结果应记录存档以备查阅。超限或超趋势结果应采取适当方法或按SOP进行调查。所有监测结果应至少留存至产品货架期后一年，或按当地法律要求留存。

IV. 5. 4　再包装和再标签

如果进行重新包装或重新贴标，则符合国家立法和世界卫生组织 GMP 的要求将被视为强制性。

IV. 5. 5　其他及危险物料

对可能影响相邻储存物的物料，应按照书面程序进行处理。灭鼠剂、杀虫剂、熏蒸消毒剂和清洁剂应不污染设备、起始物料、包装物料、中间体或成品。应对有毒和易燃的物料进行明确的标识，并按照各国法规的要求在设计良好、独立、封闭库房储存。易燃物质应远离腐蚀性或氧化性物质。

Ⅳ.5.6　库存控制

应使用适当的库存管理系统实现良好的库存周转和控制。必须认真选择能满足对批号和有效期严格管理要求的系统，批号和有效期是药品的关键信息。许多商品化的系统缺乏这些特征。如有怀疑，应向有经验的人员寻求帮助。

应对库存进行周期性的核查，以核对实物与库存记录。

应对所有明显的库存差异进行调查，防止由于疏漏发生混乱或错发货物。

损坏的容器不应发出，除非确定内部材料的质量不受影响。任何损坏的容器应立即向负责质量保证的人员报告。采取的任何行动应符合 SOP 并记录在案。

Ⅳ.5.6.1　对陈旧或过期物料和产品的控制

应定期盘库，检查是否有陈旧或过期的物料和药品。应注意所有关于货物期限的信息，避免发生物料和药品过期的事件。应按照书面程序处理陈旧或过期物料。

Ⅳ.5.6.2　召回的物料和产品

应按照书面程序处理召回的产品。应将记载所有主要行动及执行每项行动的负责人签字的书面记录保存。应对召回的产品进行标识并在做出最终处理决定前，将其置于安全区域进行单独储存。应尽快作出处理召回物料的决定。可能需要有资质和经验的人员进行评估。

Ⅳ.5.6.3　退货

应按照书面程序处理被退回的货物。

在对退货做出最终处理决定前，应将其隔离。除非确定退货的质量合格，否则应将从市场退回的产品销毁。退货质量合格的情况下，可考虑将其再次销售。再次销售前要综合考虑产品的性质、特别的储藏要求、货物状态、历史以及上次发货后经过的时间等。如果对产品的质量有任何的怀疑，尽管通过基本的化学再处理，可将活性成分回收，也不能再次发货或重复使用，应记录采取的所有行动。

Ⅳ.5.6.4　废弃物料

应按照书面程序处理废弃的物料。对于等候处理的废弃物料，应制定适当并安全的储藏规范。有毒和易燃物料，应按照各国法规要求在设计良好、隔离、封闭的货柜中储存。

不得堆积作废的物料。应将其置于适当的容器中，以较短的间隔，定期将废弃物转移至在仓库外固定的回收点，并根据当地法规以卫生的方式安全地将其销毁。

Ⅳ.5.7 文件：书面说明和记录

应保存书面说明和记录，这些文件描述了储藏的程序并规定了物料、药品和资料在采购机构中的处理和管理情况，包括对过期货物的处理。在产品召回事件中，对批次的溯源是必需的。

应为每批储存的物料或产品保存书面或电子的永久信息，内容包括推荐的储藏条件、注意事项及再检测日期等信息。应遵守药典和其他现行国家法规对于标签和包装容器的要求和规定。

应保存每次的运输记录。记录应包括对货物名称、质量、数量、供应商、供应商的批号、接收日期、指定的批号和有效期等信息的描述。应遵守各国对记录保存时限的规定。

如果没有相关规定，应将记录保存至到货药品的货架期之后1年。对于复杂的记录，应按照批号等指定的系统来保存物料和药品的所有接收和发送记录。

Ⅳ.6 建议 SOP 的清单

- 接收药品；
- 产品存储；
- 对区域的访问控制；
- 处理破损的包装；
- 运输前抽样和测试；
- 运输后取样和测试；
- 处理被拒绝的产品；
- 处理退回产品；
- 更衣程序；
- 火灾控制；
- 环境监测；
- 清洁存储区域；
- FEFO；
- 啮齿动物和害虫控制；
- 包装冷冻敏感材料；
- 温度分布研究；
- 处理有毒和易燃物品；
- 处理溢出物；

- 库存调解；
- 控制过时的材料和产品；
- 处理废料。

模块 V
配送

V.1　介绍

一个管理良好的配送系统应实现下列目标。

- 保持药物的持续供应。
- 在分销各环节，保持药品的良好状况。
- 使由于损坏和过期造成的药物损失减到最少。
- 保持准确的库存记录。
- 合理的药品储藏点分布。
- 高效地使用可利用的运输资源。
- 减少失窃和欺诈。
- 提供预测药物需求的数据。

本模块着重关注为确保配送期间产品完整性和质量所采取的措施，同时也概述了其要点。应遵守 WHO 药物起始材料贸易和分销质量管理规范指南[16]（见附件 16）中确定的原则。

V.2　运输条件

应以不对物料或药品产生不利影响的方式运输物料和药品，并在运输过程中应保持规定的储藏条件。

在运输过程中发生温度偏移的情况下，应进行风险评估，以确保对产品做出知情的决定。

应采取预防措施，将窃盗和欺诈的危险减到最低。

V.3　冷链

当在冷链中使用干冰时，应特别谨慎。除了安全方面的考虑外，必须保证物料或产品不与干冰直接接触，因为可能对产品质量产生不利影响，比如在冷链中使用制冷剂干冰就必须确保产品不会直接接触制冷剂，以免发生药品冻结事件，影响到产品质量。

应考虑到预期的环境条件，验证该过程以涵盖预期的运输时间。

V.4　温度的监控和记录

如果条件允许，应使用监控设备对运输期间的温度进行记录。记录应具有可回顾性。

V.5　配送单

只有在收到配送单后，才能进行物料和药品的分配和运输，必须将配送单归档。应有确保只向获得认可的接受者提供产品的程序。

V.6　配送的程序和政策

应根据配送的物料和药品的性质，并考虑可能出现的特殊注意事项后，建立配送程序的规则。必须符合货物运输对包装的所有特殊要求。某些货物在船运或空运之前可能需要特别的保护。

必须遵守可能影响这些需求的所有法律规定。

V.7　配送容器

容器外部应能提供对所有外部影响因素的适当保护，并且应有牢固和清楚的标识。

应以将产品失窃危险减到最少的方法进行装货，如通过使用带锁的容器或用收缩塑料包装整个货盘。

V.8　配送记录

应保存配送记录，该记录至少应提供下列信息：

— 配送日期；

— 客户名称和地址；

— 产品描述，如名称、剂型和规格（如有）、批号和数量；

— 运输和储藏条件。

V.9　可溯源性

分销的记录应包含足够的信息，以确保产品从供应点到终端用户的整个过程中都具有可溯源性。

货物的可溯源性对产品召回至关重要。溯源将有助于发现失窃和欺骗。应对任何的差异进行调查，并且有后续适当的措施来处理可能的安全漏洞。

V.9.1 产品和原料的召回

在必要的情况下，产品和原料应该根据书面程序召回。应确保书面程序和采取的主要行动都是经负责人批准。

召回的产品应该经过鉴别、记录和调和。

召回安排的有效性应定期进行评估。

V.10 到货港口

货物进入的港口应满足储藏必需的所有条件。当对温度敏感的产品到达对温度控制较差的港口时，这一点特别重要。可能需要与当地代理商和海关一起作出特殊的安排以确保快速处理与清关。

在港口储藏期间，应采取适当的安全措施以避免窃盗、欺骗和贿赂行为。

V.11 建议 SOP 的清单

- 产品在容器中的包装；
- 在运输过程中保持适当的储存条件；
- 保持冷链；
- 温度传感器和设备的校准；
- 验证授权收件人；
- 外容器的标签；
- 维护调度记录。

模块 Ⅵ
再评价

Ⅵ.1 介绍

对于按照本模块购买的所有产品和服务的质量，应进行持续的监督。需要进行再评价，以确保购买的产品始终符合规定的标准。本模块简要阐述了对生产企业、产品和分包服务进行常规和非常规评估的原则。

再认证和监测

再认证应定期进行。对制造商的常规复查应根据风险评估，但应至少每 5 年进行 1 次。应每五年对产品信息或问卷进行常规重新评估。在必要时应进行非常规的重新评估和（或）检查，比如制造商对配方，制造方法或制造场所进行任何改变时；如果提供的任何产品被认为不符合商定的产品规格；或者如果收到严重的投诉。有关重新评估的更多细节，请参见模块Ⅵ。

应根据预先确定的抽样程序（基于风险评估）抽取由资格预审的制造商提供的药品批次的随机抽样，以便在可靠的质量控制实验室（例如通过世界卫生组织认证的实验室）进行独立测试，作为连续监测计划的一部分，以符合最终产品规格。

Ⅵ.2 对生产企业的再评估

应根据风险定期对生产企业进行再检查，至少每5年进行1次。

对于可能给认证带来影响的生产场地或设备的任何变化，生产企业应立刻通知采购机构。在下列情形下，可能需要进行非常规的再认证：

- 在首次评估中有任何数据的缺失；
- 如果在后续评估期间怀疑有错误或产生误导的数据；
- 如果发生了可能给生产企业的认证带来影响的变更，比如主要人员或组织结构的变更；设备、仪器或者生产工艺的变更；需要进行验证、试运转或再检查的设施更新或添加；
- 如果收到严重的投诉。

如果有证据证明认证的机构不符合要求，采购机构应终止其资格或将其从认证目录中撤销。

Ⅵ.3 对产品的再评估

对产品资料应每5年进行1次审核，当发生重大变更时，审核间隔应更短。

采购机构应有一个机制，确保制造商通知他们任何可能影响其安全性，有效性或质量的预期变更。关于产品，制造商应该报告如下：

— 与产品有关的生产工艺、生产场地或设备的变更；
— 合同生产企业的变更；
— 药品放行控制实验室的变更；
— 起始物料、容器、密封材料供应商的变更；
— 产品处方或组成的变更；
— 采用新的分析方法对起始物料、中间体或成品进行检验；
— 质量标准的变更。
— 货架期的变更。

应有充分的时间进行稳定性试验或生物等效性试验等必要的试验。根据提交的资料，认证负责人应决定是否批准这些变更，或者是否要求提供更多的能够证明现有产品与认证产品等效的数据。

负责产品和制造商认证的部门应通知采购部门相关变更及变更评估结果。

在以下情况下应对产品进行非常规的再评估：

■ 如果开始的评估程序中或后续活动期间，生产企业有任何与要求相关的疏忽，包括不符合质量系统标准或者对投诉通报的过失。

■ 如果供应的一批或几批产品被采购机构证明不符合双方约定的质量标准，或者发现了装置安全性、性能或质量方面的错误。

■ 如果对投诉的调查结论表明产品的质量或安全性存在问题。

■ 如果有证据证明生产企业的任何欺骗或不当行为。

■ 如果供应的一批或几批产品被认为不符合双方约定的质量标准。

■ 如果收到了被认为是性质严重的投诉。

■ 产品发生变更时，WHO 关于《多来源（仿制）产品的上市许可：药品管理机构手册》[3] 的指导原则提供了在何时进行何种类型再评估的指导。

■ 从采购组织的观点，当活性药物成分的来源、处方、生产工艺、生产设施或者其他生产方面发生变更时，需要进行再评估。

■ 如果供应已经被终止 1 年或更长时间。

VI.4 对分包服务的监督

储藏和配送

监督承包商的绩效（例如资格预审、质量控制、储存、运输和分配）和违规的后续行动应根据书面程序进行。它应包括持续监测、定期审查和更新合同。

采购机构应记录任何报告的服务问题，并通知承包商每个问题。持续监测还应包括合同方遵守合同条件，以及纠正任何妨碍合同接受方履行指定职责的因素。

对合同的定期审查应基于对承包商整体绩效的评估。为监测认证产品和制造商（见第Ⅲ.6 节）概述的标准也适用于监测存储和分发药品的合同接受者。

合同实验室应遵守 GLP[17] 的原则。单独的认证状态不保证符合 GLP。应当对合同实验室的能力进行持续监测。

VI. 5　建议 SOP 的清单

- 再评估产品数据和信息；
- 供应商和制造商的复查；
- 处理偏差；
- 监测承包商的业绩；
- 审查协议。

参 考 文 献

[1] *Quality assurance of pharmaceuticals*: *a compendium of guidelines and related materials.* Updated, comprehensive edition. Geneva, World Health Organization, 2013 (CD – ROM and online).

[2] WHO Model Lists of essential medicines (http://www.who.int/medicines/publications/essentialmedicines/en/index.html).

[3] *Marketing authorization of pharmaceutical products with special reference to multisource* (*generic*) *products*: *a manual for national medicines regulatory authorities* (*NMRAs*) 2nd ed. Geneva, World Health Organization, 2011 (http://www.who.int/medicines/areas/quality_ safety/regulation_ legislation/blue_ book/en/index.html).

[4] World Health Assembly Resolution WHA50. 3, 1997. WHO – type certificate of a pharmaceutical product (CPP) issued by one of the regulatory authorities of an International Conference on Harmonisation (ICH) region (European Union, Japan or the USA), together with a summary of product characteristics (SmPC).

[5] *WHO guide for a quality systems manual in a control laboratory.* Geneva, World Health Organization, 1988 (WHO/VSQ/98. 04) (http://www.who.int/vaccines – documents/DocsPDF/www9840. pdf).

[6] WHO good practices for pharmaceutical control laboratories. In: *WHO Expert Committee on Specifications for Pharmaceutical Preparations*, *forty – fourth report.* Geneva, World Health Organization, 2010 (WHO Technical Report Series, NO. 957), Annex 1 (http://www.who.int/medicines/areas/quality_ safety/quality_ assurance/control/en/index.html).

[7] WHO Certification scheme on the quality of pharmaceutical products moving in international commerce (http://www.who.int/medicines/areas/quality_ safety/regulation_ legislation/certification/en/index.html).

[8] WHO Guidance on good manufacturing practices: inspection report. In: *WHO Expert Committee on Specifications for Pharmaceutical Preparations*, *thirty – seventh report.* Geneva, World Health Organization, 2003 (WHO Technical Report Series, NO. 908), Annex 6 (http://www.who.int/ medicines/areas/quality_ safety/quality_ assurance/

inspections/en/index. html）．

[9] *Operational principles for good pharmaceutical procurement.* Geneva, World Health Organization, 1999（WHO/EDM/PAR/99. 5）．

[10] *Managing drug supply,* 3rd ed. Medford, MA, Management Sciences for Health （MSH），2012．

[11] WHO guidelines for drug donations（http：//www. who. int/selection_ medicines/ emergencies/guidelines_ medicine_ donations/en/）．

[12] WHO guide to good storage practices for pharmaceuticals. In：*WHO Expert Committee on Specifications for Pharmaceutical Preparations, thirty – seventh report.* Geneva, World Health Organization, 2003（WHO Technical Report Series, NO. 908），Annex 9 （http：//www. who. int/medicines/areas/quality _ safety/quality _ assurance/ distribution/en/index. html）．

[13] Sampling procedures for inspection by attributes. Sampling schemes indexed by acceptance quality limit for lot – by – lot inspection. British Standard BS 6001 – 1： 1999/ International Organization for Standardization, ISO 2859 – 1： 1999.

[14] *Sampling procedures and tables for inspection by attributes.* Washington, DC, American National Standards Institute（ANSI）（ANSI/ASQCZ1. 4 and ANSI/ ASQCZ1. 9）．

[15] WHO guidelines for sampling of pharmaceutical products and related materials. In： *WHO Expert Committee on Specifications for Pharmaceutical Preparations. Thirty – ninth report.* Geneva, World Health Organization, 2005（WHO Technical Report Series, NO. 929），Annex 4.

[16] Good trade and distribution practices for pharmaceutical starting materials. In：*WHO Expert Committee on Specifications for Pharmaceutical Preparations, thirty – eighth report.* Geneva, World Health Organization, 2004（WHO Technical Report Series, NO. 917），Annex 2（http：//www. who. int/medicines/areas/quality_ safety/ quality_ assurance/distribution/en/index. html）．

[17] *Good laboratory practice：quality practices for regulated non – clinical research and development,* 2nd ed. Geneva, World Health Organization, 2009（http：// www. who. int/tdr/publications/training – guideline – publications/good – laboratory – practice – handbook/en/index. html；and http：//www. who. int/medicines/ areas/quality_ safety/quality_ assurance/control/en/index. html）．

更多内容：

Guidelines for good clinical practice for trials on pharmaceutical products. In：*WHO Expert Committee on the use of Essential Drugs, sixth report.* Geneva, World Health Organization, 2002（WHO Technical Report Series, NO. 902），Annex 8（http：//www. googlesyndicatedsearch. com/u/who? q = Good + clinical + practice + for + trials + on + pharmaceutical + products&sa = Go&sitesearch = who. int&domains = who. int Model application form for new marketing authorizations, periodic reviews and variations, with notes to the applicant (http: //apps. who. int/medicinedocs/en/d/Js2273e/13. 6. html # Js2273e. 13. 6)

WHO guidelines on quality risk management. In: *WHO* Expert Committee on Specifications for Pharmaceutical Preparations, forty – seventh report. Geneva, World Health Organization, 2013 (WHO Technical Report Series, NO. 981), Annex 2 (http: // www. who. int/medicines/areas/quality_ safety/quality_ assurance/expert_ committee/trs _ 981/en/index. html) .

WHO Model Formulary (http: //www. who. int/selection_ medicines/list/en/) .

附件 1 行为准则范本

1. 介绍

被雇用的职员和其他有关的所有职员必须遵守本守则。

代表 WHO 进行评估和检查的临时顾问、专家等所有成员应时刻注意维护 WHO 的形象。

在职员守则中，职员包括签约职员、短期员工、从事指定工作的顾问和专家。

2. 主要职责

每个职员、专家和临时顾问都有其履行的主要职责。总的目标是在职员守则的框架内履行每个职员的主要职责。

从 WHO 成立之初，就已经建立了内部监督的框架。定期地确保所有的职员了解这一框架的功能是必需的。每个职员应阅读 WHO 内部审计与监督办公室（IAO）的总则声明，该声明描述了其目标、权力和工作范围。该文件概述了对 IAO 的期待并为 WHO 内部审计提供了指南。

被雇用后，职员应宣誓为了 WHO 的最高利益来履行自己的职务并约束自己的行为。

在履行职员的职责时，职员既不寻求也不接受来自任何政府或组织外部的任何机构的指导。

职员不得接受、主持或从事任何与其履行的 WHO 职务不相符的工作或职业。

职员应以符合国际公务员身份的行为方式来从事他们的工作。

职员应避免可能给其身份带来不利影响的任何行动，特别是任何类型的公开言论。尽管并不期望职员放弃其国家感情或者政治信仰和宗教信仰，但应时刻牢记由于其国际身份而赋予的行为克制和得体的责任。

在所有的官方活动中，职员应保持头脑最清醒的判断。除非工作需要或得到总干事的授权，职员不得向任何人透露由于职务关系而知道的任何未公开的信息。职员也不得以任何方式将由于职务关系而获得的信息用于私人利益。即使与 WHO 解除了雇佣关系，这些义务也不会中止。

任何职员成为政治性公共官员的候选人时，应从秘书处辞职。

宪章第 67 条授予 WHO 的豁免权和特权，仅适用于履行 WHO 指定的活动。当员工未履行其个人义务或没有遵守法律和治安法规时，这些特权和豁免权并不适用于 WHO 员工。在任何情况下，由总干事决定是否免除员工的任何特权或豁免权。

所有的职员应信守《WHO 职员条例》中规定的誓言或声明。

WHO 职员不能作为其政府的代表、观察员或顾问。

当与《WHO 职员细则》中的规定不存在冲突时，WHO 职员可加入国际或国家社团，并且经总干事批准后可以代表该社团出席国际会议。

作为其职责的一部分，职员在所从事的工作中产生的任何权利，包括名称权、版权和专利权，都属于 WHO 组织。

"不当行为"是指：

■ 职员在其职务范围内进行的任何不适当的行为；

■ 职员从事的与其官方任务无关并可能给 WHO 形象带来负面影响的任何行为；

■ 出于个人利益，任何对其职务不适当的利用或利用的企图；

■ 与其誓言或声明相悖的任何行为。

2.1　员工职责

职员必须将自己置于严格监督环境中并必须与 IAO 完全合作。

职员必须遵守、履行并承担与其职务相关的责任。

职员必须尽其所能从事指派的工作并应根据 WHO 设定的时间表完成任务。

2.2　安全

保证安全是 WHO 的职员、管理者和 WHO 管理层的职责。安全的概念包括报告可能的危险或可疑的危险、采取必要的预防措施并运用安全措施将安全问题减到最少。

在从事生产场地的检查等可能出现安全问题的活动时，职员应遵守 WHO、生产企业和各国法律所推荐的安全规定和规则。

职员必须穿戴保护装置，比如防护服、护罩、护目镜（眼镜）、耳塞等，保护身体、器官和四肢，避免可能的伤害。职员必须运用其专业知识并确保采取适当的措施保护自身安全。这意味着如果生产企业没有提供适当的个人保护措施时，检查员应以缺乏安全的理由拒收进入该区域。

驾驶车辆时，职员必须遵守各国的交通规则。

职员在收集样品时，必须了解并采取必要的预防措施。

进行现场检查时，必须特别注意安全方面的要求。包括与剂型或检查活动相关的方面（比如放射性药品；危险物料；实验室试剂、设备和装置；爆炸物；客运电梯；梯子；玻璃仪器；冷冻机；蒸汽；放射线；有害微生物；病毒及生物制品及其废物以及其他可能的危险）。

3. 个人能力

3.1 资质和经验

雇用的职员必须具有从事其任务所需的资质和经验。代表WHO执行任务的人员必在执行前或分派任务之前，表明其是否参与相关工作前，有执行任务的资质或相关经验。

将要代表WHO执行工作的职员，必须诚实地提供有关其资质和经验的文件。

职员不能在其资质或经验方面误导WHO或者采购机构。任何未如实提供其资质或经验的行为，将被视为欺骗，并且可能导致起诉，任何WHO或联合国组织在任何时候都不可能再雇佣该人员。

4. 行为

在日常活动中，职员必须保持符合高标准道德规范的行为。

员工必须遵守WHO组织的宪章，并且有责任遵守WHO规则和指导原则。

4.1 诚实和态度

为了确保有效地开展WHO的活动，并且不受到不正当的影响，所有的职员必须具备诚实的品格并遵守最高标准的行为规范。

- WHO必须信赖其职员能正确行事。
- 职员必须诚实可靠。
- 职员必须做到准确、真实、客观和公正。
- 职员不能利用一般公众不能获得的信息来谋求或获取个人利益。
- 职员发现错误陈述、误导或不实信息时，必须向WHO报告。
- 职员应保持对WHO及其政策和项目的积极态度。
- 职员必须自尊、老练、机智并举止得体。必须避免使用强制方法。
- 职员在从事活动时，不得表现出优越感或特权。
- 当要求提供必需及经认可的资料时，职员必须态度坚定。
- 职员是WHO的联络人，而且他们的行动将会成为民众对

WHO 的评价基础。职员必须时刻起到模范带头作用。

当职员可能代表采购机构直接地或者间接地从事官方活动，如果该职员与此项活动存在任何的利益关系时，该员工必须将此利益关系报告总干事，总干事将根据职员条例做出决定。职员与被评估或检查的公司不应有利益关系。在本文中，通过退休金计划和其他这种"正常交易"的安排获得的股权通常不会被认为是金融利益。如果对此有任何的疑问，应向 WHO 的内部审计与监督办公室咨询，进行澄清。

4.2 服装、健康和卫生

良好的公共关系需要所有职员的穿着适宜其从事的活动。职员应遵守 WHO 有关着装的指导原则。

通常，职员应穿着对检查工作有保护作用的服装。检查员的穿着必须至少与生产企业雇员的保护服相当（如头盔或面具）。职员应始终遵守公司的程序。当然，如果认为公司的程序不适当，应记录该事实。

当参与检查的职员健康状态可能对检查造成影响时，必须将他们的健康状态告知主管或管理层，比如患有传染性疾病、有伤口和开放性外伤的人员不得进入暴露有产品和物料的区域。

旅行时，职员有责任采取必要的预防措施（如接种疫苗）。

职员必须保持良好的个人卫生。

4.3 礼品、宴请和纪念品

职员不得接受与其国际公务员的身份不符的，来自任何政府或 WHO 外任何机构的勋章、饰品、纪念品、礼品或报酬。

如果从 WHO 外获得任何勋章、饰品或礼品，该职员应向总干事报告，总干事将根据职员条例做出决定。

职员不得因其从事的或将要执行的官方活动，从生产企业收受任何有价物品。

职员不得直接或间接向与其有工作关系的政府成员索要或收受任何礼品、赠品、纪念品、娱乐贷款或其他有价物品。

进行检查时，在可能的情况下，职员必须支付自己的餐费，而且即使受到生产企业的邀请时也必须尽量支付自己的餐费，除非 WHO 职员的支付会引起不快或者给 WHO 带来尴尬。

4.4 管理关系

职员必须促进与主管和管理层的积极关系。

4.5 标准操作程序

职员必须按照批准的标准操作程序（SOP）执行任务。

4.6　旅行和住宿

职员在旅行时必须遵守 WHO 的规定、指导原则和 SOP。应遵守访问、会议、检查和住宿预订和支付等相关活动的计划程序。

4.7　保密和利益冲突

职员必须遵守 WHO 的保密政策、各国法律和法规以及公司的相关政策。

职员必须签署并且遵守关于利害冲突和保密的声明。

4.8　文件和记录

职员应遵守 SOP 并按照程序规定保存记录。

职员提供的包括报告和相关文件等所有数据必须真实、准确。

4.9　合同和工作任务

职员应按照合同或工作协议（APW）和工作任务书（TOR）的规定进行活动。

4.10　产品文件、评估和检查

职员应认真处理产品文件，并且将所有与工作有关的数据视为机密。

对于最初提交的所有数据以及评估结果的数据，应按照 SOP 进行处理，并视其为 WHO 与生产企业之间的机密信息。

与进行的检查相关的所有信息，应视其为 WHO 与生产企业之间的机密。

职员应遵守关于保密和利益冲突的要求与承诺。

4.11　样品

应按照 WHO 的 SOP，在检查中取样并获得生产企业的同意。

4.12　评估和检查报告

对于评估的每种产品和检查的每一个生产场地，应有书面的评估和检查报告。

该报告应是评估和检查的结果的真实反映。

4.13　关于信息和建议的条款

对指定项目进行评估或检查中，WHO 职员不得担任公司或生产企业的顾问，特别是公司将因来自 WHO 职员的建议而获得特别利益时，公开的信息或提供给所有生产企业的信息除外。

附件 2　保密指导原则范本

　　按照下面的条款以及在药品认证范围内，对参与现场检查的队员的附加要求条款，在从事上述计划的检查及履行与职责有关的其他活动期间，评估员和检查员应将提交的或观察到的所有数据视为 WHO 或与 WHO 合作方的机密资料。在附件 3 的末尾给出了保密的案例。

　　评估员和检查员应采取所有合理的措施以确保：

　　— 保密的数据不会用于本文件中规定的评估活动之外的任何目的；

　　— 不泄露或者提供保密数据给任何不受保密义务约束的人及没有使用权的人。

　　然而，当能够明确地证明所有数据符合下列情况时，评估员和检查员将不再受任何保密义务及使用权的约束：

　　— 在 WHO 或其代理（包括生产企业）披露之前就已经被相关方所知；

　　— WHO 或其代理（包括生产企业）在公开场合披露的信息；

　　— 并非由于失误而公开的信息；

　　— 在不违反任何法律义务的情况下，已经可从第三方获得的信息。

　　所有参与认证及相关事宜并能获得产品和生产企业保密信息的人员，在检查以及履行与职责有关的活动期间，应将提交或观察到的所有数据视为 WHO 及其合作方的机密信息。

附件3 利益冲突指导原则范本

介绍

本文件阐述了适用于外部评估员和顾问委员会委员的有关"利益冲突"的政策。在这些指导原则中，评估员和委员通称"顾问"。本附件末尾所示为利益冲突声明案例。

定义和原则

普遍意义上的"利益冲突"是指个人私有财产或个人利益与其承担的职责之间的冲突。当然，"利益冲突"也可能是指个体承担的多个职责之间产生的冲突，而不涉及任何的私有财产或个人利益。

按照下面的解释，私有财产或个人利益的冲突可能与财务有关，也可能与财务无关。

当决策人或顾问与其决定的事宜有直接的经济利益关系时，不管这种利益是多么轻微，都会有决策方面的偏颇，因而上述决策人或者顾问不适于决定该事项。

当决策人或顾问有非经济利益时，对其作出带有偏见的决定的推测也是合理的，因此上述决策人和顾问也不适于决定该事项。对决策人是否合适作出判断的依据是一位合理的观察员是否怀疑决策人的决定可能带有偏见，而不是该决定有无事实上的偏见。比如，决策人（顾问）与利益可能会受到决定影响的一方中，涉及的人员或家庭可能会出现相关的非经济利益。当发现决策人或者顾问对事项有成见时，不管是出于先入为主的观点，还是提前涉及了需要其作出决定的事项，都可能会出现这种利益关系。

与顾问相关的利益冲突

在很多情况下，顾问们可能会发现他们的职业活动（比如从事客观和独立的评估、作为独立委员会的委员从事工作）与私有财产和个人利益之间存在利益冲突（如私人咨询、接受公司主办会议对旅行和住宿的资助、持有股份、对研究的资助或酬金）。因为由于顾问的地位及过往与制药企业的关系，几乎所有的顾问都会有些潜在的利益冲突。

有些情形可以清楚进行利益冲突的判断，而另一些情况则较难作出判断。比如某人是一家药品公司的雇员或顾问，可以清楚地断定具有利益冲突的可能性。如果某人是政府组织的一位雇员，不代表药物公司工作而且没有收受小费或资金，在此情况下，出现利益冲突的风险就很小。对介于上述两种情形之间的形势，就不容易判断是否具有利益冲突关系。

属于下列 1~6 项情形之一的顾问不应获得工作合同。

1. 在制药行业工作，不管是作为职员还是拥有者或部分拥有者（比如被评估的药品公司的股东）。

2. 从一家或多家药品公司接受聘金（费用），而该顾问必须评估这些公司的产品或者可能替代这些公司产品的新产品。

3. 与一家或多家公司有重要的直接关系。比如①对当前一个或多个研究计划的资金支持；②对毕业生或研究生的赞助；③公司职员对顾问有直接的职责。

4. 接受药品公司的大量财务资助或者贵重设备，代表药品公司进行研究。

5. 正在或者已经成为一家药品公司的顾问，而该顾问职位与其已经同意进行评估的产品相关。上述顾问活动可能包括作为演讲者进行演讲、被任命为相关产品专业会议的主席或代表赞助公司出席全国或国际性的，与待评价产品相关的专业会议。

6. 对待评估产品的临床试验计划或实施，已经有深度的介入，比如作为主要的研究者、研究报告的签署者、任何出版或未出版的论文或其他研究报告的作者。如果仅在一项大规模多中心研究中参与病人的入组工作，不被视为有重大利益冲突。

不大可能发生利益冲突的情况如下：

7. 偶尔签约参加一家或多家公司的特别计划，但是和任何公司都没有重大的关系。没有直接涉及待评价的产品。

8. 拥有自己的咨询公司或为咨询公司工作，该咨询公司不为制药行业提供服务，但为装备、食品或涂料等其他行业提供咨询服务。然而，这样的顾问是不大可能拥有药学领域顾问的技术知识或者经验的。

9. 偶尔为一家或多家公司提供药品上市申请前，临床试验计划设计方面的咨询，但是与任何公司没有重大的关系（如上述 1~6 条）。

10. 被邀请参加由专业或学术团体举办的全国或国际性会议的顾问。

顾问的职责

在签署合同时，药品管理机构不能够了解顾问的所有背景和工作领域。因此顾问有义务以书面声明的方式向药品管理机构负责签约或委员会事宜的人员，表明任何潜在的利益冲突或者可能被视为利益冲突的情况。如果有任何的嫌疑，必须表明可能的利益冲突。只有与药品管理机构对任何潜在的利益冲突进行讨论并被认为没有显著的利益冲突之后，顾问才可能从事数据的评估工作或者成为委员会的委员。

基于上述原因，每份评估合同都要求评估员签署无利益冲突的声明，并且如果在评估期间有发生利益冲突的风险时，应立即以书面方式告知药品管理机构。

一旦顾问人员意识到有利益冲突时，希望评估员立刻停止评阅申请的资料并迅速地将其归还药品管理机构。这一条款也适用于那些涉及现场检查的评估员。

保密

药品管理机构提供给顾问评审用的所有公司产品数据都需要严格保密。如合同文件所述，必须对合同中所有相关资料或参考资料严格保密，并时刻处于安全和可靠的保管状态下。只能与药品管理机构的职员讨论有关申请事宜。

顾问必须了解间接泄露机密的可能性，并避免泄密事件。与产品相关的其他论文或学术讲座中，有可能自觉或不自觉地误用从咨询公司获得的信息。这种情况也会构成利益冲突。如果未获得公司或数据提交人的同意，顾问不能在将来的科学论文或讲座中使用这样获得的数据。

公正

为保护公正性，药品管理机构不能将接受有关申请、数据或者委员会文件的顾问身份告知相关公司。因此，顾问与涉及产品的公司应不得有直接的接触。即使在完成对申请的裁定之后，顾问也不能向公司泄露其身份。对于生产现场的检查员，更不能发生上述禁止的行为。

评估工作的转包

未经药品管理机构的书面许可，顾问不能将部分或全部评估工作转包给任何人。如果药品管理机构同意转包，顾问必须确定转包人完全了解文件中对利益冲突、保密和公正性的相关规定。

如果评估工作的任何部分被转包，实际从事评估工作的人员必须在其实际参与的所有报告中签字。

保密和利益冲突声明（范本）

World Health Organization Organisation Mondiale de la Santé

关于药品质量评估中产品资料评估员和检查员
（现场检查组成员）的管理规定

签署所附的工作协议（APW）后，作为 WHO 的专家顾问并履行职务期间，你将会接触到特殊的资料，这些资料归 WHO 或者与 WHO 合作的实体（包括作为质量评估程序的一部分需要由 WHO 进行评估的产品生产企业）所有。应将上述资料（下文简称"资料"）视为 WHO 或上述的 WHO 合作方之机密。在此情况下，你同意：

（a）除履行上述 APW 下的义务外，不得出于其他任何目的而利用这些数据；

（b）不泄露或提供资料给任何不受相关保密义务约束的人及没有使用权的人。

当然，只要能够明确地证明资料的所有部分符合下列情况之一，不再受任何保密义务及使用权的约束：

（i）在 WHO 或其代表（包括生产企业）披露之前就已经为你所知的资料；

（ii）WHO 或其代表（包括生产企业）在公开场所披露的资料；

（iii）在无过失的情况下，已经成为公开信息的部分资料；

（iv）在不违反任何保密法律义务的情况下，可从第三方获得的资料。

除非获得 WHO 明确的同意，你也保证不会将你或你参与的专家团队的考虑和发现结果、给 WHO 的任何建议或 WHO 的决定告诉第三方。

作为 WHO 的专家顾问，你将利用自己的能力独立地履行上述 APW 规定的职责。在此情况下，你确认在利益声明中所提供的资料是正确的，并且不存在真正或潜在的重大利益冲突，你与下列任何一方没有财务或其他利益和关系：

（i）该方从上述资料中获得的任何信息，可能会带来既得商业利益；

（ii）该方获知你参与的产品评估结果，可能会带来既得利益（如被评估产品或竞争产品的生产企业）。

如果上述情况发生任何的变更，应保证迅速地通知 WHO，包括为 WHO 工作期间发生的变更。

我特此接受并且同意本文件中的条件和规定。

签名＿＿＿＿＿＿＿＿＿＿＿＿＿＿＿＿＿＿＿＿＿＿＿＿＿＿＿

姓名（用打字机打出的）＿＿＿＿＿＿＿＿＿＿＿＿＿＿＿＿＿＿

组织＿＿＿＿＿＿＿＿＿＿＿＿＿＿＿＿＿＿＿＿＿＿＿＿＿＿＿＿

地点＿＿＿＿＿＿＿＿＿＿＿＿＿＿＿日期＿＿＿＿＿＿＿＿＿＿＿

附件 4 编写 SOP 的标准操作程序（SOP）范本

1. 名称

编写 SOP 的标准操作程序

	签名	日期
起草人		2005 年 5 月 9 日
批准人		

2. 政策和目的

2.1 采购机构应为其进行的每个活动都建立相应的 SOP。应以规定的格式编写全部 SOP 并认真按照预定人员目录进行发放。SOP 应被批准、执行、并且保持最新。

2.2 如果期望能在国际范围内得到应用，所有的 SOP 应以英文编写，如果只供当地职员使用，则以当地语言编写。

2.3 文件是质量保证的必要因素。目的是规范控制系统，减少口头交流导致差错的风险，确保员工获得详细的指导并且能够在有条理和重复的工作程序中遵守相关规定。

2.4 采购机构的每个关键或重要活动都应有书面的 SOP。应按所附的标准格式编写 SOP。

2.5 应保存采购机构要求的所有 SOP 目录。

2.6 发放和执行 SOP 之前，管理层应批准 SOP。

3. 职责

起草 SOP 的所有职员，应遵守相关的 SOP。项目主管应监督 SOP 的执行。

4. 行动

4.1 任何人可以起草 SOP 的第一稿。编写 SOP 的相关内容时，应按照并采用所附的格式给出 SOP 的抬头（如下所示）。

4.2 SOP 至少应包括下列抬头内容：

A. 名称

B. 政策和目的

C. 职责

D. 行动

E. 附件

F. 发放

G. 审核日期

H. 修订历史

在每个标题之下应有下列信息。

A. 名称

以明确的语言编写程序的名称，确保对 SOP 所述程序的理解。还应明确给出起草、审核及批准程序的负责人。

B. 政策和目的

描述 WHO 或采购机构关于按照 SOP 处理相关事物的政策。描述 SOP 所要达到的目的。

C. 职责

描述并且列出从事 SOP 所列活动的负责人员。由于使用职员的个人姓名意味着每一次发生当人员变更时，SOP 都必须进行修改。如有可能，最好使用岗位或职务名称而不是员工姓名。

D. 行动

4.1　描述执行任务所需活动的顺序。

4.2　按照次序，列出需要进行的活动，并且从序号 1 开始，按序给所有活动编号。

4.3　用明确、不引起歧义的语言详细地解释所有的步骤。

4.4　如果有一个特定的人员负责某项行动，在行动步骤的括号中填写责任人的缩写。

4.5　阅读全部 SOP，判断其是否描述了从头到尾的所有行动步骤。

4.6　如果一个步骤需要参考另外一个 SOP，在该步骤中应标明相关的 SOP。

4.7　如果 SOP 规定需要保存任何记录，应将所需的格式文件以附件形式附在 SOP 中。

4.8　将 SOP 转交给文件和质量保证的管理人员或负责人。

4.9　阅读 SOP 并且评估其适用性和可行性。

4.10　如果要进行任何的变更，用钢笔写出其对 SOP 的修订意见并返回给 SOP 起草人征求建议。

4.11　将 SOP 归还给管理者。

4.12　如果对其内容满意，签字 SOP 并注明日期。

4.13　将 SOP 转交到批准文件的负责人。

4.14　如果同意 SOP 的内容，批准文件的负责人应签字批准并注明日期。

4.15　将 SOP 归还给负责维持文件系统的人员。

4.16 发放新版 SOP 并回收之前版本的 SOP。

4.17 将原始 SOP 编入 SOP 文件中。

E. 附件

4.18 起草的每个附录，应能够引导和帮助相关人员人完成文件所需的所有信息。

4.19 每个附件都是获得批准的 SOP 的一部分，在审核 SOP 时，如必要，也应对附件进行审核。

F. 发放

4.20 应保存 SOP 的发放和回收记录，确保被替代的 SOP 在任何地方不再被使用。

4.21 完成表格（见附件 A，第 6 点），指出应收到 SOP 的人名。

4.22 制作原始 SOP 的复印件并加盖"正本复印件"的红色印章。

4.23 应控制 SOP 的正本复印件。没有红色标记的 SOP 将会被视为非正式和非受控的 SOP。

4.24 员工应［在原始 SOP 中表格（见附件 A，第 6 点）的适当位置］签字并注明日期，作为收到 SOP 的证明。

4.25 进行 SOP 审核和修订工作时，当发放新版本时，应从 SOP 复印件持有人处收回其所持的旧版本 SOP 复印件。

4.26 当更换 SOP 时，上交旧版 SOP 的人员应在原始 SOP 的发放表格的适当位置签字并注明日期。

4.27 在原始 SOP 的每页标明"被替代"，并将其加入"被替代的 SOP"文件。

4.28 销毁所有收回的被替代 SOP 复印件。

G. 审核日期

应指定一个日期，对 SOP 进行审核并决定是否有更新的必要。

H. 修订历史

4.29 保存有关 SOP 历史信息的记录，填写关于 SOP 变更历史的表格（见附件 A，第 7 点）。

4.30 每个 SOP 应规定有效的期限并应在有效期结束之前进行审核。利用这一机会，可考虑 SOP 是否仍然符合其所有目的并适于需要完成的工作和工作方法。更新的 SOP 应通过相同的起草和修订程序。

5. 附件

附件 A 包含了 SOP 格式的主要内容。

6. 发放和收回

姓名	发放		收回	
	签名	日期	签名	日期

7. 历史

日期	变更原因
	新 SOP

附件 A 标准操作程序的格式

WHO 标志 审核日期: 2006 标准操作程序	文件号

1. 名称

（列出具体名称）

	签名	日期
起草人		2006 年 5 月 9 日
批准人		

2. 政策和目的

3. 职责

4. 行动

4.1

4.2

4.3

5. 附件

6. 发放和收回

	发放		收回	
姓名	签名	日期	签名	日期

7. 历史

日期	变更原因

附件5 招标邀请范本

第六次招标邀请（EOI）

为了大幅度增加与 HIV/AIDS 相关护理和治疗产品的获得性，WHO、联合国儿童基金会、联合国艾滋病规划署和 UNFPA 共同向 HIV 相关疾病治疗药品的药品生产企业发出招标邀请。本计划获得世界银行的支持。

作为 2000、2001、2002、2003 和 2004 年公布的第 1、第 2、第 3、第 4 和第 5 次招标邀请的后续行动，发布第 6 次招标邀请的目的是增加药品品种和来源。

生产企业应致力以优惠的价格将上述产品提供给发展中国家。应鼓励有意向的生产企业提供下列分类中不同剂型与规格的产品文件和样品：

Ⅰ）供成人和青少年使用的单组分抗逆转录病毒药品：

■ 核苷/核苷酸逆转录酶抑制剂，包括：

阿巴卡韦；

去羟肌苷；

拉米夫定；

司他夫定；

替诺福韦；

齐多夫定。

■ 非核苷酸逆转录酶抑制剂，包括：

依法韦仑；

奈韦拉平。

■ 蛋白抑制剂，包括：

茚地那韦；

奈非那韦；

利托那韦；

沙奎那韦。

为支持现有的儿科抗逆转录酶病毒治疗（ART）的国际或国家治疗指导原则，也鼓励申报适用于儿科患者使用的单一组分处方药品。

除非是非常小的婴儿，在对儿童的治疗中应首选固体制剂，生产企业也应申请减量或带刻痕的下列固体剂型：

齐多夫定；

阿巴卡韦；

拉米夫定；

奈韦拉平；

依法韦仑。

也应寻找下列核苷（核苷酸）类溶液剂或糖浆以及非核苷类
药品：

齐多夫定；

阿巴卡韦；

拉米夫定；

奈韦拉平；

关于儿科药品的详细资讯请参考：

http：//www. who. int/3by5/paediatric/en/

Ⅱ）抗逆转录病毒的固定剂量复方制剂（FDC）：

鼓励提供《有限资源情况下扩大抗逆转录病毒治疗的 WHO
指导原则》（2003 修订版）中描述的任何一线 ARV 疗法的固定
剂量复方制剂。进一步的信息请参考：

http：//webitpreview. who. int/entity/3by5/publicatons/docu-
ments/arv_ guidelines/en/

下面所列为固定剂量复方制剂：

供成人和青少年使用的药品：

■ 逆转录酶抑制剂

拉米夫定 + 司他夫定；

拉米夫定 + 齐多夫定；

拉米夫定 + 司他夫定 + 依法韦仑；

拉米夫定 + 司他夫定 + 奈韦拉平；

拉米夫定 + 齐多夫定 + 依法韦仑；

拉米夫定 + 齐多夫定 + 奈韦拉平；

拉米夫定 + 齐多夫定 + 阿巴卡韦；

替诺福韦 + 恩曲他滨。

■ 蛋白抑制剂

洛匹那韦 + 利托那韦。

供儿科使用的减量或有刻痕的固体制剂：

■ 逆转录酶抑制剂

拉米夫定 + 司他夫定；

拉米夫定 + 齐多夫定；

拉米夫定 + 司他夫定 + 奈韦拉平；

拉米夫定 + 齐多夫定 + 奈韦拉平；

拉米夫定 + 齐多夫定 + 阿巴卡韦。

■ 蛋白抑制剂

洛匹那韦 + 利托那韦。

也寻找用于成人、青少年和儿童的采用组合包装的标准 ARV 复方制剂。关于儿科固定剂量及（或）组合包装药品的详细信息请参考：

http：//www. who. int/3by5/paediatric/en/

■ 下面列出了抗感染的药物：

抗菌和抗分枝杆菌的制剂（除 MTB 外）

阿奇霉素；

头孢曲松；

头孢克肟；

环丙沙星；

克拉霉素；

克林霉素；

利福布汀；

大观霉素。

抗原虫和抗真菌制剂

两性霉素 B；

氨苯砜；

亚叶酸；

氟康唑；

伊曲康唑；

喷他脒；

乙胺嘧啶；

磺胺嘧啶；

甲氧苄啶/磺胺甲噁唑。

抗病毒制剂

阿昔洛韦；

更昔洛韦。

■ 抗癌药物

博来霉素；

依托泊苷；

长春碱；

长春新碱。

■ 姑息疗法的药物

阿米替林；

可待因；

氯苯那敏；

布洛芬；

洛哌丁胺；

吗啡（口服制剂）。

招标邀请中所列药物都是世界卫生组织的 HIV/AIDS 部门确定需要的药品。提交的产品应保证其药品质量并且应提供支持该药品有效性的数据。

提交 EOI 的程序

1. 提交一封表明有意参与招标的函，确认产品文件中提交的数据正确。

2. 按提交产品文件指导原则中规定的格式 * 提交一个产品文件，可通过电子邮件从 oakesl@ who. int 获得指导原则，也可从网页 http：//mednet3. who. int/prequal 获得。应与文件同时提交足够进行分析的产品样品（如 1 × 100 片）。

* 如果文件的格式不同（如欧盟格式），可以将文件与含有交叉引用信息的信函一起提交，根据信函中的引用信息，可以找到到符合上述指导原则的有关数据。

向联合国儿童基金会供应部门提交的文件将在 2005 年 3 月、5 月、7 月、9 月和 11 月分别进行评估。提交的文件应采用英文书写。

有意向的生产企业应提交上述资料至：

UNICEF Supply Division

Reference：Accelerated Access to HIV/AIDS Care

SIXTH EOI

UNICEF Plads － Freeport DK － 2100 Copenhagen Denmark

E － mail：supply@ unicef. org

Tel：(45) 35 27 35 27

Fax：(45) 35 26 50 48

3. 应以推荐的格式，提交产品文件中的每个工厂的工厂主控文件，也可通过电子邮件和网页 http：//mednet3. who. int/prequal/送至：

The Secretary

WHO/HTP/PSM/QSM

20 Ave Appia

1211 Geneva 27

Switzerland

经评估后，被认可和符合规定的产品及生产企业将被添加到公布在项目网页（http：//mednet3. who. int/prequal/）的目录中。目录中的产品和生产企业可能单独或集体地直接被各成员国、上述联合国代理机构或非政府组织邀请投标。

在质量评估程序中应考虑下列标准。

■ 生产企业进行生产的有效执照。

■ 符合国家注册或许可要求的产品。

■ 按照国家药品管理机构或 GMP 检查员认定的 GMP 规范生产药品。

■ 有符合 WHO 关于国际贸易中药品质量认证计划的产品。

■ 质量符合要求的产品文件及认证程序方面的评估结果。

■ 由上述机构或其代理机构进行检查的结果。

■ 生产企业的良好财务状况。

只有能提供符合管理机构规定、WHO 指导原则和法规质量要求产品的生产企业才会被考虑。

联合国采购机构有权决定特殊情况的处理，比如拒绝那些使用童工、从事地雷或零部件生产的公司。

参考资料

对于治疗 HIV/AIDS 机会性感染的药物背景信息，请参考 www. aidsinfo. nih. gov/guidelines

对于儿科治疗的药物，请参考 http：//www. who. int/3by5/publications/documents/en/genericpalliativecare082004. pdf

附件6 基于 MQSA 的采购机构间的问卷调查

请为每一个药品填写一份单独的表格

第1节 管理部分

1.1 产品确认

1.1.1 活性药物成分（如有，应使用 INN 名称）

_____

1.1.2 产品的通用名

_____

1.1.3 商品名（专利名）（如有）

_____

1.1.4 剂型

□片剂 □胶囊 □注射剂 □胶囊/口服液体 □其他
（请注明）

_____

1.1.5 每单位剂量_____

1.1.6 给药途径

□口服 □肌内注射 □静脉注射 □皮下注射 □其他（请
注明）

_____

1.1.7 请提供产品的处方（完整的定性定量成分，包括活
性成分，是否有过量投料，以及赋形剂）。也请指出每种成分的
标准（比如，BP、USP、企业内控标准）。应专门明确产品是否
为固定剂量复方制剂（FDC）或联合包装：附录 A。

_____

_____

1.1.8 请指明医学/药学相关的非活性成分（赋形剂），剂
型或每剂量单位中的用量（比如，包含10%的乙醇、对羟基苯甲
酸酯……）。

1.2 包装

1.2.1 对初级包装的描述，用于初级包装[1]的物料及包装尺
寸（每个包装中剂型单位的数量）：附录 B。

---

1 例如，HDPE 瓶、Alu–Alu 条带、中性玻璃容器。

1.2.2 对外包装的描述，包装尺寸大小及用于二级包装的物料：附录 C。

合同细节

1.3 生产企业确认

生产企业及生产地点（或分包生产企业）的名称、地址和业务：

生产企业的名称，或分包生产企业	生产许可证的证明，如果可能注明日期及失效日期	实际地址，如果可能请注明单元及街区	电话、传真及 E－mail 等联系信息	业务（如包装）

1.4 供应商确认

（如果与 1.3 节中的信息不一致，则需要填写下列内容）

企业名称_____

实际地址_____

电话号码_____

网址_____

传真号码_____

电子邮件_____

与产品的关系：

□上市许可证持有人　　　　　□生产企业

□分配商/批发商　　　　　　　□其他

1.5 对申请的注释

请注意本问卷中的信息会与 ICRC、MSF、WHO 采购中心、UNFPA 和 UNICEF 出于采购目的进行保密性共享。如果你方有任何的异议，请对与你方接触的相关机构进行说明。

文件是否曾被递交到下列的任何机构：ERP、ICRC、MSF、WHO 采购中心、UNFPA 和 UNICEF？

1.6 监管（注册）状态

1.6.1 在生产国的注册情况

□注册产品并已上市销售：注册证号_____

在附录 D 中提供一份复印件：

□产品已在生产国注册上市但未在市场上销售：注册证号 __
_____

□产品仅为出口注册：注册证号_____
□产品未注册（请澄清）_____

_____

➢ 请在附录 E 中附上一份符合 WHO 认证计划（WHO 技术报告系列，863 号）的药品证书（CPP）（不接受较早版本的证书）。

➢ 如果不能从国家药品监管当局（NMRA）获得一份 CPP，请说明原因，如果可能应附上一份相当的文件。

➢ 对于附录 F 特定产品档案中的产品，应提交由 WHO 认证计划（PQP）/SRA 签发的近期及历史性的缺陷信。

1.6.2　在其他国家的注册情况。

列出该产品已经注册并上市销售的其他国家名单（请提供注册号）：

_____

1.6.3　如果可能，请提供 WHO 认证状态。

本产品已经通过 WHO/PQP[2] 的认证

□是　　　　　　□否

如果已经通过，请附上由你方签署的相关 WHO/PQP 批准信的复印件（附录 G）。

1.6.4　对于认证需提交：指定的提交日期，用于产品档案审核的 WHO 批准信，其中涉及对于特定产品的由 WHO 分配的 WHO 参考号（附录 H）。

_____

1.7　技术评估所用的产品

1.7.1　最终产品的样本和说明书的信息

你方被要求提交所供最终产品的一个样本以及相关的说明书（如果你方不能满足上述问卷中的任何要求，请陈述其原因以及何时可以满足要求）（附录 I）。

1.7.2　标签语言（附上一份复印件）：一级包装

□双语　英语/法语　　□英语　　□法语

2　WHO 认证网址：Http：//apps. who. int/prequal/。

□其他（请注明）_____

1.7.3　标签语言（附上一份复印件）：外包装

□双语　英语/法语　　□英语　　□法语

□其他（请注明）_____

对于混悬液用口服粉末和注射用粉末，应在产品标签上注明配伍后的使用期限及存储条件。

1.7.4　专利信息说明书（附录 J）。

□有（附上一份复印件）　　　□无

第 2 节　活性药物成分

（如果存在不止一个活性成分或者用到了不止一个生产商，请复制本节）

2.1　用到的 API 的细节（如果可能使用 INN）：

_____

_____

2.1.1　生产商

生产商（名称、实际地址与国别）/制造场地（请列出所有的替代来源）：

_____

_____

来自初始国的 GMP 证书：如果可能在附录 K 中附上 GMP 证书的一份复印件。

如果可能，对于 API 制造场地进行的最新核查是由何方完成（请附上 GMP 证书或相关信件）：

□最终产品生产企业

□WHO 认证计划，日内瓦

□EDQM

□US FDA

□PIC/S 成员

□其他（请注明）

□以上均不是

结果和日期

_____

_____

用于制造本产品的 API 是否通过 WHO 认证？

□是　　　　　　□否

2.1.2　API 质量标准

□《英国药典》质量标准（BP）（版本/年代）

□《美国药典》质量标准（USP）（版本/年代）

□《国际药典》质量标准（版本/年代）

□其他（请注明）：＿＿＿＿＿＿＿＿＿＿＿＿＿＿

□如果可能，用到了与上述药典标准以外的质量标准

□是　　　　　　□否

➢ 在附录 L 中附上最终产品生产企业 API 内部质量标准的复印件。

➢ 如果企业内部的分析方法与 BP、USP 及《国际药典》均不相同，请在附录 M 中附上分校方法及分析验证部分的复印件。

对于无菌的 API：

如果可能，请在附录 N 中提供对于产品无菌方面验证的数据，包括最近的培养基灌装验证数据。

如果可能，描述使用的灭菌方法：

＿＿＿＿＿＿＿＿＿＿＿＿＿＿＿＿＿＿＿＿＿＿＿＿

＿＿＿＿＿＿＿＿＿＿＿＿＿＿＿＿＿＿＿＿＿＿＿＿

2.1.3　分析证书

请在附录 O 中提供来自 API 生产企业和最终药物产品（FPP）生产企业的 API 分析证书的复印件。

2.1.4　API 各论的适用性

你方是否拥有关于 API 的下列信息？

《欧洲药典》各论的适用性证书（CEP）：请在附录 P 中附上 CEP 的复印件及相关附件。

证书编号：＿＿＿＿＿＿＿＿＿＿＿＿＿＿＿＿＿＿

2.1.5　药物主文件（DMF）的公开部分注册于（国家）：

＿＿＿＿＿＿＿＿＿＿＿＿＿＿＿＿＿＿＿＿＿＿＿＿

技术文件（请附上）：

□是　　　　　　□否

第 3 节　最终药物产品

3.1　制造地点的 GMP 状态

由 NMRA 进行的 GMP 核查。

	原产国的 NRA	由 PIC/S 成员进行的任何其他核查
GMP 证书编号		
有效期至		
国别		

请附上最近/有效的 GMP 证书/信（附录 Q）。

由其他单位进行的 GMP 核查（包括所有申请的信息）。

机构	审核日期	结果
WHO 认证计划		
UNICEF 供应机构		
MSF 国际		
ICRC		
其他（请注明）		

3.2 成品质量标准

标准	版本	出版年份
BP		
USP		
《国际药典》		
企业内控	记录年份	
与上述药典不同的标准解释（比如，溶出度、可抽取体积）		
其他（请注明）		

请在附录 R 中附上最终产品的放行标准和货架期标准的复印件。如果分析方法是企业内控的，与 BP、USP 和《国际药典》均不相同，请在附录 R 中附上分析方法及分析验证数据的复印件。

➤ 请在附录 S 中附上最近放行的 3 批产品的分析证书的复印件。

3.3 生产方法及工艺的验证

➤ 每个标准批量的制造方法均经过验证吗？

□是　　　　□否

如果没有，请说明原因：

_____

_____

如果是，请在下列表中提供验证状态的细节：

验证批次的批量	
验证批次的批号	
验证批次的制造日期	
过程验证报告的参考号	
如果过程还未进行验证，需要指明过程验证方案的参考号	

提供所有提交批量的批处方：

_____

➢ 请在附录 T 中附上针对本产品及相关参数的流程图和对制造及控制过程的简述。

3.3.1 对于无菌产品的额外信息

➢ 请在附录 U 中提供本产品灭菌方面的验证数据，如果可能应包括近期的培养基灌装验证数据。

➢ 如果可能请描述所使用的灭菌方法：

_____

3.4 最终产品的稳定性

3.4.1 有稳定性试验数据？

□是　　　　　□否

请提供加速和长期稳定性实验的方案及报告，包括：包装的类型和材料；存储条件（温度/相对湿度/稳定性研究的期限）；研究中涉及的批次（最少 3 批）；每个受试批的批量；研究的起始日期；以及研究结论（这些可以在附录 V 中提供）。

3.4.2 与准备提供的产品相比，稳定性试验用样品具有相同处方、在相同地点生产并使用相同包装材料吗？

□是　　　　　□否

如果没有，请描述差异_____

_____

_____

3.4.3 请说明稳定性研究是否已经使用或正在使用所有宣称的 API 来源：

□是　　　　　□否

请在附录 W 中提供稳定性研究使用所有宣称的 API 来源的声明。

如果没有，请说明原因：

_____

3.4.4　你方对本产品是否具有持续的稳定性数据？

□是　　　　　□否

请在附录 X 中提供任何持续的稳定性研究的状态报告。

3.4.5　货架期出现在包装上？

□2 年　　□3 年　　□4 年　　□5 年

□其他（请注明）_____

3.4.6　请说明本产品基于稳定性研究并标明在包装上的特定存储条件（比如：不要存储在 30℃以上、避光保存）。

温度	
光照	
湿度	
其他（请注明）	

3.4.7　产品适用于：

□ Ⅰ 区

□ Ⅱ 区

□ Ⅲ 区

□ Ⅳa 区

□ Ⅳa 区

□ 其他（请注明）

3.4.8　对于混悬液用粉末和注射用粉末，或可能需要进一步稀释的注射剂，或多剂量包装产品，请在附录 Y 中提供配伍后及（或）稀释后的使用中稳定性数据及存储条件。

请基于可得的使用中稳定性数据，提供配伍后及（或）稀释后产品能够保持稳定的期限（h/d）。

第 4 节　安全性/有性及（或）治疗等效性［WHO 系列技术报告（TRS），NO. 902，附录 11/TRS NO. 937，附录 7 或后续文件］

4.1　对于原研产品

请在附录 Z 中提交产品药学、毒理学及有效性的总结。

4.2 对于仿制产品：治疗等效

□已证明：

□未证明：

□不相关，请解释原因：＿＿＿＿＿＿＿＿＿＿＿＿＿＿＿＿

＿＿＿＿＿＿＿＿＿＿＿＿＿＿＿＿＿＿＿＿＿＿＿＿＿＿＿＿

如果已证明，

4.2.1 通过体内生物等效性研究：

研究期限（dd/mm/yyyy）：从 ☐　　　　　　至 ☐

参比药品

非专利名称	
剂型	
剂量	
商标/商品名	
生产企业	
制造场所	
批号	
失效期	

研究方案

合同研究机构（CRO）名称	
研究的国别	
志愿者人数	
研究设计（描述细节）	

生物批量	
生物批号	
生物批 API 来源	
研究结论	

研究结果：

＿＿＿＿＿＿＿＿＿＿＿＿＿＿＿＿＿＿＿＿＿＿＿＿＿＿＿＿

研究结论：

＿＿＿＿＿＿＿＿＿＿＿＿＿＿＿＿＿＿＿＿＿＿＿＿＿＿＿＿

＿＿＿＿＿＿＿＿＿＿＿＿＿＿＿＿＿＿＿＿＿＿＿＿＿＿＿＿

4.2.2　根据 WHO BCS 分类文献（WHO 技术报告系列 NO.937 或后续文件）进行体外溶出度一致性比较试验

□是

□否（解释）：_____

参比产品

非专利名称	
剂型	
剂量	
商标/商品名	
生产企业	
制造场所	
批号	
失效期	

进行试验的实验室名称和联系细节：

_____

研究结果

F_2（相似因子）值（标准为 50%～100%）：

_____

F_1（差异因子）值：

_____

研究结论：

_____

_____

4.2.3　通过其他方法（请简要描述研究结论）：

_____

请在附录 AA 中附上图形化/形象化的研究结果总结。

4.3　在等效性研究中使用的产品与将提供的产品是相同（来自相同供应商的相同物料、相同的处方、相同的生产方法）的吗？

□是

□否（请解释差异是什么，并且证明这些差异不会对生物利用度产生任何影响）：

_____

➢如果可能，请在附录 AB 中提供一个能证明治疗等效性（BE 研究）、一致的溶出曲线、溶出度检测或其他检测报告的复印件。

➢对于生物等效性研究，请指出严格的监管机构（SRA）/WHO/PIC/S 对 CRO 的核查状态（如果该 CRO 曾经接受过与当前研究或其他研究相关的核查）。

_____

_____

➢请附上研究设计的概括图示（附录 AC）
➢请附上研究方案的综述（附录 AD）

第 5 节　承诺和授权

5.1　承诺

我，作为签字人，_____
（总主管、授权人、药学负责人等公司中的职务），代表：__
_____（公司的名称），保证提供的上述信息正确、真实。

（如果产品已在原研国家上市销售，请在下列的方框中勾选）

☐我保证提交的产品与_____（原研国家）上市产品在生产和质量的所有方面都是相同的，包括产品的处方、方法和生产地、活性成分和辅料起始物料的来源、产品和起始物料的质量控制、包装、货架期和产品资料；

☐我保证提交的产品与在_____（国家的名字）上市产品是相同的，除了：

_____

_____之外

（如处方、方法和生产地、活性成分和辅料起始物料的来源、成品和起始物料的质量控制、包装、货架期、适应证、产品资料）

如果在本问卷提交后上述信息发生了任何变化，生产企业/供应商负责尽快提供相关的更新。

日期_____签字_____

5.2　代理人的权力

生产企业授权一个分配商来提交问卷

日期_____签字_____

分配商（根据代理人权力由分配商代表生产企业签署）

请提供一份代理人权力的复印件（附录 AE）。

5.3　与其他机构分享信息的授权

我，作为签字人，确认本公司对于在第 2 页（1.5）列出的机构之间对上述信息进行共享没有任何异议，除了＿＿＿＿＿＿＿＿

＿＿＿＿＿＿＿＿＿＿＿＿＿＿＿＿＿＿＿＿＿＿＿＿＿＿＿＿＿＿＿＿＿

我，作为签字人，保证提供的上述信息在提交时准确、正确、完整、真实。

全名：　＿＿＿＿＿＿＿＿＿＿＿＿＿＿＿＿＿＿＿＿＿＿＿＿＿＿＿＿

＿＿＿＿＿＿＿＿＿＿＿＿＿＿＿＿＿＿＿＿＿＿＿＿＿＿＿＿＿＿＿＿＿

在公司中的完整头衔/职务：＿＿＿＿＿＿＿＿＿＿＿＿＿＿＿＿＿＿＿＿

＿＿＿＿＿＿＿＿＿＿＿＿＿＿＿＿＿＿＿＿＿＿＿＿＿＿＿＿＿＿＿＿＿

公司名称：＿＿＿＿＿＿＿＿＿＿＿＿＿＿＿＿＿＿＿＿＿＿＿＿＿＿＿

＿＿＿＿＿＿＿＿＿＿＿＿＿＿＿＿＿＿＿＿＿＿＿＿＿＿＿＿＿＿＿＿＿

＿＿＿＿＿＿＿＿＿＿＿＿＿＿＿＿＿＿＿＿＿＿＿＿＿＿＿＿＿＿＿＿＿

签字＿＿＿＿＿＿＿日期＿＿＿＿＿＿＿

公司印鉴/图章：

第 6 节　附件/附录

问卷的附件/附录应该是 PDF 的格式，并且应该作出良好索引以便审核。

请确认附上所有必需的文件以保证对你方的产品进行客观地评估。本列表不是详尽无遗的。

□ A. 产品的处方（全部的定性定量组分，包括活性成分和赋形剂）（1.1.7）

□ B. 内包装材料的描述和成分（1.2.1）

□ C. 外包装材料的描述和成分（1.2.2）

□ D. 产品注册证和上市证明编号的复印件（1.6.1）

□ E. 符合 WHO 认证计划（WHO 系列技术报告，NO. 863）的药品分析证书（CPP）（更早期的版本不被接受）（1.6.1）。

□ F. 提交近期及历史性的由 PQP/SRA 签发的针对特定产品

档案的缺陷/接受信（1.6.1）

　　□ G. 由你公司签发的相关 WHO 认证批准信的复印件（1.6.3）

　　□ H. WHO 对于产品档案审核的接受信，其中涉及由 WHO 针对本特定产品签发的 WHO 参考号（1.6.4）

　　□ I. 包装说明书（1.7.1）

　　□ J. 专利信息说明（1.7.4）

　　□ K. 原研国家的 GMP 证书（2.1.1）

　　□ L. 附上 API 内部质量标准的复印件（2.1.2）

　　□ M. 如果对最终产品的分析方法是企业内部方法，不同于 BP、USP 和《国际药典》，需提交对分析方法的验证（2.1.2）

　　□ N. 请提供对于产品无菌方面验证的数据，包括最近的介质填充验证数据（2.1.2）

　　□ O. 来自 API 生产企业和最终药物产品（FPP）生产企业的 API 分析证书的复印件（2.1.3）

　　□ P.《欧洲药典》的适用性证书（CEP）的复印件及相关附件（2.1.4）

　　□ Q. 最近/有效的 GMP 证书/信（3.1）

　　□ R. 如果分析方法是企业内控标准，与 BP、USP 和《国际药典》均不相同，请在附录 R 中附上分析方法及分析验证数据的复印件（3.2）

　　□ S. 请附上最近放行的 3 批产品的分析证书的复印件（3.2）

　　□ T. 请附上针对本产品及相关参数的流程图和对制造及控制过程的简述（3.3）

　　□ U. 请提供本产品灭菌方面的验证数据，如果可能应包括近期的介质填充验证数据（3.3.1）

　　□ V. 请提供加速和长期稳定性实验的方案及报告（3.4.1）

　　□ W. 请提供稳定性研究使用所有宣称的 API 来源的声明（3.4.3）

　　□ X. 请提供任何持续的稳定性研究的状态报告（3.4.4）

　　□ Y. 对于混悬液用粉末和注射用粉末，请提供配伍后的使用中稳定性数据及存储条件（3.4.8）

　　□ Z. 请提交产品药学、毒理学及有效性的总结（4.1）

　　□ AA. 请附上图形化/形象化的研究结果总结（4.2.3）

　　□ AB. 如果可能，请提供一个能证明治疗等效性（BE 研

究）、一致的溶出曲线、溶出度检测或其他检测报告的复印件（4.3）

  □ AC. 请附上研究设计的概括图示（4.3）

  □ AD. 请附上研究方案的综述（4.3）

  □ AE. 请提供一份代理人权力的复印件（5.2）

附件 7　用于筛选和评估产品信息的标准操作程序范本

1. 名称

评估产品文件

	签名	日期
起草人		2005 年 5 月 9 日
批准人		

2. 政策和目的

2.1　作为认证程序的一部分，应对有意向的生产企业提交的产品文件进行评估。

2.2　每种产品文件应通过一个筛选程序。

2.3　符合筛选规定的产品文件将会被保留进行评估。

2.4　筛选产品文件的目的是判定其是否符合规定。如果收到的产品文件不完整，该程序将避免浪费宝贵的评估时间。

2.5　评估程序的目的是确认产品安全性、有效性和质量方面的必需数据，按规定的格式被记录并提交。在检查期间，作为确认程序的一部分，如有可能，应对数据和结果进行确认，确保采购机构获得正确、准确和可靠的数据。

3. 职责

计划主管；

评估员。

4. 行动

A. 筛选

4.1　在至少有其他两人在场的情况下，在工作地点打开每个产品文件。在有负责打开容器人员名字的单子上签名。

4.2　完成"产品接收登记簿"中的相关内容。

4.3　记录产品编号、日期、产品明细（国际非专利名）、供应商名称、生产企业名称、生产企业所在国、筛选结果、告知生产企业的日期等细节（附件 A）。

4.4　从 001 开始给产品编码。

4.5　数字应从年开始，如 01（代表 2001）。

4.6　确定提交产品所属的项目，如用于 HIV/AIDS 的血凝素。给该项目的第一个产品的编号就是 01HA001。

4.7 为产品建立一个 WHO 文件。在封页上标明产品名称、编号和生产企业的名称。

4.8 在产品文件及产品的筛选表格上注明产品编号。

4.9 审查产品文件并评估其完整性。确保生产企业/供应商提交了所有必需的信息、数据和表格。

4.10 为达到上述目的使用所附的筛选表格（附件 B）。

4.11 作为筛选程序的一部分，在筛选表格的适当栏目下填写相关信息。

4.12 完成筛选后，复印筛选表格进行备份。

4.13 将筛选表格的复印件编入筛选表格文件。

4.14 将完成的原始筛选表格放在产品文件的前面。

4.15 如果产品文件完善，将产品文件按编号顺序放入标记有"评估用"的区域。

4.16 如果产品文件不完善的，将文件置于标记有"文件不完善"的指定区域。

4.17 将结果录入"收到产品登记簿"中。

4.18 收到每个产品文件后，向生产企业递送一封表示收到产品文件的收条。对于"不完善的文件"，将书面通知生产企业，告知其提交的产品文件不完善，因此不能够进行评估或者评价（见附件 C 中的信函模板）。

B. 评估产品文件

注意：每个产品文件必须被至少三个评估员进行评估。

应有三个评估员评估第 1 部分（质量部分），并且应至少有两个评估员评估第 2 部分（生物利用度、安全性和有效性）。

第 1 步骤（评估员 1）

4.19 从标记为"评估用"区域取出一份产品文件。

4.20 使用为评估产品资料而设计的产品评估报告（附件 D）。

4.21 审阅各部分资料并对上交的有关数据进行评估，确定资料是否符合标准。

4.22 在报告表格中记录评估结果。

4.23 完成评估后，在报告表格上记录你的名字、签字和日期。

4.24 在另外标记为"产品问题报告"的报告表格上记录与产品评估有关的任何问题（附件 E）。

如果你正在评估第 2 部分"生物等效性（安全性和有效

性)",除溶液剂外,当口服制剂产品文件中缺少有效性资料时,应书面通知生产企业因其未提交生物利用度资料,所以不能对产品文件进行评估。

4.25 将报告表格置于产品文件的前面。

4.26 替换在"评估用"区域的文件。

第2步骤(评估员2)

执行上述第4.19到4.26的相同步骤。

第3步骤(评估员3)

执行上述第4.19到4.26的相同步骤。

第4步骤

4.27 如果一个文件包含由三个质量评估员以及两个生物利用度评估员签字的评估报告,将文件置于标记"评估已完成"的区域。

4.28 判断三个质量评估员和两个生物利用度评估员是否对每个产品已经进行了充分的评估。

4.29 综合报告中的数据。如果需要生产企业或者供应商提供补充资料,应根据报告中的数据起草信函。

4.30 要求在指定的时限内提交补充资料。提醒生产企业如果在规定的时间内未能提交补充资料可能导致不予考虑该产品。

4.31 记录生产现场检查员目录上的检查员的建议。

5. 附件

附件 A 产品明细

附件 B 评估投标函质量的筛选表格

附件 C 产品资料收据

附件 D 产品评估报告

附件 E 产品问题报告

6. 发放和收回

应将 SOP 的发放和收回的记录录入下列表格中。

姓名	发放		收回	
	签名	日期	签名	日期

7. 历史

对 SOP 的变更历史应记录在下列表格。

日期	变更原因

附件 A 产品明细

产品编号	日期	产品明细（国际非专利名称）	供应商名称	生产企业名称	生产国家	筛选结果	通知生产企业日期	计划的检查（是/否）

附件 B 评估投标函质量的筛选表格

获得质量合格的药品和诊断试剂

引导采购质量和采购计划

完成下列各项：　产品提交号：

产品名称	
活性药物成分	
规格	
剂型	
包装尺寸	
药品供应商名称	
药品供应商地址	
与上述供应商不同的生产企业名称和地址	
活性药物成分的生产企业（供应商）名称和地址	
提交日期	
提交文件的国家	供应商： 生产企业：

产品名称			
产品注册地	日本 美国 欧盟*	是 是 是	否 否 否
如果"是",继续到附1 如果"否",继续到附2			

　　*欧盟国家:奥地利、比利时、丹麦、芬兰、法国、德国、希腊、爱尔兰、意大利、卢森堡、荷兰、葡萄牙、西班牙、瑞典、英国。

附1　应提交下列各项资料

由ICH国家药品管理机构签发的WHO格式药品证书（CPP）	是	否
药品说明书（SmPC）		
由有关药品管理机构发表的评估报告		
来自生产企业的WHO格式批检验报告书		
产品包装与ICH国家管理机构批准的产品包装相同		①
产品资料至少与WHO格式药品证书内容相同	____	____
处方		②
规格		②
质量标准		②

①稳定性试验数据已提交　　　　　[　　　|　　　]

②尽管有差异,已提交申诉或证书适用性的支持数据。　[　　　|　　　]

如果对①和②的答案是"否",那么应拒绝投标申请。

附 2 检查下列各项已经在 EOI 产品文件中提供的信息

	是	否
产品明细 产品名称；经批准的通用名（如有，应使用国际非专利名称）；产品的外观描述；包装的外观描述；每单位的剂量和剂型		
在其他国家的注册情况 上市许可；从市场撤回；申请被拒绝、延期或撤回		
活性药物成分		
性质 化学结构；在水、乙醚、乙醇、丙酮和不同 pH 值的缓冲溶液等介质中的溶解度；异构体情况属性，包括立体化学构型；分配系数和多晶型现象；红外光谱、磁共振光谱（氢谱和碳谱）、紫外光谱和质谱的复印图谱；关于化学和物理化学稳定性数据（如水合物的形成、多晶型的变化）		
产品的生产地点 包括参与生产（合成、生产）的每个工厂或备选生产企业的名称和街道地址，附 GMP 证书（包括所有其他可能备选的生产地）		
合成路线 1. 包括试剂和反应条件；合成工艺中的起始物料、试剂、溶剂、催化剂和中间体的质量标准；合成的副产物和降解产物 2. 如果提交了一份《欧洲药典》认证证书及其附件，只需提供简要的合成路线即可 3. 成品的生产企业应了解原料的全部合成细节，以便他们能够对每批物料进行全检。应至少提供两批代表性物料的检测结果。只有当药典收载活性药物成分的质量标准时，才能使用最后的选项		
质量标准		
药典要求：药品标准和检测方法的复印件、其他质量标准、两批产品的检验报告书，包括杂质检查结果的复印件		
非药典标准：检查和限度、方法、验证结果		
稳定性试验 稳定性试验结果，物理和化学试验，采用的方法（WHO 指导原则或 ICH 指导原则），验证		

	是	否
成品		
处方 处方和给药剂量、最终处方中未标明的辅料、定性和定量的成分、其他成分、每个辅料的功能、辅料含量范围的依据和解释		
产品的生产地点 每个工厂的名称和街道地址。标明生产范围、备选的生产企业、主要的生产步骤、签发的证书、批准的产品信息、批准的依据摘要		
生产工艺 生产和包装工序的概要 工艺规程和生产记录的复印件 详细的灭菌方法 取样阶段和过程控制试验		
辅料质量标准 药典：药品标准及检验方法的复印件 补充质量标准 非药典标准：对溶剂、pH 值调节液、包衣材料、胶囊壳、压印墨水（剂型）等辅料的检测项目和检测方法、微生物限度、欧盟/FDA/日本着色剂目录		
成品质量标准 双标准：出厂标准和货架期标准 列出一般特性和特殊标准：必须提供对成品的检验方法和限度规定 分析测试方法（物理化学属性，活性药物成分的鉴别） 对活性成分的定量测定、偏差、纯度检查、药学试验、抗菌剂或化学防腐剂的颜色、验证研究的结果、对常规检验和标准的选择说明 药典质量标准和确认数据的复印件 批分析结果（包括检验用样品的生产日期、生产地点、批量和批号）		
容器/封塞系统和其他的包装 详细的描述（包括衬垫或填充物及成分）；外包装描述；说明与产品接触或保护性的包装材料和质量标准。 非肠道用药（注射剂）：BP、EP、JP 或 USP		
稳定性试验 每个包装的试验结果、方法学、验证（记录的准确性和精密度） 有关物质和降解产物：灵敏度、加速和长期稳定性数据，40℃和75% RH 6 个月加速试验，30℃和70% RH 的长期稳定性试验		

	是	否
容器标签 名称、活性成分、每个包装的容量、批号、有效期、储藏条件、指导说明、注意事项、生产企业的名称和地址、与安全相关的辅料		
产品资料 由有关机构批准的复印件		
病人信息和说明书 药品说明书和配送数据的复印件		
对任何差异的说明 申诉材料或支持性数据、验证数据。只能接受微小的差异		
可互换性 多来源（仿制）药品：生物等效性研究。除溶液剂外，所有口服制剂的生物等效性研究资料。口服或非肠道服用的溶液剂：化学药品的特性。使用临床或药效学终点指标的临床对比试验。确定化合物终点指标的依据及验证说明，应设计能显示等效的临床试验，不能接受只显示没有显著性差异的临床试验。包括生物等效性研究		
报告 研究设计、研究者、研究地点、研究日期、所用药品、受试者筛选、研究步骤、给药方式、药物浓度的检测数据、药代动力学参数的计算方法、统计学方法和统计计算结果		
产品药理学、毒理学和有效性资料综述 新活性成分和活性成分的新组合：全项安全性和有效性研究（欧盟、FDA 和 日本）		

□接受　　　　　□拒绝　　　　　□暂停

拒绝或暂停受理申请的理由 ＿＿＿＿＿＿＿＿＿＿＿＿＿＿＿＿

＿＿＿＿＿＿＿＿＿＿＿＿＿＿＿＿＿＿＿＿＿＿＿＿＿＿＿＿

＿＿＿＿＿＿＿＿＿＿＿＿＿＿＿＿＿＿＿＿＿＿＿＿＿＿＿＿

＿＿＿＿＿＿＿＿＿＿＿＿＿＿＿＿＿＿＿＿＿＿＿＿＿＿＿＿

附件 C　产品资料收据

尊敬的……

参加认证的药品生产企业和供应商

感谢你公司有意向联合国及相关采购机构提供产品，并根据药品认证程序提交了产品文件。

我们在此确认收到了你们寄到本办公室的产品资料，递交该文件是认证程序的一部分。

已经对你们提交的产品资料进行了筛选，以评价其是否符合指导原则的要求，在收到你们参与认证程序意向书之后已经将该指导原则送达给你们。

你们提交的文件尚未完成全部的评估程序。可能将会在适当的时候进行生产现场的检查。完成所有必需的安排之后，将会告知你们具体的安排。

或

我们遗憾地通知你们，由于你们提交的文件不完整，因此，不会对你们的产品文件进行评估，而且该产品的生产企业不会纳入认证程序之中。请你在 30 天内与本办公室联系，以便处理退回你们所提交的数据。

或

你们提交的文件不完整，缺少下列的资料。

如果你们在 X 天内提供缺少的数据，并且符合质量要求，那么将会继续对你提交的文件进行全面的评估。

谢谢你们的合作。

附件 D　产品评估报告

获得质量合格的药品和诊断试剂

引导采购质量和采购计划

产品编号	
产品名称（活性药物成分）	
生产企业	
在欧盟、日本或美国生产并注册上市的产品	是（见"第一部分"：质量部分 1） 否（见"第一部分"：质量部分 2）

本产品评估报告分两部分。作为评估的一部分，应完成每一

部分的工作。应采用清晰、不引起歧义的语言表明提交数据的缺点或缺陷，因为评估中可能会与生产企业进行沟通。

第一部分应至少由来自不同国家的三个评估员完成，他们负责对药学和分析方面的产品质量进行评估（报告应不多于6页）。

第二部分应由负责生物利用度的评估员完成（报告应不多于2页）。

应由负责产品文件评估和评价的人签发报告。

第一部分：质量部分

1. 在欧盟、日本或美国注册的产品。审查提交的数据和解释（也参见指导原则）：

由 ICH 国家（欧盟、日本、美国）的管理机构签发 WHO 格式的药品证书（CPP）
药品说明书（SmPC）
由各国管理机构签发的评估报告
由生产企业提供的 WHO 格式批证书
产品的包装与 ICH 国家药品管理机构批准的产品包装相同
产品数据至少与 WHO 格式的药品证书内容相同
处方
规格
质量标准

2. 未在欧盟、日本或美国注册的产品。审查提交的数据和解释：

产品明细
在其他国家的注册情况

活性药物成分 活性药物成分的性质	
生产地	
合成路线	
质量标准 对于药典收载的活性药物成分（标明药典、版本及相关的增补），应使用最新版本的相关药典。 未被药典收载的活性药物成分	
稳定性试验	
成品	
处方	
生产地点	
生产工艺	
辅料质量标准	
成品质量标准	
容器/封塞系统及其他包装	
稳定性试验	
容器标签	
产品资料 专利信息及药品说明书	
与签发 WHO 格式证书国家的产品有不同时，请予以说明	

评估员（名字）	签字	日期
1		
2		
3		

第二部分：生物利用度（安全性和有效性）

（也参见指导原则）

生物利用度研究报告
药理学、毒理学和有效性研究综述

评估员（名字）	签字	日期
1		
2		
3		

附件 E　产品问题报告

获得质量合格的药品和诊断试剂

引导采购质量和采购计划

活性药物成分	

产品特殊问题的报告，应重点阐述在产品评估期间发现的任何特殊问题，而不应提及特定生产企业的产品。其目的是确定与含有特殊活性物质的某种产品或特殊剂型相关的任何问题。

剂型	

问题

一般性建议

附件 8 对检查员关于药品质量体系的建议

用于国家 GMP 检查员质量体系要求的指南，可参见：WHO 药品标准专家委员会，36 号报告，日内瓦，世界卫生组织，2002（WHO 系列技术报告，NO.902），附录 8。

也可以从以下网址获得：

http：//who. int/medicines/areas/quality ＿ safety/quality ＿ as-surance/inspections/en/

附件9　药品生产企业的技术调查表

1. 关于生产企业的一般信息

公司的名称、地址、电话、传真、网址：

名称	
邮政地址	
实际地址	
电话	
传真	
网址	
电子信箱	

2. 隶属关系

如果你公司为另外一家公司的子公司或属于某个集团公司，请描述你公司在体系中的位置_____

_____

3. 管理事件

3.1　药品生产质量管理规范（GMP）

说明公司遵守的 GMP 标准（WHO、PIC/欧盟、FDA 或者其他的 GMP）_____

提供一份最新 GMP 检查报告或者证书的复印件。

3.2　产品生产执照

请列出你被国家管理当局许可生产的药物剂型并且附上生产业执照的复印件：

_____

_____

_____

_____

3.3　检查

最近一次由国家或其他药品管理机构进行检查的日期：

药品管理机构名称	日期

请附上最后一次 GMP 检查报告或证书的复印件，在保护用户机密的前提下进行审核。

4. 生产

4.1 生产地点

请提供所有生产进行认证药品的工厂名称和地址及建厂日期，还应提供更新和改造的日期以及对生产活动的描述。

名称	实际地址	建厂日期和最近的更新	生产活动 （如所有的工艺、压片、包装等）

4.2 人员

请指出下列主要职员的名字、资格和在岗年限：

位置	名字	资格	经历
管理总监			
技术总监			
生产主管			
质量控制主管			
质量保证主管			

员工总数＿＿＿＿＿＿＿＿＿＿＿＿＿＿＿＿＿＿＿＿＿

生产人员数目＿＿＿＿＿＿＿＿＿＿＿＿＿＿＿＿＿＿＿

质量保证/控制人员的数目＿＿＿＿＿＿＿＿＿＿＿＿＿

4.3 排风系统

请指出生产区域是否安装排风系统　　　□是　　　　□否

如果"是"，请提供排风系统的简要描述（可提交安装图补充）。

如果"否"，说明理由＿＿＿＿＿＿＿＿＿＿＿＿＿＿＿＿

＿＿＿＿＿＿＿＿＿＿＿＿＿＿＿＿＿＿＿＿＿＿＿＿＿＿

＿＿＿＿＿＿＿＿＿＿＿＿＿＿＿＿＿＿＿＿＿＿＿＿＿＿

＿＿＿＿＿＿＿＿＿＿＿＿＿＿＿＿＿＿＿＿＿＿＿＿＿＿

4.4 质量控制

仪器？

化学实验室	□内部	□外包
生物学实验室	□内部	□外包
微生物实验室	□内部	□外包

4.5 合同生产

你公司为其他公司进行合同生产吗？　□是　　□否

如果"是"，请指出产品的类型（如杀虫剂、抗生素、激素、细胞毒素等）。

_____

你公司是否分包给其他的公司？　　□是　　□否

如果"是"，请列出分包的产品或服务_____

_____

4.6 无菌产品

你公司生产无菌产品吗？　　□是　　□否

提供对灭菌方法的简短描述_____

_____

4.7 β-内酰胺、高致敏性化合物、激素、细胞毒性产品

你公司生产青霉素或其他 β-内酰胺、高致敏性化合物、激素、细胞毒性产品吗？　　□是　　□否

如果生产，是否在具有专用空调系统的独立建筑物内进行？

□是　　□否

4.8 投诉和召回

你公司有召回程序吗？能在 24 小时内有效、迅速从配送点或者市场上召回任何产品吗？　　□是　　□否

你公司有处理投诉的程序吗？　　□是　　□否

程序包括趋势分析吗？　　□是　　□否

请列出最近 3 年中重大的产品投诉和召回事件：

产品	投诉情况		
	第 1 年	第 2 年	第 3 年

4.9　研发活动

请指出研发活动的类型和每年的投资

4.10　生产能力

产品	年产量	去年的产量
片剂		
胶囊		
安瓿		
小瓶，溶液		
小瓶，干粉		
小瓶，冻干制剂		
软膏		
溶液剂		
口服干混悬剂		
栓剂		
青霉素，片剂/胶囊		
青霉素，口服干混悬剂		
青霉素，注射用		
其他		

产能数字是基于每天一个还是多个班次？（在下列方框中打钩）

□ 1　　　　□ 2　　　　□ 3

4.11　库房

你公司有永久库房吗？　　　　□是　　□否

4.12　质量系统（包括质量管理和质量保证）

简要介绍质量管理系统以及采购、文件系统、验证、培训、统计分析具体方面参考信息

---

5. 产品

5.1 产品证书

请附你公司拟进行认证及获得上市许可的你公司所有产品的目录。对于每个有证书的产品，请完成下面的表格。

如果可能，请附参考价目表。

产品	国内上市（是/否）	只用于外销（是/否）	在下列国家已经注册	合同生产企业名称和国别

5.2 文件

对于提供的每种产品，必须提供下列的产品文件。如果5.1项下目录中的任何产品不能提供本文件，请注明：

产品组成及工艺规程_____

起始物料标准_____

生产和包装标准_____

过程检测标准和方法_____

成品质量标准_____

包装和标签标准_____

分析方法_____

按上述要求，必须完成并交回"通用产品调查表"。

5.3 样品

你公司愿意在需要时提供产品样品和批文件（我们对此保密）吗？　　　　　　　　　　　　　　□是　　□否

5.4 起始物料

列出由你公司或分支机构生产的起始物料，并在下面表格中指出是否可提供药品主控文件（DMF）或《欧洲药典》质量认证证书（CEP）。

起始物质	DMF（打√，并给出编号）	CEP（打√）

5.5 稳定性研究和货架期

你公司对产品进行起始及连续的稳定性研究吗？

请对稳定性试验及程序进行简短描述。如果"否",请说明理由解释理由＿＿＿＿＿＿＿＿＿＿＿＿＿＿＿＿＿＿＿＿＿＿＿＿＿＿＿＿你公司进行了什么类型的稳定性研究?

类型（打√）		测试条件	
		温度	相对湿度
	加速稳定性研究		
	长期稳定性研究		

需要时,请进行解释＿＿＿＿＿＿＿＿＿＿＿＿＿＿＿＿＿＿＿＿
＿＿＿＿＿＿＿＿＿＿＿＿＿＿＿＿＿＿＿＿＿＿＿＿＿＿＿＿＿＿
＿＿＿＿＿＿＿＿＿＿＿＿＿＿＿＿＿＿＿＿＿＿＿＿＿＿＿＿＿＿
＿＿＿＿＿＿＿＿＿＿＿＿＿＿＿＿＿＿＿＿＿＿＿＿＿＿＿＿＿＿

你公司如何确定产品的货架期＿＿＿＿＿＿＿＿＿＿＿＿＿＿＿＿＿
＿＿＿＿＿＿＿＿＿＿＿＿＿＿＿＿＿＿＿＿＿＿＿＿＿＿＿＿＿＿
＿＿＿＿＿＿＿＿＿＿＿＿＿＿＿＿＿＿＿＿＿＿＿＿＿＿＿＿＿＿
＿＿＿＿＿＿＿＿＿＿＿＿＿＿＿＿＿＿＿＿＿＿＿＿＿＿＿＿＿＿

5.6　生物等效性

你公司已经对部分产品进行了体内生物等效性研究吗?

□是　　□否

如果"是",列出受试产品和参比产品:

产品	参比产品	研究单位所在的国家

5.7　留样

你公司进行留样吗?　　　　　□是　　□否

样品:	是	否	保存时期	储藏条件
每一批成品				
活性药物成分				
辅料				

6. 核查

我们或我们指定的代表可以对生产现场进行 GMP 核查吗？

□是　　　□否

来自国家管机构的代表能作为观察员参加核查吗？

□是　　　□否

我们可以与其他"签约"采购机构分享本表中的 GMP 检查报告吗？

□是　　　□否

能提供工厂主控文件（PIC 或 WHO 格式）吗？

□是　　　□否

如果我们想对公司进行核查，能提供所需的其他资料吗？

□是　　　□否

7. 其他资料

商业联系人：

姓名	
电话	
传真	
E – mail	

质量联系人：

姓名	
电话	
传真	
E – mail	

其他补充资料_____

_____

_____

_____

我特此证明本调查表及其附件中提供的信息真实。

日期_____　　签字_____

姓名_____　　职务_____

附件 10　计划检查的标准操作程序范本

1. 名称

检查，现场检查的计划

	签字	日期
起草人		2006 年 7 月 1 日
批准人		

2. 政策和目的

2.1　作为认证程序的一部分，应对生产场地进行检查。为保证采购机构能够顺利进行检查，应适当地进行计划。

2.2　目的是正确地对现场检查进行计划，确保只从符合国际标准的生产企业采购产品。

2.3　通过采购机构的计划，应能节约检查的时间和资源（如资金和人力）。

3. 职责

部门主管

项目主管

评估员

4. 行动

4.1　评估产品资料时，应制作收到产品的目录（见附件 A）并完成表格。

4.2　根据产品资料的评估结果，确定应进行认证检查的生产企业。

4.3　缺乏信息的资料或不符合质量要求的文件，可能导致对生产现场认证检查的失败。

4.4　将一个国家中所有的生产企业分组，以确保对一个国家的生产企业进行检查时，可以一次安排对多家相关企业的检查。

4.5　根据地图确定工厂的位置，并对行程进行计划，避免不必要的时间浪费。

4.6　在日历或时间表上列出要检查的工厂，并根据产品剂型和工厂规模，为每个生产现场的检查至少安排 3 天时间。

4.7　用信函的方式告知公司现场检查的的预定日期。要求公司确定预定的日期是否适当，并要求他们提交工厂主控文件。

4.8 为检查组指定检查员。包括 WHO 代表在内，检查组至少应有两个检查员组成。

4.9 写信通知该国国家药品管理机构，邀请其检查部门派一名检查员参与检查。

4.10 通知检查员预定的检查日期。

4.11 当生产企业确定检查日期后，与企业再次确认日期并要求企业提供附件 B 中所列出的资料。

4.12 与检查员确定日期。

4.13 将检查所需的 SOP 复印件、工作任务、保密条款、无利益冲突的声明及工作协议送达检查员。

4.14 进行相关的预订（机票，检查所在国的内部交通及酒店）。

5. 附件

附件 A 收到文件的摘要目录

附件 B 生产企业数据

6. 发放和收回

SOP 的配发和收回记录应记录在一张表格中；参见到下面的模型。

姓名	发放		收回	
	签名	日期	签名	日期

7. 历史

SOP 的变化历史应记录在一张表格中；参见到下面的模型。

日期	变更的原因

附件 A　收到文件的摘要目录

编号	活性药物成分	剂量	剂型	供应商/生产企业	生产地	国家	样品

附件 B　生产企业数据

1. 一般的数据

名称	
总公司的实际地址	
邮寄地址	
电话	
传真	
联系人	
E – mail	

2. 生产业执照

请附上生产业的执照。

3. 产品目录

请附上在这个特别的生产地生产的产品的目录。

4. 国家监管当局的检验

国家监管当局（NRA）的最后检验日期	
列出其他国家的 NRA 已经检查的地点、检验的日期	国家　　　日期

5. 生产和测试

提交文件中指明的产品的生产地的实际地址	
电话	
传真	
对提交的产品进行测试的质量控制实验室（化学的和微生物的）的实际地址	
电话	
传真	
E – mail	

6. 召回

请列出在最近 5 年内进行产品召回的产品和召回的理由。

产品和批次编号（INN、剂量和剂型）	原因	召回的日期

7. 投诉

如果在去年公司已经有任何的产品投诉，请完成下面的表格。

产品和批次编号（INN、剂量和剂型）	诉求和来源	采取的纠正行动

8. 场地主文件（SMF）

如果生产地的 SMF 事先被提交：

提交的日期	
SMF 编号	

如果 SMF 还没有被提交到 WHO，请现在附上它。请注意 SMF 必须符合事先规定的要求。

9. 审查/检验

为了对生产地和产品的认证，我们特此允许 WHO 许可进行生产地的检验来对符合药品生产质量管理规范的要求进行评估。

我宣布在上面提供的数据是真实的和正确的。

签字_____日期_____

姓名_____

职位_____

附件 11 准备检查的标准操作程序的范本

1. 名称

准备检查

	签字	日期
起草人		2006 年 5 月 11 日
授权人		

2. 政策和目的

2.1 采购机构应对每个生产企业进行检查,评估其遵守药品生产质量管理规范的情况。

2.2 所有的检查员应按照 SOP 准备检查。

2.3 目的是在准备检查时,确保所有检查员执行标准化的程序,避免不同检查员以不同的方式进行检查。确保不同检查员之间行为的一致性。

3. 职责

项目主管

检查员

4. 行动

检查活动参见《对药品生产企业的检查以及对药物配送渠道的检查》(WHO 出版的《药品质量保证》第 2 册,第 4 章)。上述指导原则或国家药品监管机构认可的相关文件应得到遵守。

4.1 一旦检查任务已经被分派到检查员,他或她应按照在下面概略说明的步骤为检查活动制定计划。

4.2 确认检查的目的。

4.3 明确进行哪一类的检查,如例行的 GMP 或跟踪检查。

4.4 确定检查是否包括整个工厂或只是其一部分。

4.5 确定检查的范围和程度,确保能够进行适当地准备(对无菌产品的生产企业除了一般的 GMP 指导原则之外,通过查阅无菌产品生产的指导原则来进行准备)。

4.6 仔细检查在这个生产地按认证程序生产的产品数据。

4.7 确定检查持续的时间,并且计划开始检查的日期。

4.8 询问生产企业进行检查的预定日期。

4.9 确定进行检查的预定日期对检查队伍的所有成员是适

当的。

4.10 选定一位首席检查员协调并且带领检查。

4.11 首席检查员将是检查结束时末次会议的主要发言人，而且对检查报告负全部责任。

4.12 告知其他预定的或计划检查的利益相关方，如采购机构的一个地方办公室或代理商，或国家的管理当局。

4.13 审查与接受检查的生产企业相关文件，例如一份已完成的调查表。

4.14 如果是一次跟踪检查，并且采购机构或代理商的文件中记录了总体情况和以往的检查报告，需要确认其一致性。

4.15 如果有场地主文件（SMF）而且可获得，应研究 SMF 并记录检查过程中需要关注的事项（如可得的设备、SOP 和记录）。

4.16 了解生产机构的地面区划和设计，以及一些生产企业用来确保生产产品质量的体系。

4.17 审查被提供在生产业执照和产品执照上的数据。记下要确定符合执照情况要求的需要被检查的方面，并且在检查期间查证数据。

4.18 查阅以往的检查报告、药物不良反应报告和投诉，如果有，在检查期间应查证由被生产企业采取的调查和纠正措施。

4.19 对于一次有因检查，可能的话，还应审查有关投诉、召回及上市后监管的检验报告。

4.20 如果有年报，应仔细检查并且记录公司财务、生产的人员和产品方面的报告数据。

4.21 假如收到对生产企业和产品的任何投诉，应审查投诉的内容、调查、结果和纠正措施。

4.22 如果生产企业有自查/内部审查的报告，应审查其内容（通常不要求此类报告，因为一些生产企业认为检查员应自己评估 GMP 的一致性，而不是审查公司自己的自查报告。对这种报告的要求会取决于采购机构的政策）。

4.23 了解设施分布情况，以便更好地了解生产场地中的物料、人员和工艺流程。

4.24 对生产企业提交的任何手册及（或）程序，应审查上述材料并且准备与质量政策、验证政策和进行特定活动的程序有关问题。

4.25 制作一份在检查期间需要关注的检查要点。

4.26 制定检查计划。起草每天检查任务的大纲，并且确定在检查期间团队的每个成员每天或每半天的工作。在计划中指出哪些小组或者部门将会被检查，以及检查的时间（举一个例子，参见附件 A）。

4.27 给检查组成员发放检查计划。在进行事先公告的检查时，告知公司建议的检查程序。

5. 附件

附件 A　检查计划范本

6. 发放和收回

SOP 的发放和收回记录应记录在一张表格中；参考下述模板。

姓名	发放		收回	
	签名	日期	签名	日期

7. 历史

SOP 的变化历史应记录在一张表格中；参考下述模板。

日期	变更的原因

附件 A 检查计划范本

生产企业	
地址	
日期	
检查员	

第 1 天

时间	活动
08:30	抵达
08:45	首次会议和公司介绍
09:15	接受场地和储存
10:15	取样
11:00	茶休
11:15	称量
12:00	包装单元
13:00	午餐
14:00	生产（根据剂型安排时间）
17:00	总结一天的观察

第 2 天

08:30	继续开展生产环节的检查
10:00	茶休
10:15	质量控制
12:00	加热，通风和空调，水和其他的设备
13:00	午餐
14:00	文件
17:00	总结
17:30	结束会议

附件 12　进行一次检查的标准操作程序范本

1. 名称

开展检查

	签字	日期
起草人		2006 年 7 月 1 日
授权人		

2. 政策和目的

2.1　每个生产企业应接受采购机构的检查，对实施药品生产质量管理规范的情况进行评估。

2.2　所有的检查员应按照 SOP 进行检查。

2.3　目的是在准备检查时，确保所有检查员执行标准化的程序，避免不同检查员以不同的方式检查。确保不同检查员之间行为的一致性。

2.4　目的之一是使认证产品的生产符合通用标准，产品质量得到良好控制。

2.5　通过对生产企业的生产和控制活动的持续检查，药品生产企业可能会列入认证名单中，以便向采购机构和其他的代理商提供指定产品

2.6　在检查期间，对产品的生产条件以及提交的产品资料中的相关数据进行确认。

3. 职责

计划主管

检查员

4. 行动

检查活动参见《对药品生产企业的检查以及对药物配送渠道的检查》（WHO 出版的《药品质量保证》第 2 册，第 4 章），上述指导原则或国家药品监管机构认可的相关文件应得到遵守。

4.1　声明和规定

4.1.1　在上述 WHO 文件中规定了不同类型的检查。这些包括：

— 常规检查；

— 简化检查；

— 跟踪检查；

— 有因检查；

— 质量体系审核。

4.2 检查的活动取决于检查的类型；然而，原则上，在检查中应遵循该程序的基本要素。

4.3 常规检查是对一个机构进行 GMP 全要素的全面审核。在下列情况下适宜进行常规检查：

■ 当有来自生产企业或新成立的生产企业的新的项目意向。

■ 当在目录上的项目应更新时。

■ 如有以下重大变化：新的产品和生产线；生产方法或工艺的变更；或关键人员、场所/或设备的变化等。

■ 如果在过去 3～5 年内没有进行过检查。

4.4 简化检查是对一个机构的部分 GMP 要素的符合性进行评估。检查员选择有限的 GMP 要素进行检查，作为生产企业对 GMP 合规性的总体指标。检查员也必须识别并且评估最后一次检查以来，生产企业的所有重要变更。

4.4.1 同样地，选择的指标和确定的变更，反映了生产企业对于 GMP 的态度。

4.4.2 在下列的环境下适于进行一次简化检查：

■ 通过以往的常规检查，一个生产企业有始终符合 GMP 要求的良好记录。

■ 选取的 GMP 要素能较好地反映符合 GMP 的总体水平。

4.4.3 但是，如简化检查发现 GMP 合规性下降，应在简化检查之后尽快开展更全面的 GMP 检查。

4.5 跟踪检查也被称为再检查或生产企业的再评价。

4.5.1 有针对性地开展跟踪检查，监督制造商对以往检查缺陷项的整改措施。

4.5.2 根据缺陷的性质和整改工作量，可在检查之后的 6 个星期到 6 个月内进行跟踪检查。

4.5.3 跟踪检查限于未审核的要素，或生产企业执行不到位的 GMP 要素。

4.6 在许多情况下特别的拜访或者检查可能是必需的。一次特别的检查是用来做抽样调查。抽样调查可以把重心集中在一种产品，一组相关的产品或特殊的行动，如混合或标签。如果已经有对一种特定产品的投诉说明其可能有缺陷，一次特别的检查可能被进行以调查产品的质量缺陷。如果已经有产品被召回，这也能引起一次检查，如会有不良的药物反应。在上述的情况下，检查会把重心集中在特定的产品或者怀疑的生产方面。一次特别的检查也可能被进行以收集特定的数据或调查生产企业的特定操作。

4.7 质量系统检讨的目的是检讨生产企业的质量系统并且确定它是否已经被满意地操作。

4.8 对检查的计划确保被分派的时间表覆盖了要评估的所有区域。一次检查需要的时间长度由一些因素所决定，包括要进行检查的类型、检查员的数目、公司的大小和检查或拜访的目的。

4.9 进行一次检查可能需要数天到几周。

4.10 花费的时间将会根据检查队伍的大小。一个或较多的检查员可以作为检查队伍的一部分进行检查。

4.11 如果需要，指定一个专家在检查期间陪伴队伍，如对于特别的剂型，化学的或另外的方面，如生物产品的生产。

5. 附件

附件 A 检查程序

附件 B 在检查期间验证所必需的文件

6. 发放和收回

SOP 的配发和收回记录应记录在一张表格中；参考下述模板。

姓名	发放		收回	
	签名	日期	签名	日期

7. 历史

SOP 的变化历史应记录在一张表格中；参考下述模板。

日期	变更的原因

附件 A 检查程序

生产企业	
地址	
日期	
检查员	

第 1 天

08:30	抵达
08:35	首次会议
08:45	公司介绍
09:00	接收区域和储存区域
10:30	茶休
10:45	取样和称量区域
11:15	包装材料的储存和控制
12:30	午餐
13:15	生产区域
15:30	茶休
15:45	生产区域（继续）
16:30	第 1 天调查结果的总结

第 2 天

08:30	抵达
08:35	生产区域（继续）
10:30	茶休
10:45	实验室
12:30	午餐
13:15	实验室（继续）
15:30	茶休
15:45	设备
16:30	第 2 天调查结果的总结

第 3 天

08:30	抵达
08:35	设备（继续）
10:30	茶休
10:45	文件
12:30	午餐

13：15　　　　　文件（继续）15：30 茶休 15：45 准备末次会议
16：00　　　　末次会议

附件 B：在检查期间必需确认的文件

1. 组织
2. 岗位职责
3. 质量政策（如质量手册）
4. 验证政策（如验证主计划或程序）
5. 质量标准（对于特定的产品）
6. 包装材料的质量标准
7. 生产处方和工艺流程
8. 包装工艺主文件
9. 批次生产记录（根据主文件进行确认）
10. SOP 索引
11. SOP：自查
12. SOP：召回
13. SOP：投诉及记录
14. SOP：批号的确定
15. SOP：有计划的维护和保养
16. SOP 和记录：对特定设备有计划的维护和保养
17. SOP：培训（包括人员的记录）
18. SOP：环境的监督及记录
19. SOP：对水的取样和测试及记录
20. 特定产品的验证方案和报告
21.
22.
23.
24.
25.
26.
27.
28.
29.
30.

附件 13   检查清单范本

建议检查员准备一个备忘录提醒在检查期间的检查重点。

准备的备忘录应包括一个或多个领域，如

- 生产
- 质量控制
- 设备
- 冻干

备忘录应包含关键字以提醒检查员应检查的事项。

下面所示为备忘录的例子。

例子：对冻干程序检查的备忘录：

检查点	记录
溶解 过滤 灌装并盖塞 转移 载入 冷冻 真空 加热 压塞 加盖	
验证： 设计确证（DQ） 安装确证（IQ） 运行确证（OQ） 授权 性能确证（PQ） 媒介填充 空气样品 表面擦拭 操作员擦拭 每日的服装 培养基灌装模拟（非冻干） 烟雾测试（传送区域） 传送 常用灌装体积 搁板的预冷（不结冰）	

检查重点	记录
使用介质的模拟过程（不冷冻） 货架的预冷（不加冰）	
冷冻 循环 速率（减慢＝结晶，多晶形） 方式 干燥温度 ＜ 共晶点 测定共晶点，一致性 搁板载样量变化情况 验证 搁板温度 产品温度 凝结器温度 压力（室） 压力（凝结器） 时间，温度，压力 泄漏 污染（热的流体，油） 清洁	
循环 共晶点测定 放大 玻璃瓶大小 批量大小	
冻干制剂的灭菌 热湿灭菌 循环 残留 生物学指示器 设计：单门（双门，空气级别）	

附件 14　指导原则：检查报告范本

检查报告模板

第 1 部分　一般信息

组织名称：	
网址（链接）	
实际地址	
邮政地址	
电话	
传真	
联系人	
E – mail	
活动	认证　　　　　☐ 采购　　　　　☐ 接收和存储　　☐ 分配　　　　　☐ 再评估　　　　☐
评估/检查日期（dd/mm/yyyy）	
产品及（或）产品分类（比如，药物、诊断试剂、医疗器械）	
检查员姓名	

第 2 部分　总结

采购机构和地点的一般信息
检查历史
检查的重点和检查地点

观察的总结

一般活动: _____

_____

认证: _____

_____

采购: _____

_____

接收和存储: _____

_____

分配（包括对所要求数量的产品保证供应的能力）:

_____

_____

再评估: _____

_____

_____

第3部分　观察项及缺陷/不符合项

注意: 模块Ⅰ应该被用在采购机构的所有评估事件中。可以根据采购机构的活动使用模块2到模块6。

	模块Ⅰ: 一般要求	分类 (C, M, O)
1		
2		
3		
4		
5		
	模块Ⅱ: 认证	
6		
7		
8		
9		
10		

	模块Ⅲ：采购	
11		
12		
13		
14		
	模块Ⅳ：接收和存储	
15		
16		
17		
18		
	模块Ⅴ：分销	
19		
20		
21		
22		
	模块Ⅵ：再评估	
23		
24		
25		
26		

（C）关键观察项：观察到的可能导致对使用者造成明显风险的任何由采购机构产生的活动、行动或缺失。

（M）主要观察项：非关键观察项，包括：

■ 对认证、采购、存储、分销或再认证中的产品可能产生消极影响及（或）

■ 从质量保证体系（MQAS）中显示出一个主要偏离；及（或）

■ 由一些其他缺陷所组成，其中每一项均不是主要缺陷，但组合后可能代表着主要缺陷，并且可以按此被解释和报告。

（O）其他观察项：不能被归为关键或主要的观察项，但是可以显示出与 MQAS 中的推荐产生偏离［包括药品存储质量管理规范（GSP）和分销质量管理规范（GDP）］。

第4部分 检查结果（选择下列选项中的一项）

> 根据检查的区域、会见的人员和审查的文件，并考虑检查的结果，包括上述观察项。
>
> — 该机构的经营被认为是符合 MQAS 的要求，包括下列的活动（选择一个或多个合适的选项）：认证、采购、仓储、分销、再认证。
>
> 或
>
> 根据检查的区域、会见的人员和审查的文件，并考虑检查的结果，包括上述观察项
>
> — 该机构被认为尚未在一个可接受的水平下符合 MQAS 的要求，包括下列的活动（选择一个或多个合适的选项）：认证、采购、仓储、分销、再认证。
>
> 对纠正预防措施（CAPAs）审查后，将对采购机构做出是否符合 MQAS 要求的结论。（给出结论之前可能会考虑对其进行再核查。）
>
> 或
>
> 根据检查的区域、会见的人员和审查的文件，并考虑检查的结果，包括上述观察项
>
> — 该机构被认为不符合 MQAS 的要求，包括下列的活动（选择一个或多个合适的选项）：认证、采购、仓储、分销、再认证。

签字_____　日期_____

（姓名）

（签章）_____

附件 15　药品储藏质量管理规范

药品储藏质量管理规范（GSP）的指导原则，参见：药品规格的 WHO 专家委员会，第 37 次报告。日内瓦，WHO，2003（WHO 技术报告系列 908 号），附录 9。

可获得于：

http：//www. who. int/medicines/area/quality＿ safety/quality＿ assurance/distribution/en/

附件16　药品贸易与分销规范

药品贸易与分销规范（GTDP）的指导原则参见：*WHO* 药品标准专家委员会，第 38 次报告。日内瓦，WHO，2003（WHO 技术报告系列 917 号），附录 2。

可获得于：

http：//www. who. int/medicines/strategy/quality_ safety/tr917 ann2. pdf

附录4 采购机构质量保障体系的评估工具：检查用备忘录

1. 简介

2. 目的

3. 范围

4. 评估

1. 简介

2005 年世界卫生组织（WHO）药品标准专家委员会在瑞士日内瓦的会议中提出采购机构需采用模块化质量保障体系（MQAS）。这部分内容发表在 2006 年系列技术报告 NO.937，附录六。

项目旨在根据 WHO 相关文件，建立一个统一的评估工具，抗艾滋病、肺结核和疟疾全球基金会（GFATM）秘书处与我们合作参与了这个项目。这些 WHO 相关文件包括：采购机构模块化质量保障体系；WHO GSP 指导原则和 WHO GDP 指导原则（最新版本，见 www. who. int/medicines）。

这个统一工具的开发工作组中的专家来自均来自以下组织：人用医药产品委员会（CHMP）、英联邦采办处、全球药物机构（GDF），抗艾滋病、肺结核和疟疾全球基金会，国际红十字会、国际开发协会（IDA）、无国界医生组织（MSF）、卫生管理科学中心（MSH）、供应链管理合作组织（PFSCM）、药品质量组织（QUAMED）、联合国儿童基金会（UNICEF）、联合国项目事务厅（UNOPS）和美国国际开发署（USAID）。

2. 目的

工作组开发此统一工具的目的旨在通过协调采购机构评估工作，更好地利用有利资源；并且希望最终互相认可采购机构评估中发现的问题。

3. 范围

模块化质量保障体系的评估工具主要有以下 6 个模块。

模块Ⅰ：采购机构的基本要求

模块Ⅱ：认证

模块Ⅲ：采购

模块Ⅳ：接收与储存

模块Ⅴ：配送

模块Ⅵ：再评价

该工具涵盖了上述模块的所有内容：首先确认采购机构的质量体系和基础设施，采购机构如何进行认证，以及购买产品和随后的接收和储存。最后两个模块的重点是接收订单和产品的配送以及再评价。

4. 评估

对采购机构进行评估时，为保证符合国际认证标准，评估工具的使用必须由有经验、有资质的人员使用（包括批发商和配送商）。该工具也可用于采购机构内部的自评。

该评估工具不是检查清单，而是用作帮助和提醒检查员在检查采购机构时应该评估哪些内容。

模块Ⅰ：采购机构的基本要求

该模块涵盖了采购机构的基本要求，包括经营场所、设备、运输以及相关文件［比如操作规程（SOPs）、机密、行为准则和投诉处理］。无论在何种情况下，采购机构评估都必须完成模块Ⅰ的内容（模块Ⅱ～Ⅵ可根据不同采购机构看情况使用）。

涉及范围	注意事项	关键点
经营场所 仪器设备 家具 交通	基本情况： ● 经营许可 ● 空间充足（人员办公室、货品区、文件区、样本区等） ● 适宜的环境 ● 必要的家具 ● 办公设备 ● 文具和消耗品 ● 电话和电子邮件	符合法律法规（营业执照） 必须有充足的功能性的基础设施以保证采购机构的工作可以顺利完成

涉及范围	注意事项	关键点
人力资源	人员 • 符合国家法律法规（例如：负责人） • 人员数量充足 • 关键人员情况——质量保障、认证、采购、储存、分销 • 质量保障/认证和采购人员必须相互独立 • 后勤人员 • 签约人员和协议 • 培训、教育和经验	符合法律法规 质量保障/认证和采购必须相互独立（人员和上报架构）
组织	组织框架图 • 授权和现行人员情况 • 与工作职责相符 工作描述 • 书面的工作描述内容 • 签字并记录日期	
伦理问题	利益冲突 • 有利益冲突相关的政策 • 签署的利益声明 行为规范 • 文件、授权和实施 • 员工行为 • 所有人员都需遵守的行为规范 保密 • 相关的产品信息需要保密 • 保密协议	利益冲突的声明和管理
计算机	适当的硬件和软件 • 足够的容量和内存 • 存取控制 • 数据传输步骤 • 可靠和准确的质量以及数据信息的管理 • 数据储存（比如硬件备份） • 定期备份、储存、存取以及数据的可读性 • 杀毒程序和防火墙 • 技术支持 • 维护 • 人员培训	如果使用，应进行可靠的数据管理（包括存取控制）

涉及范围	注意事项	关键点
财务系统	• 充足的银行服务 • 指定银行账户的签约 • 会计系统 • 国内和国际的财务交易 • 及时记录财务交易 • 有可用的基金 • 定期进行财务审计	
文件	全部的文件管理体系 • 涵盖政策、指导原则、规范、标准、手册、程序、记录和相关文档 • 所有生活质量活动的 SOPs 质量手册（QM） • 包括质量方针 • 质量手册的执行、维护、回顾和修正的证据 标准操作规程 • 起草 SOP 所遵循的 SOP • 清晰、详细的纸制 SOP • 必要时进行受控分发和检索 • 可供使用 • SOPs 应定期回顾 • 有相应的质量风险管理文件 格式与排版 • 遵循 SOPs 的固定格式 • 签字并记录日期	实施并遵循的 SOPs 中描述的活动和责任 反映活动的记录
SOPs 涵盖的活动	SOPs 必须涵盖所有行为，包括： • 认证 • 采购 • 接收与储存 • 配送 • 培训 • 投诉处理 • 召回处理 • 包括配送和取回 SOPs 的书写与记录 • 自查 • 环境监控（例如：温度） • 供应商审计 • 假冒伪劣药品（SSFFC）的鉴别与上报 • 对接收物料的评估 • 从供应商或生产商处订货 • 变更管理 • 变更 • 改正与预防措施（CAPA）	认证、采购、储存、分销、投诉、召回、假冒伪劣药品（SSFFC）的鉴别与上报，必须有纸质的 SOPs 对变更进行控制

涉及范围	注意事项	关键点
通过认证的产品、企业、供应商目录	• 现行有效的、授权的、受控的目录 • 根据评价结果 • 包含所需信息 • 产品生产基地和特别供应商（如有相关情况） • 主要负责人	应保持受控目录
维修记录	• 保存所有操作记录 • 足够的归档空间 • 受控 • 合适的保存期	记录可溯源
合约约定	• 书面合同授权	具备有效的书面协议

模块Ⅱ：认证

认证是保证采购和供应合格药品的关键因素之一。可分为两个主要的部分，如产品相关评价和生产企业相关检查。

涉及范围	注意事项	关键点
原则	• 认证政策文件和程序 • 包括生产商、制造商/供应商的评估 • 如外色是否具备授权的书面协定	
关键人物和责任	• 责任人员的确定 • 独立于采购人员 • 岗位描述 • 参与评估和检查的人员之间的沟通 评估产品信息（评估者） • 评估者名单 • 合适的资格和经验 • 岗位描述 • 与外部人员制定合约（机密性、利益冲突与财务资源、参考资料） 生产场所的检查（检查者） • 检查者名单 • 岗位描述 • 取得资质、经过培训、有经验 与检查者制定合同——机密性和无利益冲突	有资质、经过培训的人员执行认证活动（包括评估和检查） 质量保证/认证和购买相互独立（人员和上报）

涉及范围	注意事项	关键点
认证的关键步骤	步骤1：征集资料 • 制定详细明确的质量标准的程序、征集、接收和处理信息的程序 • 处理逾期申报资料的政策和程序 • 接收数据的记录 • 提交产品资料公开并可访问查询的程序 • 提交的产品资料的规定（作为最低限度，见产品调查问卷） 步骤2：接收产品资料 • 对收到的文件、包装及样品的识别、标记程序，应有适当的空间打开包装并储存 • 确保有产品资料可追溯的程序 • 有充足的人力资源 步骤3：审查产品资料 • SOP：形式审查 • 审查表 • 审查记录的保存 • 审查结果送达给生产商/供应商 步骤4：评估产品资料 • 依照 SOP 评估产品是否符合要求 • 期限 • 每一个已有产品的评估报告 • 评估结果送达给生产商/供应商 • 需要时应给予反馈 • 接受或拒绝产品的评估结论 • 保存评估报告 • 必要时对样品进行检测（同监测项下）	对产品资料和数据的评估，以及标准或拒绝产品的判定标准 确保符合 GMP

涉及范围	注意事项	关键点
认证的关键步骤	步骤5：方案、准备和实施检查 ● 总体原则 ● 符合 GMP 的证据 ● 生产地点明确 ● 现场检查政策 ● 将生产地址写入合同 ● 原料药的质控（基于风险的检查） 检查方案 ● 制定检查方案的 SOP 和记录系统 ● 检查前的准备工作（如现场主文件）：对程序和数据的审阅 执行 ● SOP：如何实施检查 ● 范围：确认产品数据和资料，对符合 WHO GMP 的情况进行评估 ● 如不开展上述活动，给出豁免条件 检查报告 ● 出具每一个现场检查的检查报告 ● 检查结果的沟通 ● 整改项，接收并审阅 ● 结论或结果 ● 保存报告副本 步骤6：完成评估流程 ● 接下来的书面程序 ● 涵盖产品的评价和试验结果及检查结果 ● 责任人（决策者）和决策的理由 ● 评估结果的沟通 ● 通过认证的产品、生产商/供应商目录 ● 采购机构和供应商/生产商之间的协议 ● 对目录进行审核并定期更新	
成本	● 如果收费，程序应透明 ● 免费服务架构	

模块Ⅲ：采购

采购应基于购买有效、有质量保证的药物，而不是只关注价格。在这个模块里，术语"采购"主要指从生产商/供应商处购买健康产品。这个模块继续描述在医药产品采购中的关键行为和从事这类关键活动的采购部门的组织架构。

涉及范围	注意事项	关键点
采购策略	• 政策：对供应商通过关注产品质量、服务可靠性和执行力、送货时间、伦理学、法律地位、财务能力、最低订购数量进行选择和监控 购买通过认证的产品（来自生产商/供应商） • 高效透明的管理 • 财务管理程序 • 竞争性采购方式 • 计算最低可能总体成本的程序 • 透明的采购程序 • 独立的合同评审 • 采购和招标文件列出所有药品的国际非专利名称或通用名 • 按照规范和各国法律保护知识产权	购买通过认证的产品
采购方法	• 如果供应商对规定的条款和条件有反馈意见，可以提出 • 判定程序 • 授予合同的明确标准 • 结果通知 • 限制性投标 • 通过认证的产品和供应商 • 竞争性谈判 • 直接采购	判定程序及相关记录使用规定的、清晰透明的采购方案
关键活动	• 制定一个产品（国际非专利名称）的清单或目录 • 制定产品说明书 量化 • 产品量化的方法 • 基于可靠性预估的采购数量 采购方法 • 根据采购机构的政策和程序	

涉及范围	注意事项	关键点
机构和职责	• 具有适当资质的培训人员 • 岗位描述 • 独立于认证和质量保证的人员 • 采购计划	
对通过认证的产品、生产商、供应商的执行力的监测	• 持续监测产品、生产商、供应商执行力的程序 监测包括： • 对质量控制结果的回顾 • 确认提供的批量产品按照规定的标准和说明书要求生产 • 不良反应 • 随机样品监测（以风险为基础） • 独立测试——可靠的实验室质量控制（见实验室质控标准的选择） • 必要时可查看检测证书 • 实验室状态（如授权的、认可的） • 不合格结果的处理 • 监督投诉 • 生产场所检查的结果 • 对产品信息再评价的结果 • 对直接和间接产品成本的监测 • 遵守配送计划的监测 • 合同条款和条件 • 跟踪系统（授予合同的价值、采购总额、执行力）	不合格结果的处理 监测产品、生产商和供应商执行情况，以及不符合规定时所采取的措施
捐赠	• 书面程序	

模块Ⅳ：接收与储存

采购机构应确保购入药品正确地接收与储存，且该过程合规。产品应按一定方式接收与储存，使其质量与完整性得以保持，批次可追溯且库存可周转。

涉及范围	注意事项	关键点
总体安排	• 正确接收与储存 • 保持质量与完整性 • 批次可追溯性 • 存货周转 • 单向流 • 产品及物料安全 • 分包	遵循接收与储存的程序 批次可追溯性
装运前质量控制	• 生产商放行批次［检验报告书（CoA）］ • 运往采购机构前，对某些批次进行附加检验（基于风险的举措） • 质量控制实验室选择标准	放行时附检验报告书（符合标准规定）
收货	• 接收与发放区 • 清洁到货物料的外包装容器并予以隔离 • 审查 CoA • 放行供使用或分发（涉及负责人） 收货检查 • 订单、交货单、标签与运输条件、包装封签是否完整以及容器内容物均匀性 外观检查 • 污染、篡改及损坏、有效期、包装标签合规性 • 可疑容器与损坏容器——做记录并进行调查	遵照适用的 SOP 检查并接收货物——有记录证实 负责人放行产品
采购后控制	• 随机抽样进行独立的实验室分析 • 质量控制实验室的选择标准 • SOP 和国家法规 • 代表性样品——抽验计划与说明（风险分析） • 接受相应培训、有资质的人员	如遇不符合要求产品所采取的措施

涉及范围	注意事项	关键点
拒收物料	• 拒收产品的 SOP • 单独存放或经过验证的计算机化系统 • 处理方案报授权人批准并做记录	不合格物料单独保存，控制人员进入并以适当方式处理
物料/产品存储	经过培训的人员 • 培训 • 个人卫生 • 合适的服装 存储区 • 不允许未经批准的人员进入 • 有足够的空间 • 充分的通风、合适的温度和相对湿度 • 检查、监控并记录环境状况 • 不合格、过期、召回及退回货物的隔离 • 厕所及清洗设施与存储区分离 • 麻醉、精神类药品按照各国法规管理 • 有防火 SOP • 禁止吸烟进食 • 制定清洁 SOP 并进行记录 • 废弃物管理 • 有害生物控制 • 处理泄漏的 SOP 储存条件 • 按制造商设定的条件 • 有序、批次间分开、周转库存、先到期先出（FEFO） • 离地存放 • 预留空间以便清洁与检查 • 码垛货板清洁状况良好并及时修理 • 堆放产品无破损 • 易受冻的产品——使用监控设备 • 冷库（合格证、温度分布、报警器、监控、记录、故障时的备用系统） 储存条件监控 • 温度分布测绘方案及记录 • 经校准的传感器/设备 • 即时监控并记录 • 调查不合格及异常结果并采取行动	控制人员进入并应有足够空间 有合适的存储条件

涉及范围	注意事项	关键点
	其他及有害物料 • 灭鼠剂、杀虫剂、熏蒸剂和消毒材料 • 毒性物质及易燃物料	
重新包装与标识	若执行，应符合各国法规及WHO GMP	符合各国法规及WHO GMP
库存控制	• 经验证的库存控制系统 • 批号控制及确定有效期 • 定期调节库存 • 调查库存的重大偏差 • 记录维护 • 处理破损容器 过期的物料及产品控制 • SOP • 定期检查 召回物料与产品 • SOP • 所采取措施的签字书面记录 • 识别产品、做记录、进行调整并单独存放 • 由具有相应资质和经验的工作人员进行决策 退回产品 • SOP • 隔离并评估 • 再次出售应满足的条件 • 遵照各国要求销毁 • 记录 废料 • SOP • 等待处置时安全存放 • 毒性物质及易燃物料 • 零积压 • 按各国法规安全处置	库存控制到位（例如调节、作废物料、召回产品、退回货物、FEFO及废料）
文件： 书面指令及记录：	• 相关行为 SOP • 处理到期库存 • 确保批次可追溯性 • 存储条件记录及预防措施 • 关于容器与标签的国家法规 • 所有活动的综合记录 • 记录存档	做好记录以确保可追溯性（例如接收、发放、到期货物）

模块 V：配送

采购机构（或签约方）应有管理良好的配送系统，该系统可确保持续供应质量可靠的药品。配送应按照 GMP 总原则进行。

涉及范围	注意事项	关键点
总原则	• 持续供应药品 • 尽量减少药品损耗（变质及到期） • 准确的库存记录 • 防止盗窃与欺诈	
运输条件	• 运输过程不得对产品产生不良影响 • 保持所需的储存条件 • 对温度漂移进行风险评估	合适的运输条件
冷链	• 经验证的工艺 • 需要时采用 • 适当的容器 • 包装程序 • 采用的冷却剂 • 校准的监控设备 • 审查监控记录并维护	冷链经验证、维护并监控
发货程序	• 合规性 • 专人收件 • 建立相应程序 • 必要时遵照特殊的包装要求 • 收到提货单后的发货与运输	合规性 专人收件
发货容器	• 提供防护 • 有合适的标签 • 防盗（例如上锁/包裹）	
发货记录	• 保存详细记录（例如日期、客户姓名及地址；产品名称、批号和数量） • 产品及批次可追溯 • 调查出现的偏差	记录能保证货物可追溯
进口口岸	• 储存条件符合要求 • 妥善处理温度敏感产品 • 应有安全措施（例如防盗、防欺诈、防贿赂）	

模块Ⅵ：再评价

应连续监测产品质量和服务，这一过程包含再评价。

涉及范围	注意事项	关键点
生产商再评价	• 基于风险评价的复查频率 • 周期在 5 年之内 • 变更控制 • 暂停及退出机制	复查政策及遵循的程序
产品再评价	• 再评价程序 • 周期在 5 年之内 • 变更程序	产品再评价政策及遵循的程序
监督承包商	• 书面程序 • 包含连续监控、周期性回顾及续签合同 • 记录服务问题的系统	遵循监督承包商的程序

附录5 严格监管机构批准的药物制剂 认证文件提交的指导原则

范围

获得严格监管机构（SRA）[1] 批准的创新药物制剂成品提交认证文件的 WHO 指导原则修订本不仅适用创新药物，也适用于多来源（仿制）药品。因此该指导原则的标题相应修改为严格监管机构批准的药物制剂认证文件提交的指导原则。这些指导原则适用于 SRAs 批准的创新[2] 和多来源（仿制）药物制剂成品（FPPs）。

介绍

WHO 认可 SRAs[1] 对药物制剂成品的科学评价，SRAs 在对药品的质量、安全性和有效性进行审评时，采用了与 WHO 推荐标准类似的评价标准。当申请者能与 WHO 分享由严格监管机构（以下简称 SRA）批准的药物制剂成品信息，且申请者对 WHO 认证该产品表示兴趣时，WHO 将考虑将该药品列入 WHO 认证药品目录中并邀请该申请人参加认证。

文件提交的指导原则

应提交以下文件

1. 申请函，内容包括：

—— 一份关于所提交材料真实性和可靠性的声明；

—— 一份关于该药品认证前后的成分/处方、规格、生产工艺、质量标准、包装等药品信息与提供给相关 SRA 机构注册的信息完

1　严格监管机构（SRA）是指一个监管机构，即：ⓐ国际人用药品注册技术要求协调组织（ICH）成员（详见 www.ich.org）；或ⓑICH 观察员，欧洲自由贸易协会（EFTA）成员，瑞士医药管理局和加拿大卫生部代表（名单可能随时更新）；或ⓒ与 ICH 成员具有法定关联的监管机构，该互认协议适用于澳大利亚、冰岛、列支敦士登和挪威（名单可能随时更新）。

2　一般来说，创新药物制剂产品是指首次上市，安全、有效并质量可控性的产品。（WHO 技术报告，NO.973，附录7，2006）。

全一致的声明；

—— 一份关于该药品确实在 SRAs 所在国或地区上市的声明。

2. 经过公证的相关 SRA 签署的上市许可证书复印件。如果适用，还应该提供最新更新的上市许可证书的复印件。

3. 由 SRA 签发的符合现行 WHO 格式的药品证书原件的复印件，包括 SRA 对相关每个问题的回答。

4. SRA 签发的最新产品信息［最新批准的药品说明书（SmPC）以及患者使用说明（PIL）和标签］。提供 SRA 签发产品信息的网址链接，最好是 SRA 的官方网站。

5. SRA 认可的 FPP 制造商名单，包括中间体生产商、内包装地点、放行检验地点及生产的实际地址（如适用）。

6. SRA 认可的 FPP 生产中使用的活性药用成分（APIs）生产商名单，包括生产的实际地址（如适用）。

7. 如适用，提供一份公共评估报告，如由 SRA 签发的欧洲公共评估报告（EPAR）。有的 SRA 签发的 EPAR 评估报告并不公开，需要申请。

8. 签发后或过去 5 年中（任选其中较短的时间段）在 SRA 机构所在地区或国家上市的药品批清单。清单中至少应包括批号、批量、生产日期和包装类型/大小。同时提供一份根据 SRA 要求撰写的最新产品质量回顾报告。

9. 应提供一份上市包装的样品，供目视检查用，并且应附相应的检验报告书。

10. 经过许可的 FPP 药品质量标准复印件（放行和货架期标准），标明日期并由授权人员签字或认证，同时附分析检测方法。

11. 质量信息综述（简称为 QIS - SRA）。可以在 WHO 认证项目网站（http：//apps. who. int/prequal/）下载 QIS - SRA 模板，填写完整后并提交申请。QIS - SRA 在 FPP 认证申请时，提供一份经 SRA 批准的 FPP 关键信息简要综述。

请注意需提交英文版本，且必须包括产品信息和其他文件的经过公证的英文翻译。如适用，这些文件应制成电子版。产品信息的英文版本提交时应该是 Word 格式。

当考虑到人口、环境或地区因素，WHO 认为有必要提供与认证产品相关的补充数据时，WHO 可以提出要求。必要时，在产品认证项目范围内与产品使用相关的这些补充信息将作为一份单独的文件，附在 WHO 公共评估报告（WHOPAR）中。这些信息在必要时可以送达 SRA 机构。SRA 机构认可的产品信息不可变更。WHO通常不会检查SRA认可产品的生产场所，但是在申请中或FPP认证后，在某些情况下如有必要会与SRA联合进行检查。

对基于SRA许可，获得WHO认证的FPP。市场准入的变更和更新由SRA负责。

一旦产品通过认证，产品变更经SRA批准后，应立即向WHO提交SRA机构对FPP关键信息（如QIS-SRA所述）、产品信息、QIS-SRA、FPP质量标准和实验步检验方法等所有变更的批准复印件。

对于QIS-SRA、产品信息、质量标准和检验方法的变更应该在Word文件中用修订模式显示，并应提交变更后产品信息清样稿（英文版本）。一旦提交变更备案信息，可能会要求提供其他支持信息。

当SRA区域产品停用、上市产品批次出现重大安全或质量事件时，应立即告知WHO。

根据30℃/75%相对湿度（RH）长期和加速储藏条件、(40℃/75%相对湿度)下的稳定性验证，WHO认证产品的推荐储藏温度是不高于30℃。如果这个储藏条件没有在SmPC，PIL和产品标签中标明，鼓励申请者向相关SRA申请变更。产品认证完成后仍可以这样操作。

获得美国食品药品管理局有条件批准或按照欧盟法规（EC）NO.726/2004第五十八条、加拿大S.C.2004年C.23（Bill C-9）条款，评价意见正面的产品不包含在这些指导原则范围内。根据WHO和这些监管部门达成的互认协议，WHO认证产品目录中可收录上述药品。

附录6 多来源（仿制药）制剂成品申报资料提交指南：质量部分

1. 介绍

  1.1 背景

  1.2 目的

  1.3 范围

  1.4 一般原则

  1.5 格式指南

2. 术语

3. 质量综述

  3.1 模块2.3：质量综述（QOS－PD）

4. 模块3：质量

  4.1 模块3的目录

  4.2 资料内容

      3.2.S 原料药［或药物活性成分（API）］

      3.2.P 药品［制剂成品（FPP）］

      3.2.A 附件

      3.2.R 区域性信息

  4.3 文献资料

参考文献

附件1 对实施和评估溶出曲线比较研究的建议

1. 介绍

1.1 背景

本部分内容是根据 WHO 第 46 次系列技术报告附录四[1]中仿制药指导原则：WHO 药品认证项目多来源（仿制）制剂成品申报资料提交指南：质量部分修改而来。本指导原则旨在在 NMRAs 中得到更广泛的应用。

通过 ICH 相关流程，根据质量模块与质量指南（ICH M4Q)[2]相关法令，质量模块组织对该指导原则达成了共识。M4Q 指导原则中的共识已经在 ICH 内外的区域得到了越来越多的认可。

作为产品上市的支持文件，申请人应向国家药品监管机构提交原料药（API）和制剂（FPP）的质量文件，本文件对资料提交提供了建议。

如果有充足的科学依据来支持此文件中有关原理和实践的替代方法，则替代方法可以被接受。值得注意的是，可能还需提交 WHO 的认证指导原则中没有明确描述的信息、材料或限定条件，以充分地评价药品质量。

1.2 目的

这些指导原则的目的是：

■ 通过对档案格式提供清晰的总体性的指导，帮助申请者准备多来源药物的产品文件（PDs）的质量模块。

充分采用由 ICH 制定的通用技术文件（CTD）——质量（M4Q）的模块化格式[2]。

■ 提供技术和其他的一般资料需求的指导原则。

这些措施的目的是为了提高申请者 PDs 的发展速度和加快 WHO 的后续评估程序。

1.3 范围

这些指导原则应用于多来源药物的 PDs，这些药品包括了目前已存在的合成或半合成的 APIs。这些指导原则的目的是便于

API 被严格的监管机构（SRA）[1] 或 WHO 批准。发酵、生物、生物技术和植物来源的 APIs 采用其他指导原则。

1.4 一般原则

为了便于 PD 的准备，这些指导原则结构与 ICH 的 CTD——质量（M4Q）指南[2]一致。

在这些准则中，有关 M4Q（CTD－Q）指南的文本已经全部用粗体标记，转化为 WHO 术语时，对文本内容进行了少量修改，而这些文本同样适用于多来源药物，主要有：

- "原料药"被替换为"活性药用成分"或"API"。
- "药品"被替换为"制剂成品"或"FPP"
- "申请表"被替换为"产品文件"或"PD"。
- "复方制剂"被替换为"固定剂量复方制剂"或"FDC"。
- "临床批次"被替换为"相对生物利用度"或"生物等效豁免批次"。

为了便于区别 ICH 的文本，下列指导原则中遵循 M4Q（CTD－Q）指南采用粗体文本，其他的则采用纯文本印制，这些附加指导原则用于表明 WHO 对于 PDs 内容的要求．这种方法有利于清晰辨别这些准则的来源（例如来自于 ICH 或 WHO）。

这些准则的内容应该与其他现有的 WHO 或 ICH 参考文件和指导原则里有关信息一起阅读。已存在的 APIs 和相应多来源（仿制）制剂成品的质量不应低于新的 APIs 和创新药（参比）FPPs 的质量。因此，以这个文件和其他 WHO 指导原则为参考的 ICH 指南可以同等地应用于存在的 APIs 和多来源（仿制）制剂成品。

科学文献可以适用于满足这些指导原则概述的一些信息和参数的要求（例如特定杂质的限度）。此外，某些章节所概述的要求可能不适用于所推荐的 API 或 FPP。在这些情况下，必须提供科学文献的全部参考资料和总结，或者用随附的注释清楚解释所需信息的非适应性。

1.5 格式指南

PD 的格式和描述应遵从 WHO 通用文件指导原则《关于提交

1　严格监管机构（SRA）是指一个监管机构，即：ⓐ国际人用药品注册技术要求协调组织（ICH）成员（详见 www.ich.org）；或ⓑICH 观察员，欧洲自由贸易协会（EFTA）成员，瑞士医药管理局和加拿大卫生部代表（名单可能随时更新）；或ⓒ与 ICH 成员具有法定关联的监管机构，该互认协议适用于澳大利亚、冰岛、列支敦士登和挪威（名单可能随时更新）。

多来源药物（仿制药）文件的指导原则》《一般格式》《用 CTD 文件格式制订产品文件》[3]。

可能存在一些情况下，其中部分的重复可以被认为是适当的。每当一个部分是重复的，它应使用圆括号创建一个符合 M4Q（CTD－Q）指导原则区别性的标题来使所涉及的部分变得清楚，例如 3.2.S 药物（或 API）（名称，制造商 A）。

下面是可能会遇到不同情况质量模块信息描述的介绍：

■ PD 中应该完整包括国际标准的原料药主控文件（APIMF）[2] 的公开部分（非专利信息），见附件 3.2.S。

■ 对于包含不止一个 API 的 FPP，每个 API 均需要提供一个完整的"3.2.S"部分。

■ 对于来自于多个制造商的 API，每个制造商的 API 均需要提供一个完整的"3.2.S"部分。

■ 对于一个有多个规格（例如 10，50，100mg）的药用制剂，在分项上，不同规格的信息需要提供一个完整的"3.2.P"部分。每个药用制剂的规格需要提供一个完整的产品文件副本。

■ 对于一个有多种容器密闭系统（例如瓶子和单位剂量的泡罩）的药用制剂，在分项上的不同描述需要提供一个完整的"3.2.P"部分。

■ 对于多种药用制剂（例如片剂和注射用制剂），每一个药用制剂要求一个单独的文件。

■ 对于需要重新稀释的药用制剂需要提供一个完整的"3.2.P"部分。视情况而定，"3.2.P"的有关稀释剂信息也可能需要提供一个完整的"3.2.P"部分。

■ 对于泡罩共包装的药物制剂成品，每个产品应该提供一个完整的"3.2.P"部分。

2. 术语

下面的定义适用于指导原则中使用的单词和短语。虽然已经尽可能地使用标准定义，但在其他情况和文档中，它们仍可能有不同的含义。以下的定义主要用于对指导原则的解释。

药物活性成分（API）：用于生产药物制剂的任何物质或混

2　APIMF：国际上通用的另一个名称是 DMF（药品主控文件）或 ASMF（活性成分主控文件）。

合物，且为药物制剂的活性成分。活性成分发挥药理活性或在疾病的诊断、治疗、缓解和预防等方面发挥直接的作用，或者影响身体的结构和功能[4]。

药物活性成分（API）起始原料：用于生产 API 的原材料，中间体或 API，且在 API 的合成中作为一个重要的结构片段。一个 API 起始材料可能是商业来源的化合物，或从一个或多个供应商购买或者内部生产的材料[5,6]。

申请人：向监管机构提交新药上市许可、已有上市许可更新或变更上市许可申请的人或实体[7]。

生物药剂学分类系统（BCS）高溶解性药物活性成分：高溶解性的 API 是指：WHO 推荐最高剂量（如果这种 API 出现在WHO 基本药物标准清单上）或作为口服固体剂型市场上可获得最高规格剂量（如果这种 API 不出现在 WHO 基本药物标准清单上）可 37℃溶于不多于 250mL pH 1.2 – 6.8 的水[8]。

承诺批次（稳定性试验批）：在注册申请中承诺要在批准后启动或完成稳定性研究的原料药（API）或制剂（FPP）的生产批次[9]。

参比制剂（对照产品）：药品在临床上是可被其仿制药替代，参比产品通常是指原创药，其有效性、安全性及质量已经确切[8]。

已存在的药物活性成分：如果 API 被用在成品中，且该成品已被严谨的监督管理机构或 WHO 批准通过，且包括完整的档案，那么这个 API 不能视为新的活性物质。例如，新 PDs 和多来源药品。

制剂成品（FPP）：已完成所有生产步骤，包括最终包装和标签的制剂成品[4]。

创新药：基于其有效性、安全性和质量的基础上，首次被授权上市的医药产品（通常作为专利产品）[8]。

中间体：原料处理过程中发生的分子变化或者是在纯化形成原料以前所产生的中间体。中间体可以也可以不分离[5]。

生产商：生产、包装、再包装、标签和（或）给药品再标签药品的公司[10]。

多来源（仿制）制剂成品：医药上等效或医学上可替代的产品，但在治疗上也可能不是等价的。多源（仿制）制剂成品在治疗上是可以互换的[8]。

国家药品管理机构（NMRA）：负责药品、疫苗、血液制品和医疗器械等医疗产品的注册和其他监管活动的国家机构。

官方认可的药典：指 WHO 认证程序认可的药典［例如《英国药典》（BP）、《欧洲药典》（Ph. Eur）、《国际药典》（Ph. Int）、《日本药典》（JP）和《美国药典》（USP）］。

持续稳定性研究：指生产商为了监控，确认和延长 API 的预计复测时间（或有效期），或者为了确认或延长成品的有效期，按照预定的计划进行的稳定性研究[9]。

中试规模批次：指生产 1 批 API 或 FPP 的生产过程和批量能完全代表和模拟一个完整的生产过程和批量。例如，对于固体口服剂型中试规模通常最少为生产规模的 1/10，或 100 000 片片剂或胶囊；除非另有充分合理的理由[9]。

申报批次：指用于稳定性研究的 API 或 FPP 批次，且该稳定性资料被提交注册申请复测周期或有效期。对于 WHO 认证程序，API 与 FPP 的申报批次要求分别在 3.2. S. 7. 1 与 3.2. P. 8. 1 列出[9]。

生产批次：指按照指定的程序利用生产设备生产 1 批 API 或 FPP 的生产规模[9]。

3. 质量综述

3.1 模块 2.3：质量综述（QOS‐PD）

质量综述（QOS）是对模块 3 中资料内容和适用范围的概述。QOS 中不包括模块 3 中未包含的信息，资料或论证，也不包括通用技术文件（CTD）的其他部分中未包含的信息，资料或论证。

QOS 应包含每个章节中充分的信息，以便给质量审核者提供模块 3 的总体概括。QOS 中还应重点强调产品的关键工艺参数，如存在未遵循指导原则的情况，应提供有关产品关键工艺参数的资料。

QOS 应对某些关键问题进行讨论，这些关键问题包含了质量模块和其他模块的支持信息（如通过毒理学研究制订杂质限度），包括交叉引用其他模块的卷号和页码。

WHO 的质量综述（QOS‐PD）模板中包括了多来源（仿制）制剂成品中合成或半合成的 APIs［见 1.3 进一步的澄清范围）及其相应的制剂成品（FPPs）的相关信息］。

QOS – PD 模板中所有可适用的章节和地方应该是完整的。如果某些章节和地方是不适用的，应在适当的地方附加说明，注明"不适用"。

鼓励使用表格来汇总信息，模板中所包含的表可能需要进行扩展或复制（例如，存在多种规格）。这些表可作为例证来说明如何进行信息汇总。只要同样能达到汇总信息的目的，也可以采用其他方法。

4. 模块3：质量

4.1 模块3的目录

A. 应提供申报产品的文件目录

4.2 资料内容

3.2.S 原料药［或药物活性成分（API）］

可选择以下四种方式向 WHO 提交 API 信息：
- 选项1：已确认的 API 药物认证文件；
- 选项2：《欧洲药典》认证证书（CEP）；或
- 选项3：原料药主控文件（APIMF）程序；或
- 选项4：全面详细的产品文件

在 PD 和 QOS – PD 中，申请人应在 API 章节的开头部分清楚地表明，每个 API 生产商是如何提交 API 的相关信息的。申请人或 FPP 生产商提交的 API 信息应根据所选的选项，提供相应的信息资料。

选项1：已确认的 API 认证文件

API 认证是 WHO 对有意的 API 生产商进行的必要程序。该程序不仅对 API 的质量进行考察，同时还对在 API 生产过程中是否完全按照 GMP 进行生产进行考察（ICH Q7）[5]。所需的相关补充信息可在药品认证网站和认证确认文件（CPQ）中找到。

模块1中应提供一个完整的 API 认证文件的确认书副本以及 FPP 生产商或申请人正式填写的授权书。

申请人应在档案内提供以下信息，包括 QOS – PD 中的综述资料。
- 3.2.S.1.3 基本性质 应对 API 生产商的质量标准中未控

制，但适用的物理化学性质和其他相关的 API 性能参数进行讨论，例如，本节内容的指导原则中的溶解度和多晶型物。

■ 3.2.S.2　如果 FPP 的无菌是基于 API 的无菌生产工艺，则需提供其无菌生产工艺及全部验证资料。

■ 3.2.S.3.1　结构及其他特征的说明——根据本节内容的指导原则，在适用的情况下，需研究鉴定多晶型物和粒度分布。

■ 3.2.S.4.1　质量标准——FPP 生产商的质量标准，包括 API 生产商的质量标准中所规定的试验和限度，以及 API 生产商的质量标准中未规定的，其他额外的试验和限度标准，如多晶型物和（或）粒度分布。

■ 3.2.S.4.2/3.2.S.4.3　分析方法和验证——在 API 生产商的质量标准以外的，FPP 生产商所使用的任何方法

■ 3.2.S.4.4　批分析——至少有符合 FPP 生产商的 API 质量标准的两个成品批号检验结果（至少是中试产品）。

■ 3.2.S.5　标准物质——FPP 生产商标准品的相关信息。

■ 3.2.S.7　稳定性——确定认证 API 复验期的资料，例如，现有的复验期是否太长，或者 API 认证时提出的温湿度是否属于高温或高湿环境。

选项 2：《欧洲药典》认证证书（CEP）

模块 1 中应提供 CEP（包括所有附件）的完整副本。CEP 持有者，即 FPP 生产商或基于 CE 向国家药品监管机构（NMRA）提出注册的申请人，需正式填写 CEP 的准阅申明。另外，在 CEP 撤销时，还应包含申请人将通知 NMRA 的书面承诺书。在 CEP 撤销后，申请人还需要提供额外的 API 资料来支持 PD。模块 1 中需要同时包含 CEP 副本及书面承诺书。除此之外，申请者还应该在档案中提供以下信息，包括 QOS – PD 中的概括资料。

■ 3.2.S.1.3　基本性质——应对 CEP 和《欧洲药典》中未控制，但适用的物理化学性质和其他相关的 API 性能参数进行讨论，例如，本节内容的指导原则中的溶解度和多晶型物。

■ 3.2.S.3.1　结构及其他特征的说明——根据本节内容的指导原则，需研究鉴定多晶型物（CEP 质量标准中指定的多晶型除外）和粒径分布。

■ 3.2.S.4.1　质量标准——FPP 生产商的质量标准，包括 CEP 和《欧洲药典》中所规定的试验和限度，以及 CEP 和《欧洲药典》中未规定，其他额外的试验和限度标准，如多晶型物和（或）粒度分布。

■3.2.S.4.2/3.2.S.4.3 分析方法和验证——在 CEP 和《欧洲药典》以外的，FPP 制造商所用的任何方法。

■3.2.S.4.4 批分析——至少有符合 FPP 生产商的 API 质量标准的两个成品批号检验结果（至少是中试产品）。

■3.2.S.5 标准物质——FPP 生产商标准品的相关信息。

■3.2.S.6 包装材料——内包装的质量标准中应包含外观描述及鉴别，CEP 中规定的包装材料以及申请人申报使用的相同包装材料除外。

■3.2.S.7 稳定性——除了 CEP 质量标准中规定的复验期与申请人提出的复验期相同或更长，规定的温、湿度存储条件与申请人提出的相同或更高的情况外，均需提供稳定性资料。在无菌原料药中，PD 中应包含 API 的灭菌工艺及验证资料。

选项 3：原料药主控文件（APIMF）程序

按照 WHO 指导原则中对原料药主控文件规程[11]的规定，API 生产商在提交原料药主控文件规程时，应包含所有与 API 有关的化学、生产工艺、生产过程中的质量控制及工艺验证的详细资料。在这种情况下，应将公开部分（非专利信息）整体作为 3.2.S 的附件列入 PD 中。另外，申请人或 FPP 生产商应根据指导原则来完成 PD 和 QOS – PD 中的后续章节，除非这些内容会在其他相应的章节中指出。

基本信息 S.1.1 – S.1.3

生产 S.2

生产商（S）S.2.1

生产工艺和工艺控制的描述 S.2.2

关键步骤和中间体的控制 S.2.4

结构及其他特征的说明 S.3.1

杂质 S.3.2

API_s 的质量控制 S.4.1 – S.4.5

标准物质 S.5

包装材料 S.6

稳定性 S.7.1 – S.7.3

申请人应确保 API 生产商提供给 WHO 的 APIMF 是完整的（例如：应同时包含了申请人的公开部分的信息和 API 生产商的受限部分的信息）。并且申请人在 APIMF 中有关当前 API 生产的公开部分的信息是准阅的。

PD 的模块 1 中应包含准阅信的副本。APIMF 持有者可参照

选项"全面、详细的产品档案"中的指导原则,来准备 APIMFs
中的公开部分和保密部分的资料。也可参考 APIMF 指导原则[11]。

选项 4:全面详细的产品文件

在 3.2.S 原料药章节中,包含所有与 API 有关的化学、生产工
艺、生产中的质量控制及工艺验证的详细资料。这些资料均应
提交到 PD 中,PD 参照后续章节中的指导原则全面概括。应参照
3.1 中的指导原则来完成 QOS – PD。

3.2.S.1 基本信息(名称,生产商)

3.2.S.1.1 命名(名称,生产商)

应该提供 API 命名的有关信息。例如:

- (推荐)国际非专利名(INN);
- 相关药典中的名称;
- 化学名称(S);
- 公司或实验室代码;
- 其他非专利名(S)[如国家名称,美国药品通用名称(USAN),
英国通用药品名称(BAN)];
- 化学文摘社(CAS)登记号。

列出的化学名称应与科学文献和产品标签信息(如药品说明
书和包装说明书(也称为患者使用说明(PIL))中出现的名称相
一致。在多个名称并存时应注明首选名称。

3.2.S.1.2 结构(名称,生产商)

应提供结构式、相对和绝对立体化学结构、分子式及相对分
子质量。

这些信息应与 3.2.S.1.1 中提供的信息相一致,如果 APIs 是
以盐的形式存在,还应提供游离酸或碱的分子量。

3.2.S.1.3 基本信息(名称,生产商)

需列表提供有关 API 的物理化学性质及其他相关性质。

该信息可用于制定质量标准,应对 FPPs 进行明确描述,测
定其释放度和稳定性。

应对 API 的物理和化学性质进行讨论,包括物理特征的描
述,在常用溶剂中的溶解度(例如水、乙醇、二氯甲烷和丙酮
中),pH 值水溶液中的定量溶解度曲线(例如 pH 值 1.2 ~ 6.8、
剂量/溶解度体积)、多晶型,pH 值和 pKa 值,紫外线(UV)的
最大吸收值和摩尔吸光系数,熔点、折射率(液体)、引湿性和
分配系数(请参阅 QOS – PD 中的表格)。此列表仅列出了一些需
要提供的典型信息,并不包含全部信息。

一些与 APIs 重点相关的特性将在下面进行更详细的讨论。

物理特性描述

物理特性描述应包括外观，颜色和物理状态。固体物质还应确定其形态为结晶型或无定形（见 3.2.S.3.1 API 固体形态的详细描述）。

溶解度和 pH 值水溶液中的定量溶解度曲线

以下是无论该选项是否适用，提交 API 资料时均需要提供的项目资料。

■ 应提供一些常用溶剂中的溶解度（例如在水、乙醇、二氯甲烷和丙酮中）。

■ 在生理 pH 值范围内（pH 值 1.2 ~ 6.8）的多个缓冲介质中的溶解度，单位以 mg/mL 来表示，如果此信息不易从外部获取（例如从参考文献中获取），则应内部产生。

■ 对于固体口服制剂，应根据下列公式计算其剂量/溶解度体积：

$$剂量/溶解体积 = \frac{最大剂量浓度(mg)}{药物最小浓度(mg/mL)}*$$

与生物药剂学分类系统（BCS）一致，高溶解性（或高水溶性）API 是那些剂量/溶解度体积比≤250mL 的物质。

例如，化合物 A 在 pH 值 6.8，37±0.5℃ 的缓冲液中溶解度最低，为 1.0mg/mL，而此化合物有 100mg、200mg 和 400mg 三种规格。则此 API 不会被认为是高溶解性（或高水溶性）API，因为其剂量/溶解度体积比大于 250mL。

多晶型

按照 ICH 的 CTD – Q 中问答章节的要求[12]将有关数据插入有关模块中

■ 在 3.2.S.1.3 中应列出目前所提出的 API 多晶型。

■ 在 3.2.S.2.2 生产工艺和工艺控制的描述中，应指出与生产过程相关的多晶型。

■ 在 3.2.S.3.1 中应提供用于鉴定 API 潜在的多晶型的参考文献或研究资料，包括研究结果。

■ 在 3.2.S.4.1 – 3.2.S.4.5 应列出一个已经被定义或限定的多

---

* 相当于在生理 pH 值范围内（pH 值 1.2 – 6.8）和温度（37±0.5℃）的条件下所确定的最低溶解。

晶型的详细资料（例如，非 BCS 高溶解度的 API 和（或）文献中已确定的多晶型 API）。

更多的相关信息见上述指导原则中。另外，3.2.P.2.2.3 中对 API 和 FPP 晶形控制相关点进行了讨论。

粒度分布

按照 ICH 的 CTD－Q 问答章节[12]的要求，应在 3.2.S.3.1 中提供 API 粒度分布的研究资料（更多的信息被包含在这些指导原则的参考文献部分）。

文献资料

来源于具体研究或已出版文献的支持数据资料和结果则将会包含在本章节中，或作为本节的附件。

参考文献：ICH Q6A[13]。

3.2.S.2 生产（名称，生产商）

3.2.S.2.1 生产商（S）（名称，生产商）

应提供每个生产商的名称、地址和职责，还应包括承包商，所有提出的生产场地以及生产和测定中所涉及的设备。

应列出生产、包装、标签、测定和储存 API 中所使用的设备。如果某些公司只是负责某个具体的步骤，则应明确指出（如：API 的研磨）。

应在厂家或公司这一列中提供生产或制造场地的实际地址（包括区和单位），而不是行政办公室所在地。另外，还应提供电话号码，传真号码和电子邮件。

APIs 生产中还需要提供一个有效的生产许可证。PD 的模块 1 中应提供 GMP 证书。对于 API 中间体的生产商，按照 GMP 建设各个场地的相关基本文件也必须提供。

3.2.S.2.2 生产工艺和工艺控制的描述（名称，生产商）

该 API 生产工艺的描述代表了申请人对 API 生产的承诺。应对生产工艺和工艺控制进行适当的描述。例如：在合成过程的流程图中，应提供分子式、重量、产率范围、起始原料的化学结构、中间体、试剂和 API 对映立体化学结构等信息，并确定操作条件和溶剂。

应对生产过程的先后顺序过程进行描述，包括，例如代表批量商业生产规模的原料、溶剂、催化剂和试剂的量，标明关键步骤、工艺控制、设备和操作条件（例如：温度、压力、pH 值、时间）。

与原始工艺一样，应对替代工艺同样进行详细的描述和解释。应指明再加工步骤，并对其进行论证。在 3.2.S.2.5 中提供支持论证的原始资料。

在使用 APIMF 程序时，部分资料交叉引用到 APIMF 的受限部分时，可能会被作为机密信息。如果详细资料是在受限部分，在这种情况下，PD 中本章节中的信息应包括流程图（包括分子结构，所有的试剂和溶剂），和生产工艺的简要概括，其中应对决定性的步骤进行特别强调，其中包括纯化步骤。对于无菌 APIs，如果最终成品中没有更进一步的灭菌过程，API 灭菌工艺的全部验证资料应包含在公开部分。

下面的要求适用于采用选项 4 提交 API 信息，即提供全面详细的产品档案。

正如 ICH Q7[5] 和 WHO 技术报告系列，NO. 937，附录 2[6] 中所讨论的，在生产工艺中，在引入 API 的起始原料时，就应按 GMP 的要求执行。由生产商提出 API 的起始原料，并说明其选择理由，最后由评审员来评判并接受。对提出的 API 起始原料，应考虑其分子结构的复杂性，与最终 API 产物的接近程度，作为商用化学制品的可用性及其质量控制。这些理由均应记录在档案中，以供 WHO 的 GMP 检查员回顾审查。

当 API 的前体是通过发酵制备，或者是来自动物或者植物体，这样的分子就被认为该 API 原料的起始物料，而不考虑其复杂程度。

在某些特殊情况下，可采用一步合成法。例如，API 起始原料获得了 CEP 认证；API 起始原料是被 APIMF 所认可或被 WHO 药品认证项目的 API 认证程序所认可的；或者 API 的结构非常简单，仅需要一步合成即可，例如乙胺丁醇。

另外，按照 ICH M4Q，在生产工艺中，当存在回收原料时，应在引入过程的步骤中进行详细的描述。应对回收过程进行适当的控制以保证杂质含量不会随时间增加。对于溶剂的回收，应对提高回收溶剂的质量的工艺进行描述。对于通过回收滤液（母液）来获得第二产物，应对母液最长保持时间和原料的最大回收次数进行描述。需提供杂质含量的数据以评价滤液回收的合理性。

如果 API 生产商有多个生产场地，应列表对各生产场地的生产工艺进行全面的比较，并重点标示出不同之处。上述要求适用于外部供货商提供的中间体。该表格中应列出详细的合成工艺信息，比如声明合成工艺与 API 合成相关的所有中间体一致；或给出每个中间体的合成工艺；对于每个中间体的生产商应提交同样详细的合成工艺信息，就如同提交的主合成工艺资料中的信息一样完整。

应清晰地描述生产中所使用的所有溶剂［包括纯化和（或）结晶步骤］。在决定性步骤中所使用的溶剂应为高纯试剂。不建议在最后一步使用回收溶剂或者纯化，除非该回收溶剂与原溶剂完全一致。需要提供回收溶剂的质量标准，并进行验证。

在确定了多晶型或无定形的形态时，应对合成产物的形态进行说明。

当粒径被认为是其关键属性时（见 3.2.S.3 详细资料），应详细说明减小粒径的方法（例如研磨或微粉化）。

应对替代生产工艺的合理性进行验证。同原始工艺一样，应对替代工艺进行详细描述。应证明从替代工艺与原始工艺所得的批次间的杂质特征是相同的，如果两者之间的杂质特征不同，应当按照 S.3.2 项下的要求，证明其改变是可以接受的。

如果中试批可以代表放大批并且按照相关指导原则（如 WHO 技术报告系列，NO. 981，2013，附录 3[14]）的要求，及时向 NMRA 报告了放大规模的情况，也可以只提交中试批生产工艺信息。

参考文件：ICH Q7[5]，Q11[15]

3.2.S.2.3　原料控制（名称，生产商）

需列表对 API 生产过程中使用的各种原料进行说明（例如：未加工的原料，起始原料，溶剂，试剂，催化剂）。还需提供有关这些原料质量和质量控制方面的信息。适当的时候可能需要提供原料适用性证明资料（详见 3.2.A.2）。

在使用 APIMF 程序时，当交叉引用到 APIMF 的受限部分时，按本节内容准备的资料是足够的。

下面的要求适用于采用选项 4 提交 API 信息，即提供全面详细的产品档案。

应提供 API 起始原料的全部特性和适合的质量标准，并对合理性进行说明。其中至少应包括对鉴别，含量测定，杂质组成和原料的其他重要属性的控制。应指明生产商用于生产每个 API 起始原料的生产场地的名称和地址。每个生产商应对 API 起始原料的生产过程进行简要描述，包括所使用的溶剂，催化剂和试剂。应提供一组应用于所有来源起始原料的质量标准。API 起始原料的生产商如有任何变动，则需另行告知其生产过程或质量标准。

一般地，PD 中的起始原料应符合下列条件：

■ API 中间体的一个或多个合成步骤的合成前体。可以是 API 的酸、碱、盐、酯和类似衍生物，以及单一对映体的 API 的外消旋物，不被视为最终中间体。

■ 具有适宜的特性，并易于分离和纯化的物质，当应用时，应对其结构特征进行完整的描述，包括立体化学结构的说明。

■ 具有一个有适宜限度的质量标准，其中包括一个或多个特征鉴别和含量测定、含量测定的限度范围以及特定杂质、一般杂质及杂质总量的限度范围。

■ 用于合成 API 结构的重要结构片段。

PD 中应提供在合成、提取、分离和纯化步骤中使用原料的质量标准副本，其中包括起始原料、试剂、溶剂、催化剂和回收原料。应确认并提供每个生产场地所使用原料的质量标准。应提供合成的起始原料的分析证书。应在 QOS - PD 提供起始原料的汇总信息。

应考察起始原料转化为 API 最终产物的合成过程中的杂质转化，并对其进行讨论。

应提供证明函来确保该 API 以及 API 生产中使用的起始原料和试剂没有传播动物海绵状脑病的风险。

如果可能，还应提供用于证明遵守传染性海绵状脑病（TSE）的 CEP 承诺信。模块 1 应提供 CEP（包括所有附件）的完整副本。

参考资料：ICH Q6A[13]。

3.2.S.2.4 工艺控制的关键步骤和中间体（名称，生产商）

应在 3.2.S.2.2 - 经控制的生产工艺中提供关键步骤的检验标准及限度（包括对实验数据合理性的说明）。

医药中间体：应提供有关生产工艺中分离出的中间体的质量及质量控制的信息。

除了与申请人（见 APIMF 指导原则，WHO 技术报告系列，NO. 948，附录 4）[11]相关的信息外，在使用 APIMF 程序时，当交叉引用到 APIMF 的受限部分时，按本节内容准备的资料是足够的。

下面的要求适用于采用选项 4 提交 API 信息，即提供全面详细的产品档案。

应对关键步骤进行确认。这些步骤包括：显著性去除杂质或引入杂质的步骤；引入一个基本分子结构单元的步骤，例如引入一个手性中心或产生主要化学转变；或固体制剂中所使用的，对API固体形态特征有影响的或同质化的相关步骤。

应提供分离的中间体的质量标准，其中应包括鉴别、纯度和含量的试验及其限度。

当API的中间体是从外部得到时，API生产商必须有一个统一的标准对这些物料进行控制。这些外部物料的质量情况证据必须和中间体上交，这些证据是由外厂提供，同时原料生产厂家也必须进行复检。

参考资料：ICH Q6A。

3.2.S.2.5　工艺验证和（或）评估（名称，生产商）

应包括无菌工艺和灭菌的工艺验证和（或）评估研究。

在使用APIMF程序时，当交叉引用到APIMF的受限部分时，按本节内容准备的资料是足够的。

下面的要求适用于采用选项4提交API信息，即提供全面详细的产品档案。

应对所有APIs的生产工艺进行适当的控制。当API被制备成无菌产品时，应提供无菌工艺和（或）灭菌方法的全部信息。还应对API储存和运输过程中保持其无菌性的控制方法进行描述。应对替代工艺进行描述并说明其合理性（详见指导原则3.2.S.2.2 – 所预期的详细水平）。

3.2.S.2.6　生产工艺开发（名称，生产商）

当API的生产工艺和（或）生产场地发生重大改变时，应对其进行描述并讨论，其中包括相对生物利用度和生物等效豁免研究，小试、中试的数据，如有必要，还需提供大生产规模批次的数据。

在3.2.S.4.4.中提供有关API数据的参考文献。

在使用APIMF程序时，当交叉引用到APIMF的受限部分时，按本节内容准备的资料是足够的。

3.2.S.3　特性（名称，生产商）

3.2.S.3.1　结构和其他特点的说明（名称，生产商）

例如，基于提供合成路线和光谱分析，对结构进行确证。还应提供潜在可能的异构体，立体化学的鉴定，或潜在可能的多晶型物等方面的信息。

结构的说明

PD应该包括质量保证证书（QA）的副本，包括光谱、化学位移及其他用于说明API结构和（或）确证API结构的详细的原始研究资料。QOS - PD 应包含一个研究内容的列表以及研究中得出的结果（例如，研究结果是否支持所提出的物质结构）。

对于官方药典中未收载的 API，用于说明和（或）确认化学结构的研究通常包括元素分析，红外光谱（IR）、紫外光谱（UV）、磁共振（NMR）和质谱（MS）。还可以包括 X - 射线粉末衍射（XRPD）和差示扫描量热（DSC）等其他测试，例如多晶型的问题。

对于官方药典中收载的 API，需提供此 API 的每个生产商的 IR 光谱的副本及官方认可的药典中的标准品。详见 3.2.S.5 可接受的标准品的详细说明。

异构体/立体化学

当 API 具有手性特征时，应详细说明其在临床对照研究中采用了特定异构体还是混合异构体，同时应列出用于制备 FPP 的 API 的异构体信息。

如存在立体异构现象，应讨论在生产工艺中的哪个步骤中可能会引入同分异构体。应建立 API 与参比制剂中 API 的同分异构体组成的一致性评价。适当的时候，应提供混合异构体或特定异构体的理化性质。API 的质量标准中应包括同分异构体的鉴定和纯度的测定。

应探讨混合异构体中的互变现象或单一对映体中的外消旋化作用。

如果 API 中的某一个对映体不是药典规定的 APIs，应对具有不对称中心的绝对构型进行明确的论证，例如，采用 X - 单晶衍射法测定。

如果基于 API 的结构，其不存在同分异构体现象，则只需要对此现象进行说明。

药物多晶型

APIs 在固体状态下可以以不同的物理状态存在。药物多晶型是指 API 以两个或两个以上的晶型存在，这些晶型由不同分子排列和（或）构象的晶格组成。而无定型固体由无序的分子排列和无特征性的晶格组成。溶剂化物是指药物以晶体形式存在的同时，晶格中加入化学计量或非化学计量的溶剂分子。如果溶剂化物晶格中加入的溶剂是水，通常称其为水合物。

药物多晶型是由于同一化学物质具有不同的内在固态结构，从而导致其具备不同的物理化学特性，包括堆积、热力学、光谱、动力学、界面特性和机械性等方面。这些属性对于 API 的加工性能、药物产品的可生产性、产品的质量和性能均有直接影响，包括对稳定性、溶出度和生物利用度的影响。药物的某一种多晶型的出现或消失都可能会导致严重的制药后果。

要求申请人和 API 生产商必须有 API 晶形的相关知识。这些知识可从科学文献、专利、概述或其他有关多晶型的参考资料中获得，例如，对于 BCS 中低溶解度的 APIs，在缺乏现行资料来证明其不是 BCS 高溶解度的 APIs 时，需对其进行多晶型筛查，以判断其是否存在多种晶型。多晶型筛查一般是通过使用不同的溶剂和条件来完成晶型的研究。

有很多方法可以用来描述 API 的多晶型，目前，采用 X - 单晶衍射法论证其不对称结构能有效的确证药物多晶型，X - 射线粉末衍射也能提供证明药物多晶型的不对称性方面的证据。其他检测方法还有显微镜法，热分析法（如差示扫描量热法、热重分析法和高温显微镜法）和光谱法［如红外光谱、拉曼光谱和固态磁共振法（ssNMR）］，这些方法均有助于进一步鉴定药物的多晶型。如果存在药物多晶型的问题，申请人或 API 生产商应采用适宜的方法来有效区分药物的不同晶型并对其论证。

当需要进行药物多晶型筛查时，可采用 ICHQ6A[13] 决策树 4[1]；当药物晶型不同可能影响到 FPP 的药效、生物利用度和稳定性时，可采用决策树 4[2]，并决定是否在 API 的贮存和释放过程中对首选的药物晶型进行持续监控。一旦确定首选的药物晶型，则应在 API 的质量标准中规定药物晶型的限度范围，以保证商品原料中药物晶型的一致性以及在相对生物利用度和生物等效性研究中，API 批间的一致性。同时需提供在上述章节中所提及的，在相对生物利用度和生物等效性研究中所应用的，用于鉴定 API 药物晶型的方法。应对控制药物晶型的方法进行论证，证明其能特定的形成首选药物晶型结构。

药物多晶型还包括溶剂合物或水合物（也被称为假多晶型）。如果 API 为溶剂合物，则需提供以下信息：

■ 如化合物是合成前体，应在 3.2.S.2.4 中提供无溶剂的 API 的质量标准。

■ 应在溶剂合 API 的质量标准中对 API/溶剂的重量比给出适合的限度范围，并提供限度范围的数据支持。

■ 在 3.2.S.2.2 中对溶剂合物的制备方法进行描述。

粒度分布

当固体 FPPs 为非 BCS 高溶解度 APIs，或液体 FPPs 中存在未溶解的 API 时，原料的粒度分布会对 FPP 的体内和（或）体外行为产生影响。同样，粒度分布对药物剂型的性能产生影响（如吸入制剂的传输），同时对小剂量片剂的含量均匀度（如≤2mg），眼用制剂所能达到的平滑度和混悬制剂的稳定性也非常重要。

正如以上所述，当粒度分布是一个重要参数时，应提供几个批次 API 的研究结果，包括相对生物利用度和生物等效性研究中使用批次的特征描述。在 API 的质量标准中应对粒度分布进行控制，以保证相对生物利用度和生物等效性研究中使用批次的原料一致性（如 d10、d50 和 d90 的限度范围）。按上述提及的方法进行研究，以研究结果的标准偏差为基础，采用统计学的方法来确定限度范围。下面的例子是用于说明粒度分布限度范围的可接受标准：

- d10 粒度小于 X μm 的粒子≤10% 总体积；
- d50　XX μm – XXX μm；
- d90 粒度小于 XXXX μm≥90% 总体积。

如果科学合理，也可采用其他方法来控制粒度分布。

参考文件：ICH Q6A[13]。

3.2.S.3.2　杂质（名称，生产商）

应提供杂质的有关信息。

在 ICH Q3A、Q3B 和 Q3C 的杂质指导原则[16~18]中概述了控制杂质的详细原则（如杂质的报告，鉴定和限度制定）。ICH 指导原则中对某些要素进行了详细的讨论，概述如下：

不论药典标准中是否作出规定，均应对 API 中潜在存在和实际存在的杂质进行讨论，这些杂质可能来源于 API 的合成、生产或降解过程；应包括起始原料、副产物、中间体、手性杂质和降解产物；应包括杂质的化学名称，结构和杂质的来源。收载于药典的 APIs 的杂质讨论范围应不局限于 API 各论中规定的杂质。

应采用 QOS – PD 中的表格模板，概述杂质的相关信息，包括与 API 相关的杂质和与工艺相关的杂质。在 QOS – PD 中，术语"起源"是指从哪里引入杂质和怎么引入杂质（例如"第4步合成中产生的中间体"或"第6步合成中分子重排形成的潜在副产品"）。还应指出杂质是否为 API 的代谢产物。

在 ICH 的阈值报告中，杂质鉴别（用于设定单个未知杂质限度）和杂质限度是基于杂质的潜在暴露风险来确定的，例如，通过 API 的每日最大剂量（MDD）来确定。由于 APIs 可能存在多种剂型和规格，故存在不同的每日最大剂量（MDD），则需要分别建立其阈值和相应的控制，以避免杂质引起的风险。通常采用最高的每日最大剂量获得，而不采用维持剂量。对于注射用药物，则应包括 API 的每小时最大剂量。

众所周知，半合成的 APIs 不在 ICH 杂质指导原则的适用范围内。然而，可根据 API 的性质和化学修饰的程度，将杂质控制的原则（如杂质的报导，鉴定和限度制定）扩展到半合成的 APIs 中。例如，某一个 API 的前体分子是来源于发酵工艺或植物/动物的天然产物，经过一系列的化学修饰作用而得到，这类 API 一般会在 ICH 杂质指导原则的适用范围内；相反，如果一个 API 仅有的化学反应步骤就是从发酵产品直接成盐，这种 API 则一般不适用该 ICH 杂质指导原则。以上为不同类 APIs 的适用范围。

杂质的鉴定

药典认可多来源的 APIs，因此，在各论的发展过程中末考虑到所有存在的杂质。此外，生产过程或来源的变化可能会产生额外的杂质，在药典的各论中，并未对其进行恰当的控制。因此每个 PD 中会根据其所提出的合成路线，考虑所有潜在可能的杂质。结合上述原因，一般推荐采用 ICH 中对未知杂质的控制限度［如如果 APIs 的 MDD ≤ 2g/d，杂质的每日摄入量不得高于 0.10% 或 1.0mg（取较低者）］，而不在药典各论中对可能出现的未知杂质进行控制，因为有可能其规定的限度高于 ICH 的限度。

杂质的安全性评价

可参考 ICH 的杂质指导原则来制订杂质的限度。官方药典中收载的已知杂质通常规定了限度。以下是一些可供选择的，用于制订 APIs 中存在的杂质限度的方法。

通过经验证的稳定性指示分析法［如采用高效液相色谱法（HPLC）数据进行对比研究］，测试比较 API 中已有的杂质的限度和新型制剂中 API 已有杂质的限度。如果新型制剂的杂质谱与其使用的 API 不一致，其杂质谱也可与已收载并具有相同给药路径和相似药物特性的 FPP（如片剂对比胶囊）的杂质谱进行比较。建议该项研究应与具有可比性的药物（如类似样品）进行比较，从而获得有意义的杂质谱。

新型制剂或已收载的 FPP 在加速或加压贮存条件下产生的杂质是不被接受/认可的。

如果 API 中杂质总量可以反映新的和已收载的 FPP 的杂质水平，则该 API 中的特定杂质视为合格。

制定标准限度的基础

应提供用于制定杂质验收标准的基础信息。根据 ICH 指导原则（如 Q3A[16]、Q3C[18]），需要考虑到与 API 相关的杂质的鉴别阈和界定阈（如起始原料、副产物、中间体、手性杂质或降解产物）和与生产过程相关的杂质的浓度限值（如残留溶剂）。

验收标准中杂质的合格水平即为杂质含量的最大限度。然而，限度往往超出实际的生产过程中产生的杂质总量。鉴于此，杂质的验收标准也需考虑各厂商生产的多批次 API 杂质的实际水平，这包括用于相对生物利用度和生物等效性研究中 API 的杂质水平。在报告分析测试结果时，应提供具体的实验数据结果，而不是笼统的结论，如"在限度范围内"或"符合规定"。如果大批量的 API 杂质的测试结果是可信的，则可以用这些数据来概括所有批次的 API 杂质的分析测试结果。

如果拟定的内控方法不能控制药典各论中规定的已知杂质，则需提供将其排除在日常分析方法之外的合理解释［例如《国际药典》（Ph. Int.）各论中的杂质 D、E 和 F 不是生产商 X 常用指定合成路径中潜在的杂质］。如果不能提供合理的解释，则需证明拟定的内控方法能够分离官方药典各论中的已知杂质，并保证杂质的总和在限度范围内（如 0.10%）。如果连这份证明也无法出具，则需提供一份研究数据，证明药典方法对近批次的样品中药典规定的已知杂质未检出。

如果提供合理的解释，在 ICH 中的二类溶剂在 API 生产过程的最后一步合成之前使用，则可免除 API 质量标准的常规控制。如提交的测试结果显示具有 6 个连续中试批或 3 个连续生产批的数据低于 ICH Q3C 的限度 10%（选项 I），如果不满足这些条件，则需要对中间体进行例行检测[18]。但是，在生产过程中最后一步使用的溶剂应被合理控制。

ICH Q3C[18] 中指明了可被接受的残留溶剂限度。已知残留溶剂三乙胺（TEA）的限度是指 ICH Q3C 选择 I 中规定的 320 ppm，或是指每日可接受药物中残留溶剂的最大摄入量（PDE）3.2mg/d。

在未知情况下，应建立生产过程中使用的高毒性杂质（基因毒性杂质）或形成的副产物的杂质限度，该限度范围的制定应有适宜的参考指导原则［如欧洲药品评价局（EMEA）/人用医药产品委员会（CHMP）/质量工作组（QWP）/251344/2006[19]或美国食品药品管理局产业指导原则。针对药物中基因毒性和致癌物质的方法[20]），或有安全的实验数据，或有已刊登在权威期刊上的相关安全数据给予合理的制订说明。

API 质量标准应控制在其生产过程中可能产生的重金属催化剂残留物的量。这一规定并不适用于原料中的特殊金属成分（比如对离子盐类）或制剂中的金属辅料（比如氧化铁色素），但在质量标准中规定的金属催化剂残留物限度或金属试剂残留物限度可通过指导原则 EMEA / CHMP / SWP/ 4446/2000[21]或任何等效的方法来进行控制。需要说明的是，上述规定并不适用于外部金属污染物，该类污染物可通过 GMP，GDP 或其他相关质量规定（如药典各论中的重金属测试，涵盖生产设备和生产环境中存在的金属污染源）得到良好的控制。

参考文件：ICH Q3A[16]，Q3C[18]，Q6A[13]。

3. 2. S. 4　API 的质量控制（名称，生产商）

3. 2. S. 4. 1　质量标准（名称，生产商）

应提供 API 的质量标准

ICH Q6A 指导原则定义质量标准为

一系列的检验项目，依据相应的分析方法，确立适宜的限度标准（可以是数值、范围或其他适用标准）。API 或 FPP 应符合质量标准要求，从而保证其达到预期的效用。"与质量标准一致"说明 API 或 FPP 已通过质量标准中分析项目测试，符合药品上市验收标准。质量标准是由生产商和权威机构拟定的控制药物质量的重要质量标准。

PD 中应有 API 质量标准的副本，该副本应包含相关人员签字（如负责质量控制或质量保证部门负责人）并注明签发日期，这一要求对 API 或 FPP 的质量标准副本也同样适用。

FPP 所用 API 质量标准应按照 QOS – PD 模板进行概述，包括测试、验收标准和分析方法（又分为类别、来源和方法的注释）。

■ 申请人申请的质量标准可以是国家药典标准（例如《英国药典》《日本药典》《欧洲药典》《美国药典》）或生产企业的内控标准。

■ 需提供质量标准号和版本号（如修订号和（或）有效日期），以便管理。

■ 应当注明分析方法的类型（如可见光谱法、红外光谱法、紫外光谱法、高效液相色谱法或激光衍射法），这些方法出自于《英国药典》《日本药典》《欧洲药典》《美国药典》或生产商的内控标准，同时，还需提供质量标准的编号、版本号和有效日期，便于管理。

如果关于某一 API 有多个生产商，则其 FPP 中使用的 API 质量标准应该保持一致性原则。在质量标准中对于一个单一参数"生产商 A 生产的 API"（如溶剂残留）可以制定多个验收标准和（或）分析方法。

任何非常规测试应详细说明非常规测试的使用频率。

ICH Q6A 指导原则中概述了 API 的通用和特殊检测项目及判定标准。

参考文件：ICH Q3A[16]，Q3C[18]，Q6A[13]，官方认可的药典。

3.2.S.4.2 分析方法

应提供检测 API 的分析测试方法

PD 中应有用于检测 FPP 中使用的 API 的内控分析方法和常规检测方法的副本，如检测方法被修改，需提供药典中分析测试方法的副本。

QOS – PD（即 2.3.R.2）项下 2.3 表中概述了不同的分析方法和有效检测信息（如 HPLC 或 GC 测定含量/杂质）。QOS – PD 2.3.S.4.2 表格中概述了检测 FPP 中 API 的内控分析方法，采用该方法测定残留溶剂、含量测定和纯度。QOS – PD 中 2.3.S.4.4（c）或 2.3.S.7.3（b）项下概述了其他可用于测定含量和纯度的方法。如测定方法未被修改，药典方法无须再进行概述。

尽管高效液相色谱法（HPLC）通常被认为是确定 API 有关物质的首选方法，但其他色谱方法如气相色谱法（GC）和薄层色谱法（TLC）也可适当用于验证 API 的有关物质。测定有关物质时，对于特定杂质应有对应的参考标准，尤其是那些有毒和需要控制浓度的杂质，应量化参考标准。杂质对照品可以从药典指定的官方途径中获得（单个杂质或混合杂质对照品），也可从商业来源或生产企业内控标准品中获得。只要 API 中杂质的响应因子足够接近该 API，即 API 的 80% ~ 120%，以 API 作为外部标准物质来评估杂质的限度是可行的。若响应因子超出了这一范围，可以通过增加相对校正因子，以 API 作为外部标准品来评估其杂质的限度也是可行的。若采用自身对照法需提供计算相对校正因子的准确数据。未知杂质的限度可以已知浓度的 API 溶液作为对照溶液，从而拟定质量标准，计算单个未知杂质的限度（如 0.10%）。参见《国际药典》各论中拉米夫定项下有关物质。

系统适应性试验是色谱方法中重要的部分，确保我们所选择的色谱系统具有良好的分离性能。高效液相色谱法和气相色谱法中系统适应性均需规定分离度和重复性作为最低限度要求。通常采用高效液相色谱法测定 API 有关物质时，常用已知浓度的 API 溶液作为测定未知杂质的对照溶液，以两个相邻峰之间的分离度作为系统适应性要求。有时，也可在两个相邻峰之间选择其一进行检测（如已知杂质为毒性杂质）。按照《国际药典》要求，系统适应性试验中重复性还应包括重复进样。高效液相色谱法作为含量测定方法时，系统适应性试验还应测定方法重复性、拖尾因子、理论塔板数和分离度。对于薄层色谱法，系统适应性试验应包括分离度和检出限（如已知浓度的 API 溶液在薄层板上的斑点颜色和位置，作为控制未知杂质的限度标准）。

参考文件：ICH Q2[22]、WHO 技术报告系列 NO. 943，附录 3[23]。

3. 2. S. 4. 3　方法学验证（名称，生产商）

应提供 API 检验的方法学验证资料，其中应包括 API 检验的实验分析数据。

PD 中应提供产品报告中用到的分析方法，API 和 FPP 用到的常规检验方法，以及完整的方法学验证报告副本。

用 QOS – PD 的 2. 3. R 项下（即 2. 3. R. 2）所要求的表格记录不同的分析测试方法及方法学验证资料（如 HPLC/GC 用于含量测定和有关物质检测法）。在 QOS – PD 2. 3. S. 4. 3 章节中，用相同的表格记录 FPP 中的 API 的残留溶剂、含量及有关物质的分析方法及方法学验证资料。其他一些含量测定、有关物质测定的方法学验证资料可在 QOS – PD2. 3. S. 4. 4（c）或 2. 3. S. 7. 3（b）中罗列出来。

即使监管部门和药典机构对标准和方法进行了官方认定，对药典方法进行确认也是有必要的。药典方法的方法学验证通常是基于某一特定生产厂家的 API 或 FPP。随着药典版本的更替，同一品种的 API 或 FPP 可能含有一些当时未被检测到的杂质或降解产物。因此，药典中的方法应通过方法学验证，从而可以更好地控制不同来源的 API 中的杂质。

药典中的 API 含量测定方法一般不需要验证。但是，对于药典中未知杂质的检查方法则需要进行方法学验证，从而证明方法的可行性。虽然药典已收载了某一 API 有关物质检查法，但药典中未明确其杂质谱，则应对该方法进行完整的方法学验证。

当已有官方认可的标准物质时，且有内控标准代替药典标准时（例如，含量测定和特殊杂质），需证明内控标准和药典标准具有等效性。这可以通过对同一样品同时进行两种方法的检测，依据试验结果，来证明两种方法具有等效性。在验证有关物质方法时，需同时检验 API 和相应浓度的杂质。

参考文献：ICH Q2。

3.2.S.4.4　批分析（名称，生产商）

应记录所使用样品的批号及批检验的分析结果。

应提供以下信息：用于生物利用度或生物等效性研究的样品的批号、批量、生产日期和产地，相应的临床前和临床数据，产品稳定性数据，以及小试、中试甚至大生产的批次数。以此来确立质量标准并评价产品质量的一致性。

还须提供两批次以上小试的检验数据，每批次大生产的检验数据以及每次生物利用度或生物等效性研究的检验数据。小试的流程应与大生产的流程保持一致。

当同批次产品的检验数据存在差异时，应提供 API 生产厂家和 FPP 生产厂家真实可靠的检验报告。FPP 生产厂的检验数据应在 QOS - PD 进行汇总。

所有的检验结果都应详尽记录各个检查项下观察到实际实验现象，而不是仅仅报告："所有检查均符合规定"。对于定量检验（如单一杂质、总杂质检查和含量测定），结论应以实际数值结果表示，而不是笼统地说："在限度范围内"或"符合规定"。

任何未进行全部检验项目的分析报告都需要给出合理的解释（如未根据拟定标准进行检验）。

参考文件：ICH Q3A[16]，Q3C[18]，Q6A[13]

3.2.S.4.5　质量标准的合理性

应证明 API 质量标准的合理性。

应对质量标准进行阐述，如拟采用某些检验项目的目的，改动某些检验项目的原因，分析方法的选择和检验结果判定标准，以及与已有药典标准不同之处等。如果药典的法定方法已被修改或替换，请出示修改或替换的理由。

某些检验项目的设定，所用分析方法和结果判定标准的合理性可能已经在 PD 中的其他部分进行了讨论（例如，杂质或粒度分布），在此不再赘述。

参考文件：ICH Q3A[16]，Q3C[18]，Q6A[13]和各国药典。

3.2.S.5　对照品或标准物质（名称，生产商）

应提供药品检验所用标准物质的相关信息。

在 PD 中应溯源 API 生产厂家使用的对照品及生产厂家在 API 和 FPP 的日常检查中使用的对照品信息。

对照品均应溯源（例如用于鉴别，有关物质和含量测定的对照品）。对照品可以分为一级对照品和二级对照品。

对照品最好由各国药典（比如《英国药典》《日本药典》《欧洲药典》《国际药典》《美国药典》）提供，如购自以上任何一家，请注明生产批号。如 API 和（或）FPP 已被某一药典收录，则在检验 API 和（或）FPP 时应尽量使用该药典提供的一级对照品。各国药典提供的对照品，无须再进行结构确证。

若买不到相应的对照品，则可将进行严格标定的 API 作为一级对照品［例如，采用红外光谱图、紫外光谱图、磁共振谱和质谱（MS）进行标化］。API 可能需要进一步纯化，才能作为对照品使用。化学对照品的纯度要求取决于其预期用途，像鉴别试验所需的对照品对纯度要求不高，因为少量杂质并不会对鉴别试验产生明显的影响。但与此相反，含量测定中使用的化学对照品则要求很高的纯度（以无水物或者干燥品计，纯度达到 99.5%）。一级对照品必须明确绝对含量，计算公式如下：100%，减去有机杂质（如使用 HPLC 或 DSC 等手段进行定量），减去无机杂质，减去干燥失重扣除挥发性杂质（或水分扣除残留溶剂）。

二级（或内控）对照品，可根据一级对照品标化后使用，比如通过对比红外图谱证明结构一致，利用一级对照品对二级对照品进行定量等。二级对照品通常是采用特殊手段分离纯化得到的，而非常规手段（如会使用不常用的溶剂进行提取纯化）。

对照品通常会建立相应的杂质谱。具体内容参见 3.2.S.4.2。

参考文献：ICH Q6A[13]，WHO 技术报告系列，943 号，附录 3，2007[23]。

3.2.S.6　包装材料（名称，生产商）

应提供包装材料的具体描述，其中包括每个初级包装所用到的材料的特性和质量标准。质量标准中应包括包材的具体描述和鉴定（需要时附关键部分的图）。使用非药典方法时，如需要应提供相应的验证资料。

对于非功能性二级包装组件（例如那些不提供额外的保护包装），只简要说明即可。但对于功能性二次包装组件，则要提供更为详尽的信息。

使用包装材料需要考虑到：包材种类的选择，包材防潮避光性，包材与 API 的相容性（包材对 API 的吸附性，包材的浸出，包材的自身安全性）等方面。

API 的包装过程应遵循 WHO 关于药品包装的指导原则[24]和药典上的规定。

与 API 或 FPP 直接接触的包装称之为初级包装材料。生产商应提供初级包材特性及相关的特定鉴别方法（如红外光谱法）。

应提供适用于 API 的二次包装上标签的副本，并包括储存条件。此外，不管 API 的分发过程是否重新标记过，该 API 生产商的厂名和厂址都应在外包装上注明。

3.2.S.7　稳定性试验（名称，生产商）

3.2.S.7.1　稳定性试验的概论和结论（名称，生产商）

稳定性试验所采用的研究类型，使用的操作规程，研究的结果均应进行概括总结。概论既要合理地记录像强制降解研究的试验结果及其条件，也要合理地记录储存条件、复验期、货架期的检验结论。

WHO 关于 API 及 FPP 稳定性试验指导原则[9]要求的内容，是 API 和 FPP 申报新药资格预审中要求报告的稳定性数据的核心内容。

如在 WHO 稳定性准则中所述，稳定性试验的目的是："说明 API 和 FPP 在温度、湿度、光照等不同环境条件影响下随时间不断变化的情况"。

稳定性研究的试验结果和相关信息（例如试验条件、试验参数、结论和承诺）应使用 QOS – PD 中的表格模板加以汇总。

强制降解试验

正如 ICH Q1A 指导文件所述，API 的强制降解试验可检定出可能存在的降解产物，从而推断可能的降解途径，进而分析 API 分子自身的稳定性，验证所用的稳定性试验分析程序的有效性。强制降解试验的性质取决于 API 自身和所涉及 FPP 的类别。

可只使用单批次的 API 进行强制降解试验。比如"典型的强制降解条件"，可参见 WHO 系列技术报告第 2.1.2 章，953 号，附录 2[9]，"典型的 API 降解途径的研究方法"，参见 WHO 技术报告系列，929 号，附录 5，2005，表 A.1[7]。

强制降解试验的目的是使 API 进行不完全降解，将降解控制在一个比较小的程度，通常将降解的 API 的量控制在 10 ~ 30%。这是为使得一级降解发生，还不产生二级降解产品。当 API 对某一降解因素较敏感时，需对降解条件和降解持续时间加以调节，以达到上述预期的降解效果。通常强制降解试验持续 10 天后，

API 仍未产生降解产物，则认为 API 在该条件下是稳定的。

可用 QOS－PD 的模板表格来总结强制降解试验的结果，要记录降解试验的具体条件（如温度、相对湿度、溶液浓度和持续时间），并同时记录各种试验数据（如含量、降解产物），并对结果进行分析，重点观察整个降解试验过程中 API 的质量平衡。

强光照射试验是强制降解试验重要的组成部分，ICH Q1B[25] 规定了相应的降解条件。如果药典表明某一 API 需要"避光"，那么该 API 的包装上必须注明"避光"，若证明该 API 所用包装材料可以避光，则该品种可以不进行强光照射试验。

相关科学文献的数据也可以被用来推导降解产物和降解途径，可来自于 WHO 公共评估报告（WHOPARs），欧洲公开评估报告（EPARs）。

加速试验和长期试验

应提供在加速试验和长期试验条件下 API 稳定性数据，这也包括流通领域收集到的信息及相关的科学文献，但需对这些信息来源的真实性进行考察。

储存时间和研究时间的长短的选择必须足够涵盖储存和运输的所有时间。参考 WHO 技术报告系列中 WHO 稳定性指导原则，NO. 953 号，附录 2[9]。

如要建立复验期，必须提供至少 3 批中试规模 API 的试验数据。进行试验的批次应与实际生产的批次采用相同的合成路线，生产过程和采用的包装也应与实际生产一致。稳定性试验结束，应对试验进行总结，并按照 QOS－PD 的文件和图表对试验结果进行记录。

稳定性研究报告应包含存储条件，批号，批次大小，包装容器和封装系统，已完成的（或将拟定的）试验间隔。报告中对于结果的讨论应着重于具体观察到的各项试验结果，而不是仅仅报告"各项检查均符合规定"。分析试验结果及变化趋势也需一一记录下来。对于定量检查（如有关物质项下的单杂和总杂的检查和含量测定），都应记录实际数值结果，而非笼统地说"未超过限度"或"符合规定"。如果稳定性研究中使用的检测方法与 S. 4. 2 项下规定的有所不同，应附相应的方法学验证资料。

请参考 WHO 技术报告系列，NO. 953 号，附录 2[9]，进一步了解有关贮存条件，包装容器和封装系统，测试项目和测试频率的具体要求。

拟定储存条件和复验期

基于对 API 的稳定性试验评价，拟定药品的存储条件，并在药品标签上注明。通过稳定性试验研究，将储存条件用 WHO 稳定性指导原则所推荐的术语准确描述出来。

复验期的拟定基于对 API 稳定性试验数据的考察，并在包装标签上标注出来。

超出复验期的 API，可再进行复验，若复验合格，可立即用于药品生产（例如在 30 天内）。如果复检时，发现部分 API 合格，部分 API 不合格，则该批次 API 不能在复验期之外使用。但是，一个批次 API 可复检多次，只要它仍符合规定，就可在每次复测后分次使用。对于已知的不稳定的 API（像某些抗生素）更适合建立货架期，而非复验期（ICH QIA[26]）。

在做 PD 评估时，在有合理的长期存储实验数据支持，表明 API 在超出拟定的复验期仍能符合规定，则可以申请适当延长复验期。申请人应参考 ICH 指导原则 Q1E[23] 中更详细的评估和稳定性数据结果进行合理推测（例如，如果在加速条件 6 个月内未观察到显著变化，试验数据显示很少或根本没有变化，重新拟定的复验期可在长期试验的范围内延长至之前复验期的两倍，但不应超出长期试验数据范围，即 12 个月）。

参考文献：ICH Q1A[26]，Q1B[25]，Q1D[27]，Q1E[28]，WHO 技术报告系列，NO. 953 号，2009，附录 2[9]。

3.2. S. 7. 2　批准后稳定性方案和稳定性承诺（名称，生产商）

应提供批准后稳定性方案和稳定性承诺。

初期稳定性研究的承诺

当 PD 的评估报告中初始批次提供的长期稳定性数据没有涵盖复验期时，应给予承诺继续进行稳定性研究，以确定复验期时间。在复验期内，对于继续长期稳定性试验必须做出书面承诺，签名、注明日期，并归档。

承诺的稳定性研究

承诺批次的长期稳定性研究必须通过监测复验期内至少 3 个生产批次样品来完成。凡没有提供 3 个生产批次的稳定性数据，必须做出书面承诺，并署名、注明日期、归档。承诺批次的稳定性试验方案必须包括如下试验数据，但不仅限于以下参数：

  ■ 如若可以，提供稳定性试验样品的批次数和批次大小；
  ■ 提供相关的物理、化学、微生物学和生物学检测方法；
  ■ 提供相关的结果判定标准；

- 提供可参考的检测方法；
- 描述所用的包装容器和封装系统；
- 测试频率；
- 描述储存条件（长期稳定性试验的储存条件必须与 API 标注的储存条件相同）；
- 其他适用于 API 的特定参数。

持续稳定性研究

API 的稳定性研究应选择合适的方法进行持续监测，包括稳定性试验的所有检测（如降解产物的变化）。进行持续稳定性试验的目的是监测 API，确保在未来生产的 API 在复验期中保持稳定。

除未生产的年份外，每年至少选择一批次药品进行稳定性监测，而进行稳定性监测的药品至少每年监测一次，来确定 API 的稳定性。在某些特殊情况下，应适当增加稳定性考察的药品批次。持续稳定性研究的书面承诺，应署名、注明时间，并归档。

对持续稳定性研究更详尽的内容请参见 WHO 技术报告系列，NO. 953 号，2009，附录 2[9]第 2.1.11。

无论对于初始批次还是后续规定批次药品，稳定性试验计划的任何改动都需要进行科学合理的解释。

参考文献：ICH Q1A[26]，Q1B[25]，Q1D[27]，Q1E[28]，WHO 技术报告系列，NO. 953 号，2009，附录 2[9]。

3. 2. S. 7. 3　稳定性数据（名称，生产商）

稳定性研究的结果（如强制降解研究及条件）应以适当的格式，如表格、图形或文字陈述等形式被记录下来。用于产生数据的分析方法的信息以及这些方法的验证均应包含在内。

规定复验期内的稳定性试验数据也应记录在案，以作为设定有复验期的依据。对于定量检查项，如有关物质单一杂质和总杂质的检查和含量测定，应当提供具体试验数据，而不是笼统地说"未超限或者符合规定"。

参考文献：ICH Q1A[26]，Q1B[25]，Q1D[27]，Q1E[28]，WHO 技术报告系列，NO. 953 号，2009，附录 2[9]。

3. 2. P　药品［制剂成品（FPP)］

3. 2. P. 1　FPP 的概述和处方（名称，剂型）

需要提供所申报 FPP 的概述和处方。包括的内容如下：
- 制剂的概述

内容包括 FPP 的物理性状，规格，释放机制［比如：普通或缓释释放（肠溶或迟释）］和其他可供区分的特征。例如：

所申报的规格为 50mg 的 XYZ 片剂应为白色椭圆薄膜衣片，药片的一面刻有"50"字样，另一面为刻痕线。

所申报的规格为 100mg 的 XYZ 片剂应为黄色圆形薄膜衣片，药片的一面刻有"100"字样，另一面为素面。

■ 组成：比如，列出制剂的所有组分以及各组分的单位制剂的用量（包括可能存在的过量投料情况）、各组分的功能和参考的质量标准（包括药典标准或企业标准）。

药品的处方组成、单位剂量中每一组分用量（比如：mg/片，mg/mL，mg/瓶）、各组分所占的百分比，应使用 QOS - PD 模板中的表格进行概述。若为包衣片，则包衣的每种成分也应包括在表格内。同时附一份总重量或单位制剂的数量说明。

还应列出生产过程中所用到的所有成分，包括并非生产中每批都要添加的（如酸和碱）、在生产过程中已经去除的（如溶剂）和其他任何可能要用到的成分（如氮气或硅胶塞）。如果成品是以活性成分标示，那么活性基团的当量应明确标明（如 1mg 的活性成分 = 1.075mg 的活性成分盐酸盐）。也应明确标明所有的过量投料情况（如："2% 的药物活性成分的过量投料用以补偿生产过程中的损失"）。

申报时，所有组分的名称应使用正确的名称或通用名，并提供它们的质量标准（如 BP、JP、Ph. Eur.、Ph. Int.、USP 和内控标准），如可能，标明它们的级别［如微晶纤维素 NF（PH 102）］和工艺（如冻干、微粉化、增溶或乳化）。

应列出所有组分的功能［如稀释剂（填充剂）、黏合剂、崩解剂、润滑剂、助流剂、制粒溶媒、包衣剂或防腐剂］。如果某一成分有多种功能则应标明其主要功能。还应提供一些专用成分和混合物（比如胶囊壳，着色剂或药用印染墨）以及溶剂的质量概述。以上内容（包括溶剂）要在产品信息（如产品的特征摘要、标签和包装说明书）中列出。

■ 关于附带复溶溶剂的概述

所申请的 FPP 提供的复溶溶剂如果已经上市或者已经在另一个 WHO 资格认证药物提交的申报档案中涉及并已经评估且得到认可的，则可只提供该复溶溶剂的简要概述。否则，则需要在 FPP 部分中对该部分内容单独阐述（"3.2. P"）。

■ 制剂和复溶溶剂（如附有）的包装类型

需要提供 FPP 和复溶溶剂包装材料信息（如附有）的简要描述，详细内容见 3.2.P.7 包装材料。比如："产品的包装为 HDPE 瓶与聚丙烯盖（规格为 100s，500s 和 1000s）和聚氯乙烯/铝箔单剂量包装（规格为 100 包）（一板为 5 * 2，10 板为一包）"。

参考文献：ICH Q6A[13]

3.2.P.2 药物研发（名称，剂型）

产品档案的药物研发部分必须包括剂型、处方、生产工艺、包装材料、微生物检测和使用说明书等资料。这部分的研究应与根据标准进行的日常检验有所区别。另外，这一部分的资料必须描述和指明会影响批次重现性、产品性能及药物成品质量的处方和关键生产工艺（关键参数）。来源于具体研究或发表的文章的支持性数据可以放在药物研发部分或附在后面。其他支持性数据可以参考相关非临床或临床部分研究内容。

药物研究内容应至少包括：

■ 质量、安全性和有效性相关的药品目标质量特性（QTPP）研究。比如，给药途径，剂型，生物利用度，规格和稳定性。

■ 控制影响产品质量的产品特性的相关关键质量属性（CQAs）研究。

■ API（s），辅料和包装材料的类别、级别的选择和给药装置的潜在 CQAs 的相关研究。

■ 大批量生产达到 QTPP 一致性的生产工艺和控制方案的选择研究。

根据产品货架期风险管理原则对以上这些内容进行讨论（ICH Q8）[29]。

其他药物的研发，特别是固定剂量复方制剂的研究应参考 WHO 技术报告系列，NO.929，2005，附录 5[7] 的 6.3.2 部分。

参考文献：ICH Q6A[13]，Q8[29]，Q9[30]，Q10[31]。

3.2.P.2.1　FPP 的组分（名称，剂型）

3.2.P.2.1.1　药物活性成分（名称，剂型）

对在 3.2.P.1 上列出的原辅料相容性信息进行讨论。此外，也应对可以影响 FPP 性能的 API 的关键理化特征（如水分、溶解性、粒度分布、多态或固态形式）进行讨论。对于固定剂量复方制剂（FDCs），应提供各药物活性成分之间的相容性资料。

API 的理化特征可能会影响 FPP 产量和功效。

WHO 固定剂量组合药物注册指南的附件 3 提供了相容性指导原则（WHO 技术报告系列，NO.929，附录 5，2005）[7]。除了外观检查，还需要附上色谱检测结果（含量、纯度）来说明主成分之间以及主成分与辅料之间的相容性。一般来说，如果能提供（如在 SmPC 或产品黄页能提供信息）所用辅料在参比制剂中存在的相关证明，则不需要再提供该辅料与 API 的相容性资料。

3.2. P. 2. 1. 2　辅料（名称、剂型）

根据辅料各自的功能，对可以影响到药物成品性能的辅料的选择（在 3.2. P. 1 上列出）和百分比和特性进行讨论。

在有些地区，辅料需首选药典已收载的品种，有的地区也可选择如 US – FDAIIG 目录和《药用辅料手册》[32] 中收载的其他的辅料及浓度，但是用的辅料浓度超出规定范围时则通常需要充分论证。此外，若使用指南里注明尽量避免使用的辅料时，应事先咨询，例如：EMA 指南 CPMP/463/00[33] 中列出的偶氮着色剂。其他指导原则，比如 WHO 儿科药品发展指导原则（WHO 技术报告系列，NO. 970，2012，附录 5）[34] 也可以提供一些有用信息。

辅料的用法和用量一般禁止改变，除非提供相应的验证资料。对辅料选择的验证内容应包括相关的相容性研究的结果（比如：含伯胺或仲胺活性药物与乳糖的相容性）。必要时，应提供其他相关信息（如土豆或玉米淀粉的使用）。

如果处方中含有抗氧剂，对处方浓度抗氧剂的有效性应进行验证和确证研究。

防腐剂有关内容见 3.2. P. 2. 5。

3.2. P. 2. 2　制剂成品（名称、剂型）

3.2. P. 2. 2. 1　处方研发（名称、剂型）

应提供 FPP 研发简述，应关注 FPP 的给药途径和用法。讨论 3.2. P. 1 中给出的处方（组成成分）和相对生物利用度或体内生物测试与豁免处方之间的差异。还要讨论体外的比较研究结果（如：溶出）或相对体内的比较研究结果（如生物等效性）。

当研发多规格处方，或可作为生物测试豁免制剂处方时，应考虑生物等效性研究的要求，这部分内容可以参考文献（如 WTO 技术报告系列，NO. 937，附录 7）[8]。

需要提供产品的评估得分，比如产品的用药剂量根据需要被分成更小的剂量等这些情况时，应提供产品评估得分。

如果申报的 FPP 为功能性掰分片或刻痕片，那么需要进行药片掰分后的均匀度试验，以确保掰分片的均一性。产品档案中的这部分数据中应包括测试的方法、单个测定值、平均值、相对标准偏差（RSD）的结果。随机选择至少 10 片的一个分裂部分进行均匀度测定（即掰分部分的含量均匀度包括掰分部分的规格小于 5mg 或小于 5% 的单位制剂重量，或其他情况下的质量均匀度）。举一个代表性的例子，如果是半分片，那么测定的数量为 10 个半片（每片的一个半片作为测定部分），或者 4 分片的 10 个 1/4 片（每片的 1/4 片为测定部分）。产品的每个规格至少测定一个批次。理论上，该研究应涵盖硬度值的所有范围。掰分药片的方式应该是消费者通常使用的方式（例如：用手掰的方式）。应该提供数据证明半片制剂的均匀度，但是这个项目不需要添加到 FPP（s）标准中。在 FPP 标准和产品信息的性状描述中（比如 SmPC、标签和包装说明书）应该能反映产品的评估得分。

如果掰分片是为儿科用药，那么需要证明药片的掰分部分的含量均匀性。

如果刻痕线只是为了方便吞咽，而不是为了能把药片分成相等的剂量，要在说明书中标明。

体外溶出或药物释放

应对处方研发过程中的溶出方法和溶出特性的研究进行讨论。

应提供体外溶出或药物释放条件选择的研究验证结果（如装置、转速和溶出介质）。相关数据应能证明出所选的方法能有效地体现出片剂的工艺，或（和）关键辅料用量，或（和）级别以及粒径的变化。溶出方法的选择应该能有效地体现出产品伴随一个或几个药代动力学参数的变化而发生的改变。单点测试时应依据 API 溶解性和（或）生物药学分类确定溶出范围。

对缓慢释放的普通制剂（例如：Q = 80%，在 90 分钟），需要有第二个时间点对其进行控制（例如 Q = 60%，在 45 分钟）。

对于迟释制剂（肠溶制剂），在胃液中不崩解溶出，而在肠液中崩解，因此需要在酸性和碱性缓冲液中进行溶出试验并制定相应的限度。可参考药典标准项下的检查法。

缓释 FPPs 的常规质量控制应该包括有效的体外释放（溶出）速率测试。该测试要能体现体内 – 体外的相关性。为了确认该 pH 值是否适合该剂型，应该提交 pH 值对溶出行为影响的相关证明材料。

对于缓释 FPPs，测试条件的设置应涵盖预期释放的整个时间（如 12 小时的释放度测定，至少设置 3 个测试时间间隔，更长时间的释放度测定需要设置更多的时间间隔）。应在药物释放的早期阶段设定测试点（如在第一小时内）来说明没有突释现象的发生。每个测试点都应设定上限和下限。一般每个中间测试点限度的可接受范围不应该超过目标值的25%或±12.5%。应提交多批次的溶出数据，这些批次应包括进行药代动力学和生物利用度或生物豁免研究中所适用的批次。

比较溶出曲线和评估内容见附件1。

3.2.P.2.2.2 过量投料（名称，剂型）

在3.2.P.1应对处方中的过量投料情况进行验证。

应对在生产过程中用于补偿损失的过量投料情况进行验证，包括损失发生的环节、原因和相关批次的分析数据（含量测定结果）。

禁止仅仅为了延长FPPs的有效期进行的过量投料。

3.2.P.2.2.3 理化和生物特性（名称，剂型）

应提供与FPP性能相关的参数，如pH值、离子强度、溶出度、再分散性、复溶、粒径分布、聚集性、晶型、流变学特性、生物学活性或效价或（和）免疫活性。

如果如3.2.S.3.1中提到的API存在多晶型的情况时，可能需要提供其在FPP中存在的晶形情况的相关信息。如果在API稳定性的研究中有足够的信息时，也可以不用提供。

3.2.P.2.3 生产工艺研发（名称，剂型）

对在3.2.P.3.3提出生产工艺的选择和优化进行解释，尤其是其中的关键环节。如有必要，需对灭菌方法的选择进行验证。

如有必要，应提供无菌操作部分或其他的灭菌方式和终端灭菌的选择验证资料。

应讨论相对生物利用度或生物豁免批次与3.2.P.3.3描述的会对产品有影响的生产工艺的差异。

应提供特殊药物选择（如剂型、给药系统）的相关原理。对影响产品质量和性能的生产、填充和包装工艺选择的基本原理也应该进行解释（如湿法制粒选择使用高剪切制粒机）。该部分内容还应包括对原料药压力实验内容的解释和避免FPP变质的相关研究内容（如避光或防潮保存）。

应对3.2.P.3.3描述的生产工艺的选择、优化或规模扩大的原理给予解释，特别要针对其中的关键环节（如制粒液添加的速率，制粒时间和制粒终点的选择），同时，应对关键工艺参数（CPP）、QTPP和CQA中的对产品的控制和质量一致性进行讨论（ICH Q8[29]）。

3.2.P.2.4 包装材料（名称，剂型）

需要讨论制剂在储存、运输和使用过程中的包材适用性。包括材料选择、湿度控制和避光性、包材安全性、包材与制剂材料的兼容性（包括容器的吸附和滤过作用）及其性能（比如制剂从容器中多次转移的重现性）的内容。

实验要求根据不同剂型不同给药途径对包材中接触材料的适用性进行确证实验。药典包括包材标准，如：

玻璃容器：《美国药典》通则660；《欧洲药典》附录3.2.1

塑料容器：《欧洲药典》附录3.2.2、3.2.2.1；《美国药典》通则661、671；

胶塞：《美国药典》通则381；《欧洲药典》附录3.2.9。

表A6.1概括了不同剂型包材接触材料适用性实验的基本要求。

表 A6.1 包材接触材料适用性一次性实验研究

	口服固体制剂	口服液体和局部作用制剂	无菌制剂（包括眼用制剂）
其他处理的描述[a]	X	X	X（灭菌和去热原）
提取研究	–	X	X
相互作用研究（转移和吸附）	–	X	X
透湿性	X（吸水）	X（通常为失水）	X（通常为失水）
透光性	X[b]	X	X

X 需要提供的信息；

– 为不需要提供的信息；

a 如管路的包衣、胶塞的硅化、安瓿和小瓶的硫化处理；

b 如果产品对光稳定则不需要提供。

在替代研究中，口服固体制剂和固体原料可以遵从食品塑料包装材料的相关规定［如（EU）NO.10/2011[35]］。

中间体和生产过程的中间产品（如预混物料）的储存、运输和使用的包装材料适用性需要进行讨论。

对口服液体和固体制剂，给药装置也必须考虑在包材系统中（如溶液、乳液、混悬液、粉末或颗粒），任何多剂量药物都必须提供这个装置。

根据《国际药典》的通则中口服液体制剂的内容：

"从多剂量容器中量取每个单剂量需要使用可以量取处方体积的装置。这个装置一般是5mL或者多剂量的勺子或者杯子，或者其他体积的口腔注射器，或者用于口服滴剂的滴管。"

对于多剂量容器配套的装置，必须对其最低剂量的重现性进行验证（比如，指定体积重现性的测定）。

在模块 1 中必须提供该装置的样品。

3.2. P. 2. 5　微生物特性（名称，剂型）

一般情况，需要对剂型的微生物测定实验进行讨论，例如对于非无菌产品不需要做微生物限度检查的原因的阐述，对有防腐剂样品的防腐剂的选择和防腐效力的测定，防止微生物进入的包装材料的完整性试验等。

在制剂中如果需要添加防腐剂则需对防腐剂的量进行验证，需要提供通过不同浓度实验证明的防腐剂最小有效剂量的相关资料。必须通过相应的实验（例如，《美国药典》或者《欧洲药典》附录中防腐剂的章节）用一批样品对防腐效力进行验证和确证。如果防腐剂含量标准的低限低于 90.0%，则需要根据标准中防腐剂含量的低限用一批样品建立防腐剂效力试验。

为了对货架期进行验证，根据 WHO 稳定性指导原则［WHO技术报告系列，NO. 953，附录 2，2009[19]］，不管货架期和出厂的防腐剂含量标准是否一致，都应运用一个独立的初始稳定性批次测定防腐剂的效力（包括防腐剂的含量）。

3.2. P. 2. 6　相容性（名称，剂型）

在标签中应明确指出制剂的复溶溶剂或者给药装置与制剂的相容性（比如 API 在溶液中产生沉淀，注射装置的吸附作用，稳定性）的有关信息。

口服液体或者固体制剂需要用给药装置（如乳剂、混悬剂和需要复溶的粉剂或颗粒剂），但要求倒入后马上服用时，则不需要进行下面提到的相容性实验。

对于需要复溶的无菌药品，要对超过标签中规定范围的所有复溶溶剂的相容性进行研究。建议该研究使用放置较久的样品来进行。当标签中没有规定具体容器，则必须对玻璃、PVC 和聚烯烃材料的容器的相容性实验（相关检验项目，包括外观、pH 值、含量、单一杂质和总降解杂质的量、粒度、包材中提取物的量）进行研究。如果标签中规定了一种或多种容器，则只需要对指定的容器类别的相容性进行研究。

该研究必须涵盖标签中提到的整个储存周期（比如室温保存 24 小时，低温保存 72 小时）。如果标签中提到需要和其他制剂联合使用，则必须同时分别对主要制剂和联合使用的制剂进行相容性研究（比如，除了上面提到的检验项目，还应该研究每种联合使用的制剂的含量和降解程度）。

3.2.P.3 生产（名称，剂型）

3.2.P.3.1 生产企业（名称，剂型）

必须提供每个生产企业的名称、地址以及职责，包括法人和每个生产和检验的场所和设施。

生产、包装、标签和检验过程中的设施都必须列出。如果特定的公司只负责一个特定的部分（比如仅生产中间体），应明确指出［WHO 药品分销规范[36]］。

生产企业和公司的列表都必须明确提供实际的生产地址或生产区域（包括街区和单元），而不是管理办公地址。

当将 API 和辅料的混合作为终产品生产的第一步时，则超出了 API 的定义范围，只有当 API 不能独立存在时才允许。同样，当将多种 API 互相混合作为终产品生产的第一步时，这些步骤的生产场所都应该在此部分列表中明确指出。

必须提供药品生产许可和销售许可的有效证件，确认所生产的产品符合国家法律规定（模块 1，1.2.2）。

尽可能提供药品主要生产步骤中的每个场所依据 WHO 认证计划中的国际贸易药品质量部分有关内容而发布的 WHO GMP 证书（模块 1，1.2.2）。

当生产国产品与获得 WHO 认证国家的产品存在任何差异时，应该进行验证。

提交申请的地区和销售国家与提供 WHO 认证的国家之间的产品有差异时，需提供相应的数据以支持该证明的适用性。这种情况下要对不同的生产场所，不同的规格和处方提供验证数据。值得注意的是只能允许存在非常小的差异。产品容器和标签的差异不需要进行验证。

在其他国家的管理情况

需要提供产品在其他国家有关情况列表，包括该产品的销售许可证信息，该药品退市信息和（或）者销售申请驳回信息、延期或者撤销信息等。

参考资料：WHO 技术报告系列，NO.961，附录 3[10] 以及 NO.957，附录 5[36]。

3.2.P.3.2 批处方（名称，剂型）

应提供包含生产工艺中该剂型的所有成分、每批次用量（包括过量投料）以及参考的质量标准的列表。

应使用 QOS – PD 模板中的表格对商业生产批量的批处方进行总结，包括对每批次中每种成分的含量、该批样品的总重和总批量。

应列出生产过程中用到的所有成分，包括非生产中每批均要添加的（如酸和碱）、在生产过程中已经去除的（如溶剂）以及其他任何用到的成分（如氮气或硅胶塞）。如果成品是以活性基团标示，则应明确标明活性基团的当量（如 1kg 的活性成分 = 1.075kg 的活性成分盐酸盐）。还应明确标明过量投料状况（如"2% 的药物活性成分的过量投料用以补偿生产过程中的损失"）。

申报时，所有组分的名称应使用正确的名称或通用名，提供它们的质量标准（如 BP、JP、Ph. Eur.、Ph. Int.、USP 和内控标准），有些情况下还应标明它们的级别（如"微晶纤维素 NF（PH 102）"）和工艺（如冻干、微粉化、增溶或乳化）。

3.2. P.3.3　生产工艺和过程控制的描述（名称，剂型）

需要提供一份能够涵盖所有工艺环节的流程图，并在流程图中指出投料的环节。所有过程控制，中间体检测或终产品控制有关的关键步骤和关键点都应在图中明确指出。

需要提供一份有关生产流程和生产规模的生产工艺（包括包装工艺）的描述性文件。对会直接影响产品质量的新工艺技术和包装操作都应详细说明。应根据设备类型（如滚筒搅拌机、在线匀制器）和工作能力对仪器检定。

工艺中的每个环节都应设置适当的工艺参数，比如，时间、温度或 pH 值。相关的数值也可以使用特定范围来表示。关键步骤的数值范围应在 3.2. P. 3. 4 中进行验证。在某些特殊情况下，应标明环境条件（比如，泡腾制剂的低湿度条件）。

应标明 FPP 在最终包装前所能放置的最长时间。放置时间如果超过 30 天，则应该通过提交稳定性实验结果作为支持数据。对于无菌生产的 FPP，大量样品的无菌过滤和灌装应尽量使用持续性工艺，任何放置时间都需验证。

对物料再加工的相关提议应进行验证。该验证内容的所有支持性数据都应在本节（3. 2. P. 3. 3）列出，也可用参考文献。

上述信息都应使用 QOS – PD 模板中的表格总结，要能够反映出商业批次的生产情况。中试规模和大生产的定义见术语（章节 2）。

应明确指出无菌产品每个生产环节（如混合、灌装和密封）的环境级别（如 A、B 或者 C）、灭菌参数、灭菌设备、包装材料和终端灭菌等内容。

参考文献：ICH Q8[29]，Q9[30]，Q10[31]。

3.2.P.3.4 关键步骤和中间体的控制（名称，剂型）

关键步骤：为了确保生产过程得到有效的控制，应提供在 3.2.P.3.3 认定的生产过程中的关键步骤的检验内容和标准（包括验证内容及其实验数据）。

中间体：应提供过程中相关中间体的质量控制信息。

生产过程中的控制实例：

- 制粒：水分（限度用范围表示）、混合均匀度（例如：低剂量片剂）、体积、堆密度和粒度；
- 口服固体制剂：平均重量、重量差异、硬度、厚度、脆性、压片过程中崩解时限的定期检查，以及包衣过程中片重的增加；
- 半固体制剂：黏度、均匀性、pH 值；
- 透皮剂型：API – 黏合剂混合物、涂层块的单位面积重量；
- 定量吸入剂：装量或体积、检漏实验、阀门喷出量；
- 粉雾剂：API 混合物的含量测定、水分、单剂型包装的装量差异（胶囊型或泡囊型粉雾剂）；
- 液体制剂：pH 值、比重、溶液的澄清度；
- 注射剂：性状、澄清度、装（重）量差异、pH 值、过滤器完整性测试、不溶性微粒、安瓿瓶的检漏、预过滤和（或）预灭菌后的生物负载试验。

参考文献：ICH Q2[22]，Q6A[13]，Q8[29]，Q9[30]，Q10[31]，WHO 技术报告系列，NO.970 号，2012，附录 5[34]。

3.2.P.3.5 工艺验证和（或）评估（名称，剂型）

应提供生产过程的关键环节（如灭菌过程、无菌处理或无菌灌装）和关键测定信息的说明、文件和验证/评估结果。如有必要，还应在 3.2A.2 中提供病毒的安全性评价。

除符合已有标准的多源性产品以外的其他产品均应提供下列信息：

1. 一份工艺验证方案的副本，具体到本 FPP，描述如下。

2. 一份承诺书，即三个连续批量生产的制剂将按照上述方案接受预期验证。申请人应提交该承诺书，这些研究信息可用在 NMRA 检查组的验证工作。

3. 如果已经进行了工艺验证研究（如无菌产品），应在 PD 里提供工艺验证报告，代替上述的 1 和 2。

针对非无菌类产品，最终产品检测是工艺验证的最实际的形式之一，其程度大于常规质量控制的要求。其抽样更加广泛，远远超出了日常质量控制和普通样品检测，通常后者只进行一些特定的参数分析。例如，可以称重每批次的数百片片剂，以检测其单位剂量的均匀性。然后将结果进行统计分析，以验证是否呈正态分布，并确定平均片重的标准方差。同时，也应对独立结果的可信限和批次间的均匀性进行评估。如果置信区间很好地符合药典规定，那么可以保证这些随机抽取的样本满足监管的要求。

通常，大量的取样和检测可以满足任何质量要求。另外，中间阶段可以以相同的方式进行验证，例如可以分别检测大量样品的含量，采用含量均匀度的方法对低剂量片剂生产中混合或制粒阶段的均一性进行考察和验证。在一些情况下，某些的产品特性可能不需要检测。如果没有对每批次进行这样的检测，那么，可通过电子仪器检测注射剂的可见异物，或者测定片剂或胶囊的溶出曲线。

当批量大小的范围已设立，那么在该范围内的批量变化不能改变最终产品的特性。一旦在认证后提出进一步扩大规模，那么在下面验证方案中所列的参数将需要重新验证。

该工艺验证方案应至少包括以下内容：

- 现行主要生产管理文件的参考文件；
- 对关键设备的讨论；
- 影响 FPP 质量的工艺参数［关键工艺参数（CPPs）］，包括挑战实验和故障模式操作；
- 取样的细节：取样点，取样阶段，取样方法和取样计划（包括搅拌器的原理示意图或用来进行终混合均匀度检测的储物罐）；
- 试验参数，生产和放行的验收标准，生物等效性研究和生物豁免研究中的批次与验证批次的溶出曲线比较研究；
- 分析方法或参考文献；
- 记录和评价结果的方法；
- 完成方案的时间表。

无菌 FPPs 的生产需要对生产区域进行严格控制（例如，使用高度可靠的程序严格控制下的生产环境和适当的生产控制）。应详细描述环境的条件、相关步骤和控制的方法，同时，还应提供下列标准操作步骤：

- 容器、盖子和设备的清洗、处理、灭菌以及去除热原；
- 过滤；
- 冻干；
- 填充和密封安瓿的检漏试验；
- 产品的最终检验；

■ 灭菌周期。

灭菌过程是注射剂生产的一个最重要的过程。可以使用湿热（如蒸汽）、干热、过滤、气态灭菌（例如环氧乙烷）或辐射等方法进行灭菌操作。应当指出的是，在实际操作中，终端蒸汽灭菌被认为是确保最终的 FPP 无菌的最佳方法选择。因此，选择其他任何灭菌方法都应提供科学验证。

为了保障生产出的无菌产品的可靠性，同时，也为了确保其理化性质和安全性不会受到影响，应提供灭菌过程的详细细节描述及依据。如，应提供 F_0 值的范围、温度范围、FPP 的峰值、停留时间和包装材料的等详细信息。虽然不需要对标准的高压灭菌周期为 121℃、15 分钟或其他的方法进行详细阐述，但是如果通过降低循环温度或提高循环温度以缩短暴露时间则必须提供正当理由。如果使用环氧乙烷，则需要通过研究和标准的控制来考察残留的环氧乙烷和相关化合物的水平。

所使用的任何过滤器应当对孔径、与产品的相容性、不存在残留物和对 API 或任何成分有无吸附作用进行验证。

对不能被最终灭菌的注射产品的无菌验证，应进行模拟过程试验。该模拟试验涉及在常规条件下向容器内灌装培养基并进行培养。具体细节请参考 WHO 的 GMP 指南。

参考文献：ICH Q8[29]，Q9[30]，Q10[31]，WHO 技术报告系列，NO. 961 号，2011，附录 3[10]。

3.2. P. 4　辅料的控制（名称，剂型）

3.2. P. 4.1　标准（名称，剂型）

应提供辅料的标准。

申请人或 FPP 制造商应提供所有使用辅料的标准，包括那些不是每批次都添加的成分（如酸和碱），可能已经去除的成分（如溶剂）以及制造过程中可能使用的成分（如氮气或硅胶塞）。

如果某种辅料的检测标准是官方药典标准，依据这一标准对该辅料进行检测就足够了，无须重新制定标准。

如果辅料的检测标准是非药典标准（如内控标准），或者其收录在官方药典补充说明中，那么应提供该辅料标准的副本。

总的来说，只能使用官方药典收载的辅料，其他的则需要进行验证。

天然来源辅料的标准中应包含微生物限度检查。如果提交的 5 个生产批次的结果是合格的，可以不用再测试。

植物油（如大豆油或花生油），需要证明其不含黄曲霉素或杀虫剂。

只允许使用收载在"日本药用辅料"[37]、欧盟"允许的食品色素目录"以及 FDA"非活性成分指南"中的着色剂。对于有专利的混合着色剂，需要提供质量配方，FPP 制造商的产品标准，以及鉴别测定方法。

应提供矫味剂的主要成分，和符合食品法规（如美国或欧盟的规定）的声明。

如果该信息需要保密，由供应商应直接提交到 WHO 药品项目认证管理部门，并在封面上做好保密标示。

每一种风险成分都要提交相关认证。

如果供应商对市售的辅料进行了纯化，则应说明纯化和修饰的过程。

参考文献：ICH Q6A[13]。

3.2.P.4.2　分析方法（名称，剂型）

必要时应提供辅料的分析方法。

如果分析方法来源于官方药典则不需要提交。

参考文献：ICH Q2[22]。

3.2.P.4.3　分析方法的验证（名称，剂型）

必要时应提供用于辅料检测的分析方法的验证信息，包括实验数据。

辅料检测的验证信息一般不用提交，除非使用的是内控方法进行的验证。

参考文献：ICH Q2[22]。

3.2.P.4.4　标准的合理性（名称，剂型）

必要时应提供所推荐的辅料标准的起草说明或依据。

应提供对官方药典方法的补充检测的讨论。

3.2.P.4.5　来源于人或动物的辅料（名称，剂型）

来源于人或动物的辅料，应提供相关信息（如来源、标准、检测方法的描述、病毒安全性数据）（详情见 3.2.A.2）。

以下辅料应在本节标出：如明胶、磷酸盐、硬脂酸、硬脂酸镁和其他硬脂酸盐。植物来源的辅料，仅需说明来源。

对于动物来源的辅料，则需要提供无传播动物海绵状脑病风险的证明。

尽可能避免使用动物来源的辅料。

应提供能展示遵守 TSE 的 CEP，并在模块 1 中提供一份完整的 CEP 副本（包含附件）。

参考文献：ICH Q5A[38]，Q5D[39]，Q6B[40]，WHO 技术报告系列，NO. 908 号，附录 1[41]。

3. 2. P. 4. 6　新型辅料（名称，剂型）

对于 FPP 中首次使用的或改变了给药途径的辅料，应根据 API 和（或）FPP 格式（详情见 3. 2. A. 3）提供关于其生产过程、产品特性和质量控制的全部细节，以及支持安全性的数据（临床或非临床）。

NMRA 可以根据自己的权利选择不接受任何提交 PD 中的新型辅料。新型辅料被定义为没有被 SRA 或 WHO 批准用于产品中（在同一水平和相同的管理程序下）的辅料。如果接受了新型辅料，所有详细的相关信息将在 3. 2. A. 3 中提供。

3. 2. P. 5　FPP 的控制（名称，剂型）

3. 2. P. 5. 1　标准（名称，剂型）

应提供 FPP 的相关标准。

正如 ICH 的 Q6A 准则所定义的，标准是由一系列项目、分析方法和认可指标组成，其认可指标用限度值、范围或其他描述来表述。是一套 API 或 FPP 都必须遵循的、与其用途相适用的认可标准。"符合标准"是指 API 或 FPP 按照给定的方法试验，结果满足所建立的认可标准。标准是重要的质量控制依据，它由生产商提出和验证，由管理机构批准，并作为批准产品的条件。

申请者应在 PD 提供 FPP 的标准（如果负责 FPP 放行的公司与申请人不同，也需要被提供）。标准应有授权人签字（如质量控制或质量保证部门的负责人），并注明日期。可能会产生两套单独的标准：在 FPP（上市）包装后的标准，和在货架期结束前的标准。

标准应按照 QOS – PD 模板中的表格书写，内容包括检测方法、检验标准和分析步骤（列出方法的类型、来源和版本）。

■ 申请人申报的标准可以是官方药典标准（如《英国药典》《日本药典》《欧洲药典》《国际药典》《美国药典》）或内控标准（生产商）。

■ 应提供该标准的参考文献和版本信息（如修订号或日期）。

■ 应提交分析方法的类型（如可见光、红外、紫外或高效液相色谱法）；分析步骤的来源（如《英国药典》《日本药典》《欧洲药典》《国际药典》《美国药典》以及内控标准）和版本（如代码编号/版本/日期）。

ICH 的 Q6A 指南推荐了许多关于 FPPs 通用的和专用的方法

和标准。标准中应包括最低限度、性状、鉴别、含量测定、纯度、性能试验（如溶解度），物理检测（如干燥失重、硬度、脆性和粒径）、含量均匀度，同时还包括抑菌剂或化学防腐剂（如抗氧化剂）的鉴别、含量测定以及微生物限度检查。

ICH 的 Q6A[13] 中未涉及的特殊测定项目的指导原则主要包括以下内容：

■ 固定剂量复方 FPPs（FDC – 的 FPPs）：

— 应研发和验证能在其他 API（多个）存在下区分每个 API 的分析方法。

— 应当根据 API 建立其相应降解产物的可接受的标准。如果杂质是两个或多 API 之间化学反应的产物，它的可接受限度一般以最坏的情况进行计算（图谱中面积较小的 API）。任意杂质的含量，可以根据标准计算得出。

— 当 FPP 中每个 API 的规格小于 5mg 或小于 5% 的单位制剂重量时，应进行含量均匀度检测。

— 当 API（多个）不小于 5mg 或不小于 5% 的单位制剂重量时，可以用重量差异来替代含量均匀度测试。

■ 缓释制剂：能有效控制 API 释放的方法。

■ 吸入及鼻用制剂：每喷喷量（包含产品的整个使用过程），雾滴（粒）分布（与体内研究中使用的产品相比），如果剂型需要，还需检测水分、泄漏率、微生物限度、防腐剂含量、无菌和干燥失重。

■ 栓剂：单位剂量的含量均匀性，熔点。

■ 透皮剂型：剥离或剪切力，单位面积的平均重量和溶解性。

除另有规定外，一般现行标准中，FPP 中 API 含量的限度是标示量的 ±5%，即 95% ~ 105%。

对于片剂、胶囊和栓剂等产品，通常在单剂量时需要测试其均匀度。在 FPP 中当 API 的规格小于 5mg 或小于 5% 的单位制剂重量时，要求测定其含量均匀度。否则，应检查重（装）量差异。

若提交的 5 个批次的产品通过了验证，那么某些参数如着色剂的鉴别和微生物限度，可以免于检测。当免于检测时，标准里应在脚标中进行注释说明，要求至少每十批和每年至少一个批次进行测试。此外，有关稳定性相关参数，如微生物限度，应在放行时和货架期结束时的稳定性研究中进行检测。

在放行和货架期结束时的检测方法和标准之间有任何差异，

都应明确指出并验证。值得注意的是，有一些相关参数不能改变，比如溶解性。

参考文件：ICH Q3B[17]，Q3C[18]，Q6A[13]。

3.2.P.5.2　分析步骤（名称，剂型）

应提供检测 FPP 的分析步骤。

应提供药物研发和日常检验所使用的内控分析步骤的副本（如用于常规检测，在 PD 中提供测试结果）。当没有对分析步骤进行改变时，一般无须提供官方药典中收载的分析步骤副本。

在 QOS – PD 的 2.3.R 部分（即 2.3.R.2）可以找到总结了许多不同的分析方法和验证信息的表格（如 HPLC 法含量测定和有关物质）。运用这些表格对各种分析方法，包括测定 FPP 的含量、有关物质和溶出度进行总结。

分析方法的其他指导原则参见 3.2.S.4.2。

参考文献：ICII Q2[22]。

3.2.P.5.3　分析步骤的验证（名称，剂型）

应提供检测 FPP 分析验证的步骤信息，包括实验数据。

需要提供在药物研发和日常检验中的内控检验步骤的验证报告的副本。

在 QOS – PD 的 2.3.R 部分（即 2.3.R.2）可以找到总结了许多不同的分析方法和验证信息（如 HPLC 法含量测定和有关物质，以及 GC 法）的表格。运用这些表格对各种分析方法，包括测定 FPP 的含量、有关物质和溶出度进行总结。

像监管部门和官方药典所认可的那样，需要对药典方法进行确证实验。已出版的法定方法通常由源自特定生产商的 API 或 FPP 来验证。从不同来源得到的相同的 API 或 FPP 可能含有在过去的标准研发过程中未曾发现的不同杂质、降解产物和辅料。因此，应证明标准和药典方法（多个）所提出的 FPP 方法的适用性。

官方药典中 FPP 含量测定的确证实验应包括方法的专属性、准确性和重复性（方法的精密度）的有关内容。如果用药典方法控制标准中的未知杂质，那么需要对它进行完整的验证。

如果用内控标准来代替已出版的药典方法（如含量测定或有关物质），应证明两者的等价性。通过使用这两种方法对同一样品进行重复分析，并研究比较其结果而得出。在相关化合物的测定方法中，样品分析应在其限度范围内扣除和它规格浓度相同的辅料。

参考文献：ICH Q2[22]。

3.2.P.5.4　批分析（名称，剂型）

应提供批次描述和批分析结果的说明。

用于建立标准和生产中一致性评价的 FPP 批次信息必须包括规格、批号、批量、日期、生产地以及使用情况［如生物利用度或生物豁免等效研究、临床前和临床研究（如果相关）、稳定性、试验情况、规模扩大，还包括生产规模批次］。

应由负责 FPP（一般为申请人或 FPP 生产商，如果申请人不同，也需要提供）放行的公司提供不少于两批且至少是中试规模的分析结果，或者如果是一个非复杂[3] FPP（如普通释放的固体 FPPs（除特殊情况注明以外），或非无菌溶液），应提供至少一个中试规模的一个批次和第二个相对于其他 FPP 规模较小批次（例如，固体口服剂型，25000 或 50000 片剂或胶囊）。这些批次的制造过程应充分代表和模拟大批量生产的过程。

这些结果应包括相对生物利用度或生物豁免等效研究中的批次测试数据。在 PD 中应提供这些批次的分析认证的证书副本，和负责测试结果的相关公司信息。

相关结果的讨论应侧重于测试结果的变化，而不是诸如"符合规定"的报告结论。讨论应包含相关分析结果的范围。对于定量检测（如单个杂质及总杂质的计算和含量测定），应确保提供真实的数值，而不是模糊的语句，如"在限度范围内"或"符合规定"（如"降解产物 A 的水平范围是 0.2% ~ 0.4%"）。溶出度结果应被至少给出平均值和单个测定结果的范围。关于开展和评估比较溶出曲线的建议见附件 1。

对不完整的分析都应当进行讨论和验证（比如未按照指定标准进行检测的参数）。

参考文件：ICH Q3B[17]，Q3C[18]，Q6A[13]。

3.2.P.5.5　杂质研究（名称，剂型）

应提供未在"3.2.S.3.2 杂质"提到的杂质特性信息。

应对所有可能产生的降解杂质［包括 3.2.S.3.2 中的已提到的杂质，以及由 API 与其他 API（FDCs）、辅料或包装材料之间

3　术语"复杂 FPP"包括无菌制剂、定量吸入剂、粉雾剂和透皮吸收制剂。"复杂 FPP"等制剂包括利托那韦/洛匹那韦 FDC 片剂和含有利福平或青蒿素的 FDCs。尽管 EOI 的推荐目录随着时间变化，单个"复杂的 FPPs"的列入是没有意义的，如果对 WHO 药品计划资格预审有疑问，申请人应联系评估负责人。

的相互作用产生的降解杂质〕以及工艺杂质（例如生产过程中残余溶剂）进行讨论。

参考文件：ICH Q3B[17]，Q3C[18]，Q6A[13]。

3.2.P.5.6　标准的合理性（名称，剂型）

应提供对 FPP 标准的合理性说明或依据。

应对检查项目的删除或列入、检测方法的改进、分析步骤和可接受的限度以及上述与官方药典标准的差异进行讨论。如果官方药典方法已被修改或更新，也应进行讨论。

关于检测方法、分析步骤和可接受限度（例如降解产物或溶出度方法的研发）的验证已经在 PD 的其他部分进行了讨论，这里不需要再重复讨论，仅提供参考链接。

FPPs 标准研发可参考 ICH Q6A[13]有关内容。

3.2.P.6　标准物质（名称，剂型）

应提供未列入"3.2.S.5 标准物质"的用于 FPP 检测的参考标准或标准物质的信息。

应参考 3.2.S.5 章节提供标准物质信息，还应提供没有包括在 3.2.S.5 章节的 FPP 降解产物的标准物质信息。

参考文献：ICH Q6A[13]；世界卫生组织技术报告系列，NO.943，2007，附录3[23]。

3.2.P.7　包装材料（名称，剂型）

应提供包装材料的描述，包括每个内包装材料的鉴别及检验标准。该标准应包括性状和鉴别（和关键尺寸，必要时还需提供图纸）检测。在适当情况下，还应包括非药典方法及验证信息等内容。

对于非功能性的外包装（如那些既不提供额外的保护，也没有用于产品的转移），只需做简要说明，而关于功能性的外包装，应提供附加信息。

适用性信息参见 3.2.P.2。

FPPs 包装信息相关内容的要求应遵循 WHO 指南药品包装指导原则（WHO 技术报告系列，NO.902，附录 9，2002）和官方药典[24]。

对于以下用途的包装材料，应提供包装的性状描述、构造材料和相关标准（负责 FPP 包装的公司，一般是 FPP 制造商）等信息：

■ 与药物直接接触（如容器、密封盖、衬垫、干燥剂和填充剂）；

- 用于药物传递（包括多剂量溶液、乳液、悬浮液和用于复溶成溶液、乳液或悬浮液的粉末或颗粒的装置）；
- 作为稳定性和无菌状态的保护屏障；
- 用于保障储存和运输过程中 FPP 的质量。

内包装是与 API 或 FPP 直接接触的包装。内包装材料的标准应包括特定的鉴别项目（例如 IR）。薄膜和金属箔包装材料的标准还应包括对其厚度及单位面积重量的控制。

应当在 3.2. P.2 章节对包装材料的适用性信息进行讨论（例如资格认证）。比较研究可以体现出包装材料成分中的某些特定成分的变化［如不同滴剂制造商的药品转移的比较研究（液滴大小）］。

3.2. P.8 稳定性（名称，剂型）

3.2. P.8.1 稳定性的总结和结论（名称，剂型）

应对稳定性的研究类型、研究方案和研究结果进行总结。总结内容应包含储存条件和货架期的稳定性研究结论，如果可以，还应包括使用过程中的储存条件和货架期的稳定性研究结论。

APIs 和 FPPs 认证中所需的核心稳定性数据，应遵循 WHO 稳定性指导原则 – 药物活性成分和制剂成品的稳定性测试要求（WHO 技术报告系列，NO.953，2009，附录 2）[9]。

正如 WHO 稳定性指导原则中的概述，稳定性试验的目的是为，在温湿度和光照等环境因素影响下，API 和 FPP 的质量情况随时间如何改变的考察提供了理论依据。稳定性研究同样包括了能影响 API 或 FPP 质量的相关因素研究，如 API 与辅料和包装材料间的相互反应。

影响因素研究

正如 WHO 稳定性指南中的概述，必要时，应至少在一个主批次中进行光稳定性测试。如果官方药典关于 API 或 FPP 的内容中有"避光"的陈述，则 API 或 FPP 的标签上必须标注"避光"，如果包装材料有避光功能，那么不用进行光稳定性研究。特定类型的剂型应进行附加的压力试验（如半固体制剂的循环研究或液体制剂的冻融研究）。

加速试验、中期试验（必要时）和长期试验

稳定性数据必须证明药品在目标市场的气候条件下，整个设定的货架期期间的稳定性。当稳定性研究是在气候带 I／II 的储存条件下进行的，而药品在气候带 III 和 IV 的市场供应，那么如果使用与过去相同的药品标准，可能会导致出现药品在该销售市场不合格的情况。关于气候区的信息可以参考 WHO 技术报告系列，NO. 953 号，2009，附录 2，附件 1[9]。

根据 WHO 技术报告系列（NO. 953 号，2009），更多相关于储存环境，包括提交文档中的最低实验数据可见附录 2[9]。

货架期的建立应使用包括至少两批中试规模的分析数据，如果是一个非复杂 FPP［如普通释放的固体 FPPs（特殊除外），或非无菌溶液］，至少是一个中试规模的一个批次和相对于其他 FPP 规模较小批次（例如，固体口服剂型，25000 或 50000 片剂或胶囊）的分析数据。这些批次的生产工艺应能够代表大规模生产工艺。如果可能，使用不同批次的 API 生产多批次成品。稳定性试验必须在每个规格，每个剂型，每个包材的品种和规格都进行，除非进行了交叉设计和矩阵设计。

应对稳定性实验项目进行总结，并在档案中上报稳定性实验的结果报告，实验数据以 QOS－PD 模板中的表格形式进行汇总。如果经科学验证，可以使用交叉设计和矩阵设计。

对于无菌制剂，应在货架期的开始和结束时对其无菌状态进行报告。注射剂，应多次对可见异物进行报告，但不需要每次实验都进行检测。细菌内毒素只需要在初始测试时进行报告。应该对整个货架期的塑料容器的重量损失进行报告。

任何使用期限及相关的储存条件都应用实验数据来进行验证，例如，产品开封后、无菌或者多剂量产品的复溶或稀释，或者大容量制剂的第一次打开（1000 片/瓶）。如果可以，在产品信息中说明并指出使用期限和使用时的储存条件。

稳定性研究的有关信息应包括以下细节：

— 储存条件；

— 规格；

— 批号，包含 API 的批号和生产商；

— 批量；

— 包装材料，必要时包括放置方向（如竖立、倒置和侧放）；

— 完整的（和拟定的）稳定性实验间隔。

相关结果的讨论应侧重于测试结果的变化，而不是诸如"符合规定"的报告结论。讨论应包含相关分析结果的范围和趋势。对于定量检测（如单个及总降解杂质的计算和含量测定），应该提供真实的数值，而不是模糊的表达，如"在限度范围内"或

"符合规定"。溶出度结果应至少给出平均值和单个测定结果的范围。

稳定性实验的结果应遵循 ICH's Q1E 指导原则[28]（例如在加速条件下 6 个月里没有观察到明显变化，数据结果显示仅有很小的变化，那么推荐的货架期可以最多达到长期实验的 2 倍，但不能超过长期试验 12 个月）。

推荐的储存条件和货架期

应提供 FPP 的推荐的储存条件和货架期（必要时，需要提供使用中的储存条件和使用周期）。

在 WHO 稳定性指导原则[9]中提出，标签说明应根据稳定性研究来建立。

参考文献：WHO 技术报告系列，NO. 953，附录 2[9]；ICH Q1A[26]，Q1B[25]，Q1C[42]，Q1D[27]，Q1E[28]，Q3B[17]，Q6A[43]。

3. 2. P. 8. 2　批准后的稳定性研究方案和稳定性承诺（名称、剂型）

应提供批准后的稳定性研究方案和稳定性承诺。

初步稳定性研究承诺

药物在获得批准后，当其申报批次的长期稳定性数据不能涵盖整个货架期时，应对批准后继续进行稳定性研究以确立货架期做出承诺。应在档案材料中提交涵盖货架期的继续长期稳定性研究承诺书，签名并注明日期。

承诺的稳定性研究

承诺的长期稳定性研究的批次应该是申报时拟定的货架期内的每个包装每个规格至少 3 批。如果稳定性试验资料没有提供每个规格 3 个批次的数据，材料中应包括一份书面承诺，并签名和注明日期。

持续稳定性研究

按照 WHO 稳定性，持续稳定性研究指导原则，对已销售产品进行持续稳定性考察的目的是为了对货架期内产品质量进行监测，并确定产品在标示的储存条件下是否可以保证其质量符合质量标准。除另有规定，可采用交叉设计和矩阵设计的方法对每个规格每个包装的产品每年至少一批进行持续稳定性研究（除非这一年没有生产）。材料中应提交相关承诺书，签名并注明日期。

对稳定性试验方案中的初始批次和承诺批次或持续研究批次之间的差异应进行科学验证。

参考文献：ICH Q1A[26]。

3.2.P.8.2 稳定性试验数据（名称，剂型）

稳定性试验研究的结果应该采用合适的格式（如表格、图、文字描述）呈现，应包括得到相关数据所使用的分析步骤及相应的验证信息等内容。

杂质的特性信息见 3.2.P.5.5。

应该在档案材料中提出支持拟定的货架期的实际稳定性研究结果和报告。对于定量检测（例如单个和总的降解杂质的计算和含量测定），应提供真实的数值，而不是模糊的描述如"在限度范围内"或"符合规定"。

溶出结果应至少给出平均值和单个测定结果的范围。

参考文献：ICH Q1A[26]，Q1B[25]，Q1C[42]，Q1D[27]，Q1E[28]，Q2[22]。

3.2.A 附件

3.2.A.1 设施和设备

不适用（例如：非生物技术产品）。

3.2.A.2 添加剂的安全性评价

3.2.A.3 新型药用辅料

NMRA 可以根据自己的权利选择不接受任何提交 PD 中的新型辅料。新型辅料被定义为没有被 SRA 或 WHO 批准用于产品中（在同一水平和相同的管理程序下）的辅料。如果接受了新型辅料，所有详细的相关信息将根据 3.2.P 中提供的格式提交。

3.2.R 区域性信息

3.2.R.1 生产文件

3.2.R.1.1 报批生产文件

应生产两批中试规模及以上的产品；或如果是一个非复杂制剂〔如普通释放固体制剂（除特殊情况标注以外）或无菌溶液〕，至少一批中试及以上规模生产的产品（用于相对生物利用度或生物等效性研究）和一批较小规模的产品（如对于口服固体制剂，是 25 000 或 50 000 片剂/胶囊）的产品，且每个规格都应该生产。这些批次的制造过程应充分代表和模拟大批量生产的过程。

对于口服固体制剂，中试规模一般至少是大生产的 1/10 或

100 000 片/粒胶囊，选较大者。

应提供用于相对生物利用度或豁免生物等效性研究批次的执行生产文件的副本。操作人员在执行生产文件中书写的任何注释应该清晰可辨。

如果在过程检测的批处理记录中没有执行生产文件，应提供相应的数据来证明用于相对生物利用度和豁免生物等效性研究的中批次的均匀性。该均匀性试验批次的资料应比常规质量控制要求更严格。

应提供相关的执行记录的英文翻译。

3.2.R.1.2　主生产文件

应提供每一个申报制剂规格、批生产量、生产场所的主生产文件的副本。

主生产文件应至少包含如下几个方面的详细信息：

a. 工艺规程。

b. 分发、加工和包装部分相关材料和操作细节。

c. 相关计算（例如：药物活性成分的量是否根据含量结果或按无水物来调整）。

d. 根据仪器类型和生产能力对所有设备进行检定（尽可能包括生产商、型号和设备编号）。

e. 工艺参数〔如混合时间、混合速度、筛网尺寸、加工温度范围、制粒终点、压片机速度（表示为目标值和仪器范围值）〕。

f. 在线测试列表（如性状、pH 值、含量、混合均匀性、黏度、粒度分布、干燥失重、重量差异、脆碎度、崩解时间、包衣过程中的增重情况、渗漏试验、最低装量、澄清度和过滤完整性检测）和质量标准。

g. 取样方案应注意：

—— 取样的时间点（比如在干燥、润滑与压片时）；

—— 应检测的样品数（比如低剂量制剂的混合均匀性检测、用管式抽样器从混合器的不同位置取样）；

—— 检测频率（如在压片及胶囊灌装过程中每隔一定时间检测片重差异或胶囊剂的装量差异）。

h. 保证产品质量的必要措施（比如温湿度的控制和最大保持时间）。

i. 对于无菌产品，参照相应章节的标准操作规范（SOPs）和文档末尾列出的相关 SOPs；

j. 理论和实际的收率;

k. 符合 GMP 的相关要求。

参考文献: WHO 技术报告系列, NO. 961, 2011 附录 3[10], 附录 6[44]。

3. 2. R. 2　分析程序和验证信息

应采用 QOS 模板中 2. 3. R. 2 部分的表格对分析程序和验证信息进行总结, 详细信息参见 3. 2. S. 4. 2, 3. 2. S. 4. 3, 2. 3. S. 4. 4 (c), 2. 3. S. 7. 3 (b), 3. 2. P. 5. 2 和 3. 2. P. 5. 3 的相关章节。

4.3　文献资料

如有必要, 本章节产品档案应包含与 API 和 FPP 均相关的文献资料。

参 考 文 献

[1] Guidelines on submission of documentation for a multisource (generic) finished pharmaceutical product for the WHO Prequalification of Medicines Programme: quality part. In: WHO Expert Committee on Specifications for Pharmaceutical Preparations. Forty – sixth report. Geneva, World Health Organization, 2012 (WHO Technical Report Series, No. 970), Annex 4.

[2] International Conference on Harmonisation, ICH Harmonised Tripartitite Guideline: The Common Technical Document for the registration of pharmaceuticals for human use: quality – M4Q, September 2002.

[3] Guidelines on submission of documentation for a multisource (generic) finished product: general format: preparation of product dossiers in common technical document format. In: WHO Expert Committee on Specifications for Pharmaceutical Preparations. Forty – fifth report. Geneva, World Health Organization, 2011 (WHO Technical Report Series, No. 961), Annex 15.

[4] Procedure for prequalification of pharmaceutical products. In: WHO Expert Committee on Specifications for Pharmaceutical Preparations. Forty – third report. Geneva, World Health Organization, 2011 (WHO Technical Report Series, No. 961), Annex 10.

[5] International Conference on Harmonisation, ICH Harmonised Tripartitite Guideline: Good Manufacturing Practice Guide for Active Pharmaceutical Ingredients – Q7, November 2000.

[6] WHO good manufacturing practices for active pharmaceutical ingredients. In: WHO Expert Committee on Specifications for Pharmaceutical Preparations. Forty – fourth report. Geneva, World Health Organization, 2010 (WHO Technical Report Series, No. 957), Annex 2.

[7] Guidelines for registration of fixed – dose combination medicinal products. Appendix 3:

Pharmaceutical development (or preformulation) studies. Table A1: Typical stress conditions in preformulation stability studies. In: WHO Expert Committee on Specifications for Pharmaceutical Preparations. Thirty－ninth report. Geneva, World Health Organization, 2005 (WHO Technical Report Series, No. 929), Annex 5.

[8] Multisource (generic) pharmaceutical products: guidelines on registration requirements to establish interchangeability. In: WHO Expert Committee on Specifications for Pharmaceutical Preparations. Fortieth report. Geneva, World Health Organization, 2006 (WHO Technical Report Series, No. 937), Annex 7.

[9] Stability testing of active pharmaceutical ingredients and finished pharmaceutical products. In: WHO Expert Committee on Specifications for Pharmaceutical Preparations. Forty－third report. Geneva, World Health Organization, 2009 (WHO Technical Report Series, No. 953), Annex 2.

[10] Good manufacturing practices for pharmaceutical products: main principles. In: WHO Expert Committee on Specifications for Pharmaceutical Preparations. Thirty－seventh report. Geneva, World Health Organization, 2011 (WHO Technical Report Series, No. 961), Annex 3.

[11] Guidelines on active pharmaceutical ingredient master file procedure. In: WHO Expert Committee on Specifications for Pharmaceutical Preparations. Forty－second report. Geneva, World Health Organization, 2008 (WHO Technical Report Series, No. 948), Annex 4.

[12] International Conference on HarmonisationICH Topic M 4 Q Location issues for Common Technical Document for the Registration of Pharmaceuticals for Human Use － Quality Questions and Answers. August 2003.

[13] International Conference on Harmonisation, ICH Harmonised Tripartitite Guideline: specifications: test procedures and acceptance criteria for new drug substances and new drug products: chemical substances － Q6A, October 1999.

[14] WHO guidelines on variations to a prequalified product. In: WHO Expert Committee on Specifications for Pharmaceutical Preparations. Forty－seventh report. Geneva, World Health Organization, 2013 (WHO Technical Report Series, No. 981), Annex 3.

[15] International Conference on Harmonisation, ICH Harmonised Tripartitite Guideline: development and manufacture of drug substances (chemical entities and biotechnological/biological entities) － Q11, May 2012.

[16] International Conference on Harmonisation, ICH Harmonised Tripartitite Guideline: impurities in new drug substances － Q3A, October 2006.

[17] International Conference on Harmonisation, ICH Harmonised Tripartitite Guideline: impurities in new drug products － Q3B, June 2006.

[18] International Conference on Harmonisation, ICH Harmonised Tripartitite Guideline: impurities: guideline for residual solvents － Q3C, February 2011.

[19] European Medicines Agency (EMEA) /Committee for Medicinal Products for Human Use

(CHMP) Guideline on the limits of genotoxic impurities (EMEA/CHMP/QWP/251344/2006), 2006.

[20] U. S. Department of Health and Human Services Food and Drug Administration Center for Drug Evaluation and Research (CDER) Guidance for Industry: Genotoxic and carcinogenic impurities in drug substances and products, recommended approaches, 2008.

[21] European Medicines Agency (EMEA) /Committee for Medicinal Products for Human Use (CHMP) Guideline on the specification limits for residues of metal catalysts or metal reagents (EMEA/ CHMP/SWP/4446/2000), 2008.

[22] International Conference on Harmonisation, ICH Harmonised Tripartitite Guideline: validation of analytical procedures: text and methodology – Q2, November 2005.

[23] General guidelines for the establishment, maintenance and distribution of chemical reference substances. In: WHO Expert Committee on Specifications for Pharmaceutical Preparations. Forty – first report. Geneva, World Health Organization, 2007 (WHO Technical Report Series, No. 943), Annex 3.

[24] Guidelines on packaging for pharmaceutical products. In: WHO Expert Committee on Specifications for Pharmaceutical Preparations. Thirty – sixth report. Geneva, World Health Organization, 2002 (WHO Technical Report Series, No. 902), Annex 9.

[25] International Conference on Harmonisation, ICH Harmonised Tripartitite Guideline: stability testing: photostability testing of new drug substances and products – Q1B, November 1996.

[26] International Conference on Harmonisation, ICH Harmonised Tripartitite Guideline: stability testing ofnew drug substances and products – Q1A, February 2003.

[27] International Conference on Harmonisation, ICH Harmonised Tripartitite Guideline: bracketing and matrixing designs for stability testing of new drug substances and products – Q1D, February 2002.

[28] International Conference on Harmonisation, ICH Harmonised Tripartitite Guideline: evaluation for stability data – Q1E, February 2003.

[29] International Conference on Harmonisation, ICH Harmonised Tripartitite Guideline: pharmaceutical development – Q8, August 2009.

[30] International Conference on Harmonisation, ICH Harmonised Tripartitite Guideline: quality risk management – Q9, November 2005.

[31] International Conference on Harmonisation, ICH Harmonised Tripartitite Guideline: pharmaceutical quality system – Q10, June 2008. Annex 6

[32] Rowe RC, Sheskey PJ, Quinn ME (eds) Handbook of pharmaceutical excipients, 6th ed. London/ Washington, DC, Pharmaceutical Press/American Pharmacists Association, 2009.

[33] Excipients in the label and package leaflet of medicinal products for human use (EMA Guideline CPMP/463/00), 2003.

[34] Development of paediatric medicines: points to consider in formulation. In: WHO Expert

Committee on Specifications for Pharmaceutical Preparations. Forty – sixth report. Geneva, World Health Organization, 2012 (WHO Technical Report Series, No. 970), Annex 5.

[35] Commission Regulation (EU) No 10/2011 of 14 January 2011on plastic materials and articles intended to come into contact with food. Official Journal of the European Union L 12/1, 15.1.2011.

[36] WHO good distribution practices for pharmaceutical products. In: WHO Expert Committee on Specifications for Pharmaceutical Preparations. Forty – fourth report. Geneva, World Health Organization, 2010 (WHO Technical Report Series, No. 957), Annex 5.

[37] Japanese Pharmaceutical Excipients Directory, Tokyo, Maruzen International Company, 1996.

[38] International Conference on Harmonisation, ICH Harmonised Tripartitite Guideline: viral safety evaluation of biotechnology products derived from cell lines of human or animal origin – Q5A, September 1999.

[39] International Conference on Harmonisation, ICH Harmonised Tripartitite Guideline: derivation and characterisation of cell substrates used for production of biotechnological/biological products – Q5D July 1997.

[40] ICH Q6B International Conference on Harmonisation, ICH Harmonised Tripartitite Guideline: specifications: test procedures and acceptance criteria for biotechnological/biological products – Q6B, 10 March 1999.

[41] Recommendations on risk of transmitting animal spongiform encephalopathy agents via medicinal products. In: WHO Expert Committee on Specifications for Pharmaceutical Preparations. Thirty – seventh report. Geneva, World Health Organization, 2003 (WHO Technical Report Series, No. 908), Annex 1.

[42] ICH Q1C International Conference on Harmonisation, ICH Harmonised Tripartitite Guideline: stability testing for new dosage forms – Q1C, November 1996.

[43] ICH Q6A International Conference on Harmonisation, ICH Harmonised Tripartitite Guideline: specifications: test procedures and acceptance criteria for new drug substances and new drug products: chemical substances – Q6A, October 1999.

[44] WHO Good manufacturing practices for sterile pharmaceutical products. In: WHO Expert Committee on Specifications for Pharmaceutical Preparations. Thirty – sixth report. Geneva, World Health Organization, 2011 (WHO Technical Report Series, No. 961), Annex 6.

附件 1　对实施和评估溶出曲线比较研究的建议[1]

　　两种制剂（如受试制剂和参比制剂或不同规格的制剂）的溶出度测定方法应该采用相同测试条件。至少应包含 3 个时间点（零点除外），参比制剂和受试制剂的取样时间点相同。取样的时间间隔不宜太长，以便于对溶出曲线做出科学合理的比较分析（如 5、10、15、20、30、40、60、90 和 120 分钟）。15 分钟的时间点对于决定产品是否速溶和是否必须计算 f_2 因子至关重要。对于缓释制剂，取样时间点必须涵盖整个预期释放过程，比如对于 12 小时内释放的制剂，取样时间点为 1、2、3、5 和 8 小时；如果释放时间延长，则取样时间点也应延长。

　　研究应至少在涵盖生理范围的三种介质中进行，包括 pH 1.2 的盐酸、pH 4.5 的缓冲液和 pH 6.8 的缓冲液。推荐《国际药典》中使用的缓冲液；也可以使用其他药典中具有相同 pH 值和缓冲能力的缓冲液。当主药成分在缓冲液中不稳定使得试验数据无法使用时，可用水作为溶出介质。

　　如果受试制剂和参比制剂在 15 分钟内均溶出 85% 以上，可认为溶出曲线相似（不需要计算）。否则，采用如下方式进行比较：

　　■ 采用下列方程计算相似因子（f_2）来进行溶出曲线的比较

$$f_2 = 50 \, \mathrm{LOG} \left\{ \left[1 + 1/n \sum_{t=1}^{n} (R_t - T_t)^2 \right]^{-0.5} \times 100 \right\}$$

　　公式中 R_t 和 T_t 分别是参比制剂和受试制剂中活性成分在每个时间点的平均溶出百分率。f_2 因子在 50 和 100 之间表明两种制剂具有相似性。

　　■ 最大的一个时间点的选择应在参比制剂溶出达到 85% 以上。当由于活性成分难溶导致难以达到 85% 时，溶出试验应进行至溶出曲线达到平台。

　　■ 每条溶出曲线应至少有 12 个样品单元，可用平均溶出度的值来估算相似因子 f_2。使用的平均值，在第一个时间点的溶出百分率的变异系数不得超 20%，在其他时间点的变异系数不得过 10%。

　　■ 当比较迟释制剂（如肠溶制剂）时，推荐的溶出介质为酸（pH 1.2）中为 2 小时，然后是 pH 6.8 的缓冲液。

---

[1]　本信息是参照提交档案中质量部分要素得到，详见生物等效性指导原则中溶出度研究与生物等效性相关内容。

■ 当比较缓释微丸胶囊时，如果不同的规格仅仅是含活性成分的微丸的数量不同，一种测试条件（通常为药物的释放条件）就够了。

■ 在比较溶出行为的试验中应避免使用表面活性剂。如必须使用，需说明样品的活性成分在所有介质中均不溶，并提供样品在不含表面活性剂的介质中的溶出曲线，还需提供表面活性剂和浓度选择的依据。表面活性剂浓度的选择应不影响测试的区分能力。